Couverture inférieure manquante

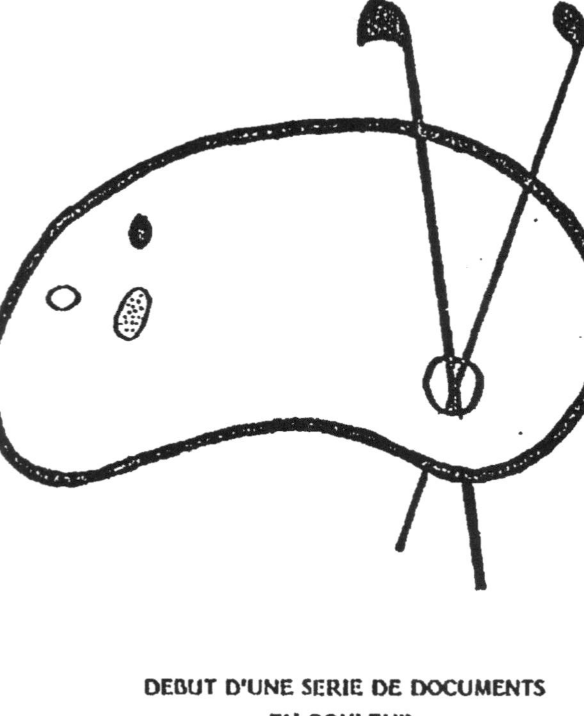

DEBUT D'UNE SERIE DE DOCUMENTS
EN COULEUR

L'HYGIÈNE

PAR LES PLANTES

DE

TOUTES LES PARTIES DU MONDE CONNU

Par l'Abbé X...

NOUVELLE ÉDITION

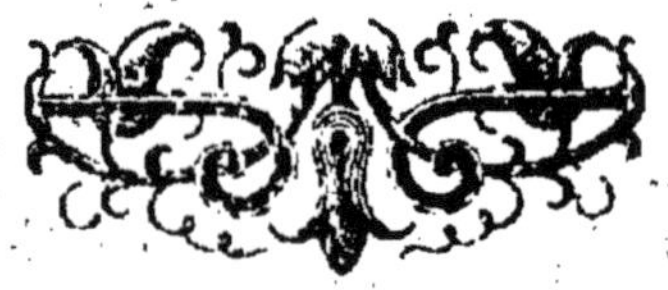

RODEZ
IMPRIMERIE CATHOLIQUE
1899

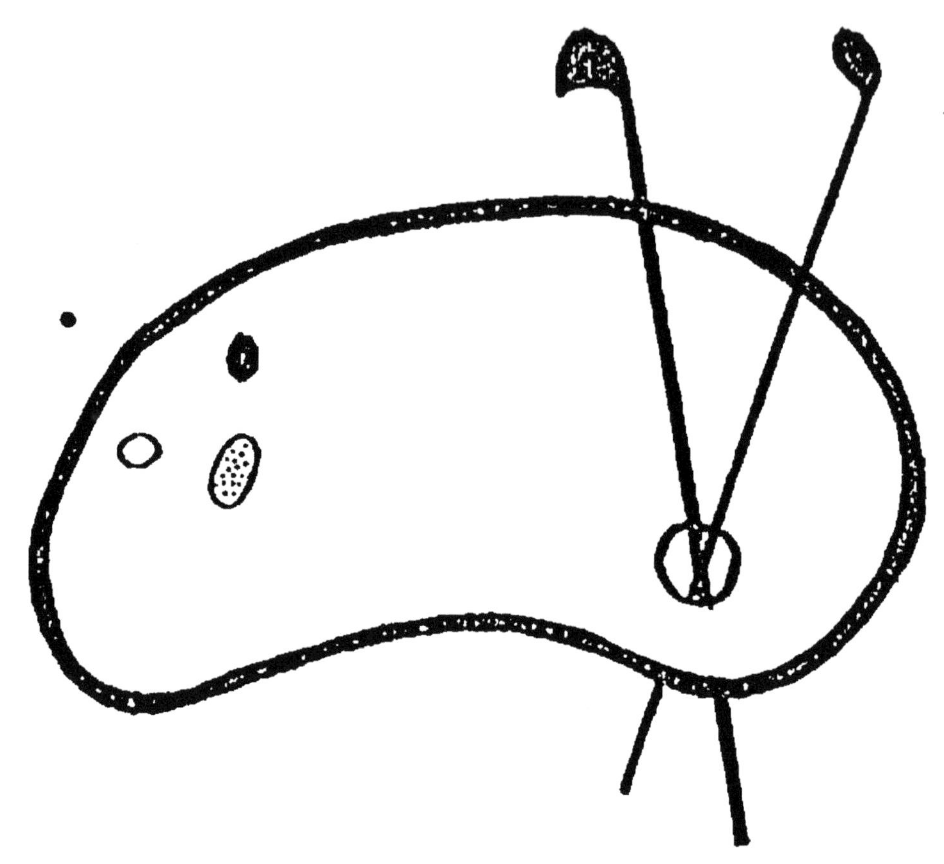

FIN D'UNE SERIE DE DOCUMENTS
EN COULEUR

L'HYGIÈNE

PAR LES PLANTES

DE

TOUTES LES PARTIES DU MONDE CONNU

Par l'Abbé X...

NOUVELLE ÉDITION

RODEZ
IMPRIMERIE CATHOLIQUE
1896

PRÉFACE

Ferons-nous une œuvre utile et humanitaire en livrant à la publicité, avec le fruit de notre expérience, ce que nous avons pu recueillir de celle des autres?

Tant d'ouvrages, justement appréciés, ont été écrits sur le soin de la santé par l'usage des *simples*, que nous n'aurions jamais eu la pensée de nous mettre de la partie, si des conseils amis, peut-être un peu trop bienveillants, ne nous eussent engagé à le faire. Nonobstant la valeur de ces divers travaux, que leur importance même rend inaccessibles au grand nombre, nous nous sommes laissé persuader qu'un nouvel essai de vulgarisation pourrait bien offrir quelque intérêt aux personnes désireuses de connaître, parmi les végétaux du monde, ceux qui peuvent servir de remède, sans avoir à passer sous les fourches caudines de la pharmacopée.

Les végétaux que la Providence a semés sous nos pas, ne sont ils pas cette panacée universelle, but suprême des recherches de tant d'hommes illustres voués au soulagement de l'humanité souffrante? Sur quoi d'ailleurs reposent les divers systèmes les plus autorisés de nos jours, pour débarrasser l'homme de cette sinistre hôtesse, qui a nom la mort ?

Sans être initiés aux secrets de la Faculté; sans remonter à Pline l'Ancien, pas même aux temps où l'école de Salerne donnait ses aphorismes, dans lesquels l'hygiène par les plantes joue un si grand rôle; il n'y a qu'à lire la quatrième page des grands journaux, pour remarquer que la vogue des médicaments divers, depuis la *Revalescière du Barry* ou l'*Ervalenta* de Warto..., jusqu'à la tisane des Shakers, résulte de leur efficacité due à l'appoint que des inventeurs ont su découvrir dans la nature des plantes. Le docteur Vogelin ne nous offre-t-il pas ses solutions végétales pour toutes les maladies? De Ronval n'a-t-il pas écrit un livre pour rappeler l'efficacité des anciennes tisanes? Les fameuses pilules de Dehaut, de Bosredon, de Géraudel et autres plus ou moins vantées sont toutes composées de végétaux. Et depuis son créateur Hanneman jusqu'à nos jours, l'homéopathie n'emprunte-t-elle pas en grande partie ses doses infinitésimales aux plantes diverses ? N'est-ce pas dans les plantes les plus communes et l'emploi rationnel de l'eau, que le curé Kneipp a trouvé le secret de ces cures merveilleuses qui semblent faire de Wœrishofen un pays de miracles ?

Le Sage a bien raison de dire qu'il n'y a rien de nouveau sous le soleil ; que ce qui se voit s'est déjà vu : et nos pères, pour n'user que de la médecine par les *simples*, n'en devenaient pas moins vieux.

Ne voulez-vous donc plus être dégoûté des drogues et des breuvages nauséabonds que l'inconnu de leur provenance rend parfois si cruels à votre estomac? Voulez-vous ne pas être exposé à devenir victime d'une expérience ou d'une erreur ? Sans dédaigner l'homme de l'art, que l'Ecriture-Sainte nous ordonne d'honorer à cause de la nécessité, soyez votre médecin ordinaire, pour ne recourir à lui que dans les cas difficiles ; ayez garde d'oublier cet axiome de Trousseau que la valeur des médicaments est en raison directe de leur fraîcheur. Préparez vous-même vos remèdes ; il ne vous en coûtera parfois que de vous baisser pour ramasser ce qui reste de cette plante, dans laquelle l'animal sans raison cherche le rétablissement de sa santé : à d'autres de rougir en se ravalant au-dessous de lui par le vice ; mais à vous de bénéficier à votre avantage de cet instinct de la conservation que la Providence a mis en lui.

Telle est la raison d'être de notre travail que nous divisons en deux parties.

Dans une première partie sont énumérées par ordre alphabétique, les principales maladies connues et celles qui le sont moins avec une explication succincte pour ces dernières.

A chacune d'elles correspond le nom scientifique des plantes utiles pour leur traitement ; et afin d'épargner des recherches parfois inutiles, nous indiquons par ce signe + les plantes qui offrent quelque danger parce qu'elles sont vénéneuses, ou trop actives ou inopportunes dans certains cas compliqués d'inflammations. Les lettres suivantes : F — Fl — Fr — Gr — Ec — Bo — Bu — R — Rés — S — So — T — placées à la suite de ces noms, serviront à faire connaître si c'est la feuille, ou les fleurs, ou les fruits, ou les graines, ou l'écorce, ou le bois, ou les bulbes, ou la racine, ou la résine, ou le suc, ou les sommités, ou toute la plante qu'il faut employer.

Dans une deuxième partie, destinée surtout à ceux qui ne sont pas versés dans la connaissance des plantes, se trouvent rangés par ordre alphabétique, tous les noms scientifiques mentionnés dans la première partie ; le nom des familles auxquelles ces plantes appartiennent ; leur habitat pour les plus rares ou celles qui sont exotiques ; leurs noms vulgaires ; leurs propriétés et la manière de les employer avec leur dosage. Nous ferons observer en passant que lorsque la quantité du liquide nécessaire à leur manipulation, n'est pas indiquée, on doit en mettre un litre.

Un supplément renferme en substance tout ce qui peut intéresser les amateurs au triple point de vue de la récolte des plantes, de leur conservation et des diverses manières de les employer.

Enfin une table énumérant tous les noms des plantes et de leurs produits mentionnés dans ce livre, ne sera pas sans intérêt, nous l'espérons, pour quiconque voudra y recourir.

Aux amateurs privilégiés de la Botanique transcendante, à ceux pour lesquels cette belle science n'a pas de secret, nous prenons la liberté de leur offrir notre livre, comme un aide mémoire, dont ils pourront se servir dans les cas urgents. Quant au *profanum vulgus*, à ceux qui, sans en avoir le loisir ou l'aptitude, désireraient néanmoins connaître les moyens si simples et ordinairement peu dangereux de se soigner par les plantes ; nous pensons qu'ils seront satisfaits de trouver ici, à côté des noms scientifiques, les noms vulgaires qui serviront à les leur faire discerner. D'ailleurs cette initiation ferait-elle naître dans quelqu'un le désir d'une étude plus complète et plus approfondie de la Botanique, notre manuel sera pour lui un introducteur qui donnera sans peine la clef d'ouvrages plus scientifiques et plus étendus ; car la connaissance d'un certain nombre de plantes acquise par ce moyen si facile, en le conduisant du connu à l'inconnu, lui permettra de suivre avec plus de sûreté les diverses méthodes inventées par ces auteurs pour découvrir le nom des plantes.

Il nous plait, en voyant combien difficile est souvent le recours au médecin et à la pharmacie, et en envisageant comme prochain, l'envahissement de nos serres par ces plantes exotiques qui ne nous arrivaient que par l'intermédiaire des officines ; de penser que nous serons utiles, surtout dans les pays moins privilégiés que le nôtre, en traitant non seulement des plantes indigènes ; mais aussi de celles qui viennent en grand nombre sous d'autres climats.

Serait-il téméraire d'espérer que nos zélés missionnaires et tous les intrépides pionniers de la civilisation vraie, pourront bénéficier de notre travail pour eux et pour gagner ces peuples nouveaux, tout disposés à donner leur âme à qui fait du bien à leur corps ?

Que la divine Providence « qui a donné aux plantes leurs vertus et aux hommes la connaissance pour s'en servir » (Eccli. XXXVIII. 6,) daigne bénir notre travail et nous rendre participants aux mérites de ceux qui en bénéficieront.

PREMIÈRE PARTIE

NOMS VULGAIRES DES MALADIES

AVEC LE NOM SCIENTIFIQUE

des plantes utiles pour leur guérison

Abcès « collection de pus » : Allium porrum Bu. — Lilium candidum — Bu. Senecio vulgaris — Fl. + Solanum nigrum. Scævola bela-modagam — F. + Solanum mammosum — F. Piper umbellatum — Gr.

Abcès anciens: + Conium maculatum. Rumex acetosa. Canna indica — R.

Abcès internes : Quinchamalium.

Adoucissant « qui calme l'irritation, la douleur, l'inflammation » : Althæa officinalis — T. Linum usitatissimum — Gr. Carragahen. Triticum vulgare — *Son*. Brassica napus — R. Glycyrrhiza glabra — R. Fucus vesiculosus. Juglans regia — F. Stemona tuberosa — R. Commelina medica — R. Nymphæa nelumbo — R. Stratiotes — F. Illecebrum — R. Gmelina asiatica — R. Martynia — T. Sphœranthus amaranthoides — T. Valerianella. Lavatera — F — Fl. Vitis vinifera — Fr. Sophora japonica — R. Zizyphus vulgaris — Fr. Cydonia vulgaris — Fr — *pépins.* Taxus baccata. Daucus sativus. Tussilago farfara. Ficus carica — Fr. Cassia fistula — *pulpe du fruit.* Sonchus. Cynodon dactylon — R. Cordia myxa — Fr. Allium cepa — Bu. Allium porrum. Papaver rhœas — Fr — *en décoct.* Oryza sativa — Gr. Malvacées. Cucumis sativus. Armeniaca vulgaris. Avena sativa — Gr. Brassica oleracea. Symphytum officinale. Triticum repens — R. Cynoglossum omphalodes.

Affection bilieuse « maladie caractérisée par une sécrétion extraordinaire du foie »: Polygala poaya — R. Marrubium vulgare — T.

Affection purulente « maladie caractérisée par un écoulement chronique de pus » : + Aconitum napellus. Anthemis nobilis — Fl.

Albuminerie « maladie caractérisée par la présence de l'albumine dans les urines, ce qui les rend mousseuses » : Sarothamnus scoparius. Cucumis colocynthis — *pulpe sèche du fruit.*

Alexipharmaque « ou contrepoison » : Apama siliquosa — F — R. Calla palustris — R. Plumbago africana — R. Olœodendron croceum. Salvadora persica — F.

Alexitère « ou contrepoison externe » : Aristolochia punctata — R, odoratissima — R. Buphtalmum — T.

Amaurose « ou affection de la vue »: + Aconitum napellus. + Anemona pratensis, pulsatilla. + Arnica montana.

Analeptique « ou reconstituant par l'intermédiaire du sang » : Phœnix farinifera. Cacao — Fr.

Anasarque « ou boufflssure du tissu de la peau » : Caladium auritum — R. Paullinia pinnata — F.

Anémie « maladie causée par le défaut de sang »: + Rosmarinus officinalis.

Anesthésique « c'est-à-dire qui produit l'insensibilité »: + Datura stramonium — S.

Anévrisme « dilatation ou lésion des artères ou des veines dans le voisinage du cœur » : Ulmus campestris — Ec.

Angine « maladie caractérisée par l'inflammation des amygdales, des voiles du palais ou du pharynx » : Geranium robertianum. Senecio jacobæa. Campanula cervicaria, trachelium. Vitis vinifera — *verjus*. Rubus fruticosus — F. Sambucus nigra. Barraldeia — F. Senecio vulgaris. Morus. Brassica napus — R — *en gargarismes*. Glycyrrhiza glabra — R. Aristolochia serpentaria. Saxifraga bronchialis. Passiflora ornata — Fr. Statice armeria — S.

Angine « des muqueuses ou des voiles du Palais » : Hyssopus officinalis. Scabiosa avicularia — Fl.

Ankyloses « ou cessation du mouvement dans les jointures ou articulations, par l'absence de la synovie » : + Solanum nigrum — Fl. Vitis vinifera — *marc.*

Anodin « ou remède calmant sans procurer la guérison » : Nymphæa alba. — Papaver rhœas.

Antiaphrodisiaque « qui favorise la pureté » : Nymphæa alba, lutea. — Lycopodium phlegmaria. Camphora. Humulus — Fr.

Antibilieux : Citrus limonium — Fr. Cicer arietinum — Fr. Spondias lutea — *drupe.* + Rheum officinale — R.

Antidote « contre le suc frais du manioc »: Bixa orellana — *pulpe ou organe arilliforme, qui recouvre les graines.*

Antidote « contre l'opium » : Quercus infectoria — Fr.

Antidote « contre les autres végétaux » : Ehretia — R. Tussilago japonica — R. Favillea scandens — Fr. Senecio officinalis — Fl.

Antiputride « qui prévient la putréfaction »: Berberis vulgaris. Heliotropum europeum. Juniperus communis. Allium sativum. Sisymbrium alliaria. Laurus myrrha — Ec. Polygonum persicaria — T.

Antiseptique « qui arrête la putréfaction »: Origanum vulgare. — Prinos verticillatus — Ec. Baptisia tinctoria — Ec. — F. Galega littoralis. Calceolaria trifida.

Antispasmodique « médicament qui sert à combattre les troubles nerveux, spasmes etc. »: Valeriana officinalis — R. + Citrus aurantium — F - R - Fl. Pœonia officinalis. — R — Fl. Hyacinthus muscari — Fl. Epidendrum caudatum, cochleatum — F. Cortusa — T. Monarda didyma, fistulosa - - Fl — F. Ferula asa-fœtida — S. Salvia officinalis. Camphorosma monspeliaca. Cardamina pratensis. Artemisia — Fl. Grangea. Ferula persica — Rés. Cheiranthus -- F — Fl. Capparis breyna -- Fr. Muntingia — Fl. Sparmannia — Fl. Geranium robertianum. Melaleuca cajeputi — *huile*. Chenopodium anthelminticum. Juglans cathartica — R. Croton corylifolium. Erodium moschatum. Laurus nobilis. Senecio officinalis—*frais*. Tilia intermedia, sylvestris, communis, alba — Fl. Cerasus avium — Fr. + Lauro cerasifolia. Amygdalus amara—F. + Ruta graveolens — F — Fl. Diosma crenata. Opoponax chironium. Viscum album — Ec. Calamintha officinalis. Tanacetum balsamita. + Melissa officinalis. Anthemis cotula — *en lavement*. Chenopodium vulvaria. Orobanche epithymium. Origanum vulgare. Galium vernum — Fl. Convallaria majalis — Fr — Fl. Crocus sativus. Dorenia ammoniacum — *Rés*. + Camphora officinarum. Menthacées. + Tanacetum vulgare. Adhatoda — T. Adoxa moschatel — lina. Verbena officinalis Nardostachys jatamensis — R. Dracocephalum moldavicum. Cimicifuga fœtida. Hedyosmum nutans, arborescens. Scutellaria havanensis. Cheiranthus cheiri — Fl. Teucrium chamœpitys — F — Fl. Malva moschatella — T. Ambrosia maritima — So. Ballota fœtida — T.

Antiventeux ou Carminatif « qui débarrasse les intestins et le tube digestif des gaz importuns »: Fœniculum officinale — Gr. + Gentiana lutea — R. Salvia officinalis. Galvezia — F. Conyza squarrosa. Bubon macedonicum — Gr. Opoponax pastinaca — Gr. Mentha pulegium. Aurus citrantium — F — Fl. Origanum vulgare. + Rheum officinale — R. Meum athamanticum — Gr — R. Bunium — Gr. Laserpitium siler — Gr. Seseli officinale — Gr. Urena — R. Piper cubeba — Gr. Melilotus officinalis. + Melissa officinalis. Mentha piperita. Orobus niger — R. Lycopodium cernuum. Coriandrum sativum — Gr. Daucus carota — Gr. Tordylium — Gr. Laurus nobilis. Petroselinum sativum — Gr. + Tanacetum vulgare. Thymus serpyllum. Meum athamanticum — R — Gr. Pimpinella anisum — Gr. Valeriana officinalis — R. Apium graveolens. Smyrnium olustratum — R — Gr. Inula helenium. + Lavandula. Carum carvi — Gr. Lamium album, maculatum. Anthemis nobilis — Fl. Anethum fœniculum. Crocus sativus. Arubajwain. Illicium anisatum — Fr. Bauhinia acuminata. Calamintha officinalis, grandiflora. Cuminum cyminum — Fr. Hymenœa courbaril — Fr. Melilotus cœrulea, indica, macrorrhiza. Nigella damascena — Gr. Alpinia galanga — R. Laurus cubeba — Fr. Kœmpferia — R.

Apéritif « qui provoque l'appétit » : Adonis

autumnalis, œstivalis. Ononis spinosa — R. Eryngium campestre. Ruscus aculeatus — R, latifolius — R — Ba. Alisma angustifolia — R. Laurus persea — Fr. Barleria buxifolia — R. Sinapis alba — Gr. Butomus umbellatus — F. Triticum repens — R. Fagus sylvatica — Ec. Phaylopsis — R. Verbena erinoides — T. Gratiola monniera — R. Linaria minor. Picria. Crescentia — Fr. Rhagiadolus. Laurus nobilis — F. Cardamina pratensis. Cynodon dactylon — R. Petroselimum sativum — R. Cuscuta — T. Achras sapota — Gr. Catananche — T. Chondrilla — T. Hyoseris. Tragopogon porrifolium — R. Cakile — T. Barbarea vulgaris. Rubia tinctorum — R. Jasminum officinale — Fl. Cnicus benedictus, casabonœ — R. Echinops. Eupatorium atriplicifolium. Lagœcia — T. Lunaria — T. Bombax — R. Saponaria officinalis — Fl. Geum — R. + Gentiana lutea — R — *sèche*. Saxifraga granulata. Rubia cordifolia — R. Ammi visnaga — Gr. Fœniculum officinale — R. Peucedanum officinale — R. Sinapis arvensis — Gr. Aurus citrantium — F — Fl. Allium porrum. + Anemona hepatica — F. Aquilegia vulgaris — T. Capparis siliquosa — R. Cardiospermum — Fr. Tribulus — T. Porna — *reinette*. + Rheum officinale. Saxifraga tridactylites. Lychnis alba. Pharnaceum mollugo — F. Chrysosplenium — F — *en décoct*. Gustavia angusta — Fr. Guilandina nuga — T. Dipsacus fullonum. + Rosmarinus officinalis. Eupatorium cannabinum. Ornithopus nodosus — T. Urtica baccifera — R — Fl. Sonchus. Thymus serpyllum. Plumeria alba. Origanum vulgare. Melittis melissophyllum. Samolus valerandi — T. + Iris pseudacorus. + Artemisia absinthium. Chamomilla nobilis — Fl. Ribes nigra — F. Anthriscus cerefolium — S. + Lavandula spica. Taraxacum dens leonis. Salvia officinalis. Polypodium vulgare. Allium sativum. Betonica officinalis. Cichorium intybus — R. Citrus limonium — S. Rumex acetosella, patientia, sanguineus, crispus, digynus, pulcher, glaucus -- R. Asparagus officinalis — R. Polypodium fragile — F. Asphodelus ramosus, luteus -- R. Antherosperma moschata — *très efficace.* Hydrocotyle vulgaris. Abutillon — Gr. Butomus umbellatus — F. Apium graveolens — R.

Aphthes de la bouche : Rubus fruticosus — Fr. Verbena officinalis. Linum usitatissimum. Malvacées. Turritis hirsuta — S. Munchausia — R. Glycyrrhiza glabra — R. Cyperus longus. Polygonum bistorta — R. Citrus limonium — S. Sempervivum tectorum — S. Geranium maculatum. Barleria prionitis — S — des F. Convolvulus gemellus — F. Scabiosa succisa — Fl. Statice armeria — S.

Apoplexie : Teucrium marum. + Gratiola officinalis. Urtica urens. + Rosmarinus officinalis. Salvia officinalis. Osmites.

Apoplexie « préservatif contre l' » : Salvia officinalis. Melissa officinalis. Calamintha officinalis, nepeta.

Araignées venimeuses « contre la morsure des » : Tradescantia virginica — S.

Ardeur d'urine : Ocymum basilicum. Hypericum perforatum. Cucumis colocynthis — *pulpe.*

Aromatique : Angelica archangelica. Dictamnus albus. Adhatoda — T. Amyris sylvatica. Aromadendron. Laurus cassia, parviflora — F, quixos — Ec. Ocotea amara — Ec. Galvezia — F. Baccharis indica. Coffœa — Gr. Crithmum maritimum. Anethum fœniculum. Aristolochia serpentaria. Artrabotrys — F. Cratœva religiosa — F. Myrthus tarentina — F. Ec. Carum carvi. Asperula arvensis. Inula conyza. Ægle marmelos — Fr. Cardiaca vulgaris. Ligusticum officinale. Anthemis nobilis. Achillea millefolium. Cinnamodendron — Ec. Erigeron alpinum, villarsii. Acorus calamus. Matricaria chamomilla. Eugenia. Gnaphalium fœtidum. Laurelia sempervirens. + Artemisia absinthium. + Tanacetum vulgare. Melilotus cœrulea, indica, macrorrhiza. Sassafras officinalis — Bo - Ec. Ambrosia maritima. Jasminum officinale. Seseli tortuosum — Fr. Olœa europœa. Menthacées. + Lavandula spica. + Melissa officinalis. Salvia officinalis. Nepeta cataria. Betonica officinalis. Melittis melissophyllum. Andropogon muricatus, schœnanthes. Teucrium chamœdrys, scorodonia. Verbena officinalis, hortensium. Asarum europæum. Cyperus longus. Milium effusum. Polypodium vulgare. + Rosmarinus officinalis. Hyssopus officinalis —

So. Thymus vulgaris. Veronica officinalis, chamædrys. Ocymum basilicum. Origanum vulgare — So.

Ascite : Tradescantia axillaris — T.

Asthme. + Digitalis purpurea. Daucus carota. Glechoma hederacea. Geum — R. + Atropa belladona — F — *en cigarettes*. Nyctanthes — R. Lavandula stœchas — Fl. Datura fastuosa. Senecio doronicum. Nonatelia — F. Ægle — F. Lonicera caprifolium — F. Pistachia terebinthus — Fr — *fumé comme le tabac*. Commelina medica — *tubercules*. Oxalis sensitiva. Pharnaceum cerviana. Soulamea — R. Chantransia. + Sola num dulcamara — *tiges*. Mentha piperita, pulegium. Allium cepa. Gendarussa vulgaris — F. + Lobelia inflata. Imperatoria ostruthium. Teucrium pseudochamœpitys. Veronica officinalis. Delphinium consolida — Fl. + Datura stramonium. Apium graveolens. Lappa major. Triticum repens — R. Inula helenium — R. Capillus veneris. Marrubium vulgare. Hyssopus officinalis — F — Fl. Fœniculum officinale — Gr. Hesperis matronalis. Tilia europœa — Fl. + Actœa spicata. Satureia hortensis. + Rosmarinus officinalis. Ferula asa-fœtida — Rés. Delphinium ajacis — Fl. Homeriana. Soulamea — R. — Ec. Camphorosma — Fl.

Asthme convulsif : Peltigera canina.

Asthme chronique : Catalpa syringœfolia — *capsules en décoction*.

Asthme humide : Origanum vulgare. Aristolochia rotunda, longa. Hyssopus officinalis. Thymus serpyllum. Apium graveolens. Hesperis matronalis. Marrubium vulgare. + Melissa officinalis. Juglans regia. + Bryonia dioïca — R. Bignonia catalpa — Fl. Sisymbrium alliaria — Fl.

Astringent « qui exerce sur les tissus vivants une action qui les resserre, les dessèche, les durcit, les tanne en quelque sorte » : Rumex acetosa — Gr. Urtica urens, dioïca — Fl. Cydonia vulgaris — Fr. Rumex patientia — R. Scabiosa succisa — Bo. Sparganium erectum, natans, latifolia — R. Latania chinensis — Fr. Dracœna draco — Rés. Musa — S — *du tronc*. Krameria triandra — R. Malpighia urens. Morus nigra — R — Ec. Osmunda lunaria — R. Polypodium baromez — T. Calamus draco — Rés. Alisma damasonium — R. Globba — R. Fragaria — F — R. Rosa gallica — Fl. Alcornoque — Ec. Vinca major, minor. Rubus fruticosus — R — F. Sagitaria sagittifolia — R. Methonica superba — F. + Iris martinicensis — R. Epidendrum tenuifolium — R. Tetranthera — Ec. Æsculus hippocastanum — Ec — Fr. Polygonum aviculare. Aristoleia macqui. Pyrola. Hypericum perforatum — So. Vitis vinifera — F — *pépins*. Paliurus aculeatus. Fagus sylvatica — Ec. Abaremotemo. Laurus borbonia — Ec — R, persea — Fr, cylindrica — F. Polygonum bistorta — R, viviparum — R. Celosia paniculata — Fl — Gr. Nymphæa nelumbo — Fl. Nepenthes distillatoria — R.

Terminalia chebula — Fr. Protea cynaroides — Ec. Littorella — F. Agrimonia eupatoria — F. Asmonich — Ec. Paliurus australis — F -- R. + Rhus coriarius, cotinus — Fr. Amaranthus albus — T, maximus -- Fl. Plantago bellardi — R -- F. Statice armeria, caroliniana, limonium — R. Terminalia alata, bucceras, catappa, myrobolans, latifolia — R. Quercus sessiliflora. Lysimachia — F. Orobancho major, virginiana — T. Pedicularis. Olea — F. Phyllirea - F. Verbena urticæfolia — R. Alchemilla vulgaris — T. Alchornée. Buchania — Ec. Spiræa filipendula — R, ulmaria — Fl. Geum urbanum — R. Ajuga — T. Galeobdolon — F — Fl. Lycopus — T. Prunella — F — Fl. Stachys palustris. Linaria cymbalaria, spuria — T. Asplenium ruta. Rubus idæus — F. Artocarpus heterophylla, hirsuta — Ec — R. Baptisia tinctoria — R — F. Scoparia — F. Crescentia — Fr. Heliotropum — F. Polemonium — R. Bignonia cœrulea — F, longissima — F — Fl — Ec. Potentilla reptans — R. Symphoricarpos parviflora — R. Ægle marmelos — Fr. Achras sapota — Ec. Lucuma — F. Campanula trachelium — T. Jasione — T. Eupatorium sophiæfolium — F. Belonia — Ec. Barbatimão — Ec. Mimosa cochliocarpa — Ec. Barraldeia — F. Benzoin odoriferum — Ec. Rhododendron chrysanthos. Sphœranthus indicus — T. Sipanea. Galium cruciatum — T. + Anemone hepatica — T. Myosurus — T. Davilla elliptica. Evodia — Ec. Viburnum lantana. Betula nigra — Ec. Bruguiera gymnorrhyza. Dentaria pentaphyllos — R. Draba — T. Thlaspi arvense — F. Ascyrum — F. Garcina mangostana — Ec. Bergera — F. Tricorea — Ec. Buplevrum falcatum, rotundifolium. Arbutus unedo. Agrimonia eupatoria. Sorbus domestica, torminalis — Fr Ximenia — Fr. Erodium gruinum. Geranium — F. Flacurtia cataphracta — F. Parnassia — Gr. Agrostemma — R. Alsine — T. Burkea africana — Ec. Citrus limonium — Fr. Arbutus uva ursi — F. Butea frondosa — *gomme*. Sceleranthus. Heuchera — R. Myrthus cumini — Ec, ugni — R. Psidium pomiferum — R. Spiræa tomentosa — F. Hippocrepis — T. Byrsonia catinifolia, spicata, chrysophylla — Fr. Caïmitier — Ec. Calliandra — S. Nissolia — Rés. Ptérocarpus draco — Rés. Prinos — Ec. Urtica pilulifera — R. Comptonia — Ec. Quercus infectoria — Fr. Bignonia copaia — F. Lappa major — F — *en décoct.* Punica granatum — Ec. Euscaphis staphyleoides — Ec — *de la R en infus.* Plegorhiza — R. Cornicularia. Parmelia panniformis. Casuarina equisetifolia — Ec. Centaurea jacea — R. Ceterach officinarum. Combretum coccineum, grandiflorum. Myrtus communis. Trapa natans. Cornus florida. Tamarix gallica. Paronychia. Acacia catechu — Rés. Dicrostachys cinerea. Diervilla canadensis. Eclipta erecta, prostrata. Elephantopus carolipianus, martii. + Sempervivum tectorum. Rhodiola rosea — R. Uncaria gambir. Kino. Eucalyptus globulus — F — Ec. Eugenia. Rubia tinctorum — R.

Geissospermum leve — Ec. Gendarussa vulgaris — R. Rubia peregrina. Cornus mas — *drupes mûres*. Galium cruciatum — Fl. Calluna erica. Gnaphalium fœtidum. Goupia glabra. Gunnera chinensis — R — F. Helianthemum vulgare. — Vaccinium. Myrtillus. Lithrum salicaria. Phyllirea latifolia, angustifolia, media — F — Fr. Heracium pilosella. Hygrophila obovata, ringens. Lamium maculatum. Mangifera indica — Gr. Melastoma malobathricum — F. Symphitum officinale — R. Orobanche. Prunus spinosa — F — Fl. Vitex agnus castus. + Melia azederach — F. Celtis australis, occidentalis — F. Poligonum bistorta — R. Verbena officinalis. + Anagallis phœnicea. Plantago major. Sloanea dentata — Ec. Spiræa fortunei — R. Hippophæ rhamnoïdes. Cytinus hypocistis. Vateria indica — Rés. Veronica officinalis. Ulmus campestris — Ec. Juglans regia — F. Coryllus avellana — Ec. Polygonatum vulgare — R. Potamogeton. Osmunda regalis. Adianthum capillus veneris. Pteris aquilina. Sapindus saponaria — R — Ec. Equisetum — F. Centaurium officinale. Capsella bursa pastoris. Rumex acetosa — R. Sanguisorba officinalis. Scolopendrium officinale. Nespilus germanica. Brunella vulgaris. Bowdichia — Ec. Ceterach officinarum — F. Coccoloba — R — Ec — Fr. Achiranthes. + menyanthes — R — F. Tormentilla — R. Potentilla anserina — F. Quercus robur — Ec — Fr. Euphrasia officinalis. Lysimachia nummularia — S. + Sedum acre

— F. Rumex aquaticus — R. Pyrola rotundifolia — T. Phyteuma spicatum — F — R. Ascyrum — F.

Atonie « de l'appareil digestif ou faiblesse des organes contractiles de l'estomac » : Mentha pulegium. Origanum vulgare. + Aurus citrantium — F — Fl. Rumex patientia — R. + Arnica montana — Fl. + Rheum officinale — R. + Rosmarinus officinalis. Rosa gallica — Fl. Saponaria officinalis — T. Salix viminalis — Ec. Scabiosa succisa — R — Fl *longtemps*. Senecio officinalis. Thymus vulgaris, serpyllum. + Menyanthes trifoliata. Marrubium vulgare. Juniperus communis — Fr. + Gentiana lutea — R. Taraxacum dens leonis. Coriandrum sativum. Nasturtium officinale. Fumaria officinalis — T. Cydonia vulgaris — Fr. Laurus nobilis. Humulus lupulus — *cônes*. Hyssopus officinalis. Cucumis colocynthis — *pulpe*. + Lavandula spica. Æsculus hypocastanum — Ec. Carum carvi — Gr.

. . . . . « des viscères »: Lepidium sativum. Origanum vulgare. Illicium anisatum — Fr. Petroselimum sativum. Carum carvi. Achillea millefolium. Inula helenium. + Artemisia absinthium. + Menyanthes trifoliata.

. . . . . « des veines » : Capsicum annuum — Fr.

Attaque de nerfs : Viscum album.

Béchique « qui est propre à calmer la toux » : Tous les Adianthes. Glechoma hederacea — F — Fl. Papaver rhœas — Fl. Malva sylvestris. Allium cepe — *cuit*. Vitis vinifera — *Fr* — *secs*. Acrocomia sphœrocarpa — Fr. Aletris farinosa — R. + Iris florentina — R — *sèche*. Epidendrum cochleatum — F. Abre. Anchusa officinalis — F — Fl. Glycyrrhiza glabra — R. Robinia pseudoacacia — Fl. Aristolochia bilobata — R. Hyssopus — F — Fl. Echium — F — Fl. Chiococca racemosa — Fl. Annona muricata — Fl — Fr. Pimpinella magna. Ceterach officinarum — F. Erigeron acre — T. Lonicera caprifolium. Antennaria dioïca. Hippocratea volubilis. Turnera ulmifolia. Cytisus bajan — Fl. erythrina indica — Fl. Polytricum. Bœomyces. Eupatorium cannabinum. Sambucus ebulus — Fl. Borrago officinalis. Anchusa italica. Peltigera aphthosa. Physcia islandica. Sticta. Pulmonaria officinalis. Asperugo procumbens. Verbascum thapsus — Fl. Althæa officinalis. Primula officinalis. Polypodium vulgare, fragile — F. Tussilago farfara — Fl — *en infus* — F — *en guise de tabac*. Viola odorata — Fl. Phœnix dactylifera — Fr. Zizyphus vulgaris — Fr. Symphitum officinale. Polypodium pseudotrifoliatum — F. Ficus carica — Fr — *secs*.

Bile « : excès de » : Phyllanthus niruri — F — R. Cicer arietinum — Gr — *torréfiées*.

Blennorrhée : Ceanothus americanus — R.

Blessures : Brunella vulgaris — T. Schinus

molle. Azorelle — Rés. Agathophytum bonus henricus. Stratiotes — F. Swertia — F. Connarus — Ec. Achillea millefolium. Hypericum perforatum — So.

Bronches « maladie des » : Stemona tuberosa — R. Papaver rhœas — Fl.

Brûlures : + Sedum acre. Symphitum officinale — R. Pinguicula vulgaris. Sempervivum tectorum. Scolopendrium officinale — F. Asplenium radiatum — F. Bacopa. Althæa officinalis. Lactuca. Malva — R. Hedera helix — F. Tilia — Ec. Criophorum — *molle*. Utricularia vulgaris. Daucus carota — R. Cucurbita maxima — *pulpe*. Linum usitatissimum — *huile et eau de chaux*. Allium cepa. Solanum tuberosum — Fr — *en catapl*. Oleodendron roxburghii.

Cachexie « altération profonde de tout l'ensemble de l'organisme, manifestée par l'altération du sang » : Ficus doliaria — S. Ehretia buxifolia — *en infus*. Humulus lupulus — *cônes*. Saponaria officinalis — T. Paullinia pinnata — F. Zizyphus trinervius — F. Tragia involucrata — R.

Calmant : Papaver rhœas — Fl. —, + somniferum — Fr. Allium porrum. Cynoglossum officinale — R. Commelina medica — R. Nymphæa alba, lutea — T. Chenopodium album — T. + Hyosciamus — F. Solanum paniculatum — F — Fr. Hamamelis — Ec. + Digitalis — F. Erythroxylon coca — F.

Cancer : + Aconitum napellus. + Hyosciamus niger. + Sedum acre. + Conium maculatum. Apium graveolens. Pyrola umbellata — F. Galium vernum — S. Hydrastis — R. Psarolea bituminosa — F. Solanum dulcamara — *tiges*, + nigrum — F. Plumbago europæa — R — F.

Cancer ulcéré : + Lauro cerasifolia. Orobanche virginiana — T.

Cardialgie « ou douleur au cœur et picotement à l'estomac » : + Melissa officinalis. Leonurus. Helicteres isora — R. Acacia farnesiana — Fl. Carum carvi — Gr.

Carminatif *voir* : antiventeux.

Carreau « maladie qui rend le ventre des enfants dur et tendu » : Humulus lupulus — Fr. Daucus carota — R.

Catalepsie « sommeil pathologique caractérisé par la perte du sentiment » : Dracocephalum virginianum.

Cataracte : + Anemone pulsatilla — *extrait*.

Catarrhes : Verbascum thapsus — Fl. Teucrium. Papaver rhœas — Fl. Cynoglossum officinale. Symphitum officinale — R. Baccharis viscosa. Magnolia plumieri — Rés. Hymenæa — Rés. Brassica napus — R. Krameria triandra — R. Allium cepe — *cuit*. Rosa gallica — Fl. Tussilago farfara — Fl. Zapania nodiflora — S. Antennaria dioica. Roripa rusticana. Tormentilla. Thymus serpyllum. Anisochilus carnosus. Cnicus benedictus. Vitis vinifera — Fr *secs*. Glechoma hederacea. Cistus — Rés. Cubeba officinarum — Fr. Avena sativa. Borrago officinalis. Acrocomie. Homeriana. Ocymum sanctum — F. Plumeria nivea — R.

. . . . anciens : + Cochlearia officinalis. Tussilago farfara — F — Fl. + Cephaëlis ipecacuanha — R *à petites doses répétées*. Polygala amara, austriaca, sanguinea — R. Cerasus vulgaris — *queues du Fr*. Brassica oleracea. Marrubium vulgare. + Melissa officinalis. Thymus serpyllum. Urginea. Scilla. Spiræa. Angelica archangelica. Aristolochia. Nepeta cataria. Raphanus niger — R. Salvia oficinalis. Sinapis arvensis — Gr. Sanseveria zeylanica — S — de la R.

. . . . de la vessie : Asparagus officinalis. Copaifera — R. Inula helenium. Cannabis sativa. Hypericum perforatum — Fl. Canarium commune — S. + Taxus baccata. Herniaria glabra. Myroxylon peruanum — Rés. Krameria triandra — R. Arbutus uva ursi — F. Ruscus aculeatus. Myroxylon toluiferum — Rés. — Juniperus communis — Ba. Cucumis melo. Solanum tuberosum — *rouge*. Acacia catechu — T. Areca catechu — T. Malpighia punicifolia — Rés. Cucurbita maxima — Gr. Pinus — *bourgeons*.

. . . . des enfants : Barleria prionitis — S des F.

. . . . des poumons : + Phellandrium

aquaticum. Copaifera. Pteris crispa. Canarium commune — S. Sisymbrium officinale — F — Fr. Piper longum. Geum urbanum. Fragaria — Fr. Malva — R. Krameria triandra — R. Nasturtium officinale. Hyssopus officinalis. Myroxylon peruanum — Rés. + Lauro cerasifolia. Marrubium vulgare. Veronica officinalis. Hypericum perforatum. Salvia officinalis. + Cochlearia officinalis. Physalis alkekengi — Fr. Lychen islandicus. Pulmonaria officinalis. Sambucus ebulus — Fl. Hysperis matronalis. Sambucus nigra — Fl. Myroxylon toluiferum Rés. Apium graveolens. Lappa major. Lonicera caprifolium. Pinus — *bourgeons*. Lactuca sativa — S.

. . . . des muqueuses : Imperatoria ostruthium — R. Origanum vulgare. Illicium anisatum — Fr. Satureia hortensis. Lappa major. + Taxus baccata. Ficus carica — Fr. + Iris pseudacorus R. Viola odorata — Fl.

Caustique « qui a la propriété de brûler, qui est corrosif » : Glaucium luteum. Mentha. Atragena — F. Malacoxylon — S. Galega littoralis — R. Anacardium — S. Chelidonium majus — S.

Cautérés : + Iris germanica, pseudacorus, florentinum — R. Hedera helix — F — Bo. Viburnum lantana — Ec. + Daphne gnidium — Ec — *en poudre*.

Cerveau « fatigue du » : + Melissa officinalis — *avec du lait*.

Charbon « inflammation gangréneuse du genre anthrax » : + Sedum acre — S — F. Scabiosa succisa — *efficace*. Senecio officinalis — S. Munchausia — R.

Choléra : Urtica urens, dioïca. Polygonum aviculare. Melaleuca cajeputi — *huile*. + Citrus aurantium. Soulamea amara — R — Ec. Andrographis pinnaculata. Artrabotrys suaveolens — F. Mikania guaco — F.

Choléra morbus : Menispermum palmatum — R.

Chûtes : Anthriscus cerefolium. Glechoma hederacea. Bellis perennis. + Arnica montana — Fl. Verbena officinalis — T. Pæderia. Maximilianea — R.

Chûte des cheveux : Juglans regia F — *bourgeons*. Callithrix aquatica — S. Colbertia — Fr. Inga — F. Monnina salicifolia. Funaria. Usnea.

Cicatrisant : Lappa major — F *en catapl.* +Sedum acre — id. + Scrofularia aquatica — id. Symphitum officinale — R — id. Coris — T.

Cœur « maladie de » : Asparagus officinalis — R. Ruscus aculeatus. + Digitalis purpurea — *surtout par voie endermique* — F — en poudre. Aboulaza. Cucumis colocynthis — *pulpe*. Convallaria majalis. Juniperus communis — Fr. Anchusa italica.

Cœur « palpitations » : Mentha piperita. + Digitalis purpurea — F. Leonurus cardiaca. Anchusa italica. + Melissa officinalis. Ægle —

R. Laurus cerasifolia.

.... « palpitations nerveuses » : Citrus limonium. Valeriana officinalis — R. Ferula asafœtida — Rés. + Conium maculatum — F. Apocinum cannabinum — R.

Coliques : Verbascum thapsus — Fl. Melilotus officinalis. Verbena officinalis. Glechoma hederacea. Atriplex glauca — F. Osmites. Nauclea orientalis — Fr. Berberis fructicosa — F. Hedysarum hamatum. Malva. Salvia officinalis. Anethum graveolens — Gr — *huile.* — Lycopodium clavatum. Indigofera oblongifolia — T. Virgilia — R. Brasiliastrum — F. Soulamea amara — R — Ec. Triticum repens — R. Astragalus glycyphyllos. Borreria emetica — R. Cadia purpurea, varia — F. Centaurea calcitrapa — R. Laurus pichurim — Fr. Polygonum aviculare — F. Gomphrena macrocephala — R.

. . . . . néphrétiques : Agrimonia eupatoria. Juglans regia. Glechoma hederacea. Parietaria officinalis. Asclepias spiralis — Gr.

. . . . nerveuses : + Tanacetum vulgare.

. . . . de plomb « ou miserere » : + Hyosciamus niger. Allamanda — S. Xylopia glabra — Fr — Ec.

. . . . « venteuses » : Artemisia abrotanum. Angelica archangelica. Pimpinella anisum — Gr. Cyperus viridis — R. Ligusticum ajawain — Gr. Fagara capensis — Fr. Fœniculum officinale — Gr. Anthemis nobilis. Carum carvi — S — Gr. Coriandrum sativum — Gr. Impera-

ostruthium — R. Mentha piperita. Populus-*bourgeons*. Matricaria parthenium. Chamomilla nobilis — Fl. Juglans regia — *huile*. Orobanche major.

Congestion cérébrale : Cucumis colocynthis — *pulpe*.

Congestion pulmonaire : Cucumis colocynthis — *pulpe*.

Consomption « ou amaigrissement progressif » : Sanseviera zeylanica — R. Nyctanthes — R. + Solanum mammosum — R.

Consomption purulente « qui est causée par une suppuration » : Adianthum fragile — F. Eupatorium rotundifolium — F. Cerasus virginiana — Ec — R.

Contracture « état de rigidité dans les muscles » : Leucas — T.

Contusions : Arnica montana — Fl. Anthriscus cerefolium — F — *en catap*. Polygonatum vulgare — *en catap*. Senecio jacobæa. Escallonia — F. Maximiliana — R. Cissus vitiginea — F — R. Chantransia. Verbena officinalis. Scrofularia — *en catap*. Sambucus ebulus — F. Mentha piperita. Solanum nigrum — F. Petroselinum sativum — F. Justicia parviflora — F. Anthyllis — T. Hypericum perforatum — Fl.

Convulsions : + Narcissus pseudonarcissus. Pæonia officinalis. Atriplex halimus — R — *en poudre*, portulacoïdes — R — id. Gentiana macrophylla. Dentaria bulbifera — R. Senecio vulgaris. Galium cruciatum. Hesperis matronalis. Tilia — Fl.

Convulsions des enfants : Valeriana officinalis — R. + Hyoscyamus niger — Gr.

Coqueluche : + Conium maculatum. + Atropa belladona. + Cephaëlis ipecacuanha — R — *en sirop*. Thymus serpyllum. Ferula asa-fœtida — Rés. Papaver rhœas — Fl. + Solanum dulcamara — *tiges*, tuberosum — F — Fl. Lobelia inflata. Geum — R. Cratægus crus galli — F. Camphorosma — F.

Cordial « qui augmente rapidement la chaleur générale du corps » : Styrax officinale — Rés. Menthæ. Lavandula. Hyssopus officinalis. Sinapis alba — Gr. Hyacinthus muscari — Fl. Laurus massoy — Ec. Premna — R. Molucella. Heliotropum odoratum — Fl. Melianthus. Veronica officinalis. Psidium thea. Amaracus dictamnus. Dracocephalum moldavica. Parthenium — F. Sium ninsi — R. Silena armeria — R. Liquidambar — Rés. Quercus coccifera. Allium sativum. Melissa officinalis. Chenopodium ambrosioides. Anacahute. Andropogon schœnanthe — F — *fraîche*, schœnus, citratum — F. Eupatorium ayapana. + Rosmarinus officinalis. Rosa gallica — Fl. Viola odorata — Fl. Buglossum officinale. Caryophyllus aromaticus — F — Fl. Cnicus benedictus. Scabiosa succisa. Scorzonera hispanica. Juniperus communis. Zéodaire — R — *en poudre.* Nardus stricta. Citrus limonium — Fr — Ec, aurantium — Fr. Laurus cinnamonum — Ec. Tachia guianensis — Ec. Quassia amara — Ec — Bo. Myristica moschata — Fr. Salvia officinalis. Crocus sativus. Ilex paraguajensis. Teucrium marum — Fl.

Corps avalés : Solanum tuberosum — *tubercules cuites à l'eau et avalées en grande quantité.*

Cors : + Sedum acre — *en topiq.* Allium sativum — *et huile d'olive* — id. Hedera helix — F — *macérées dans du fort vinaigre* — id. Cecropia — S. Sempervivum tectorum — F — id. Senecio officinalis — *pilé* — id. Chelidonium majus — S — id. Lycoperdon. Sedum fabaria, maximum — S. Calendula arvensis — F.

Coryza « ou inflammation de la muqueuse nasale » : Ipomœa quamoclit — F.

Couperose « inflammation chonique des parties glanduleuses de la face » : Frangula vulgaris. Betula alba — F — Ec — *sève.*

Coups à l'intérieur : Anthriscus cerefolium Glechoma hederacea. Bellis perennis. + Arnica montana — Fl.

Coupures : Achillea millefolium. Hypericum perforatum — Fl — *macérées dans l'huile d'olive.* Lilium candidum — id. Sedum telephium. Geranium cultivé — F — *fraîche.* Scrofulario. Sempervivum tectorum. Sedum acre. Ribes nigra — F.

Cours de ventre: Celtis australis — Fr. Smilax macabucha — S. Sisymbrium sophia — Fr.

Crachement de sang: Polygonum bistorta — R, aviculare — F. Baobab lalo. Avena sativa. Lappa major. Arbutus uva ursi — F. Adansonnia digitata — *pulpe du* — Fr. Humulus lupulus — *cônes*. Hordeum vulgare. Potentilla anserina — R. + Digitalis purpurea — F. + Sedum telephium. Morus nigra — Fr — *non mûrs*. Urtica urens. Pulmonaria officinalis. Salix viminalis — Ec. Antennaria dioica. Achillea ageratum. Agrimonia eupatoria. Verbascum thapsus — Fl. Quercus sessilifolia — Ec. Symphitum officinale — R. Veronica officinalis.

Crampes d'estomac: + Tanacetum vulgare. Thymus serpyllum. Camphora — S.

Croup: Clitoria ternatea — R.

Croûtes de lait « affection caractérisée par des pustules réunies en plaque et jaunissant par la dessication » : Lappa major — S. Fumaria officinalis. Viola tricolor — *excellent*. Brassica — F. Aquilegia vulgaris.

Danse St-Guy « espèce de maladie nerveuse qui se manifeste dans la personne qui en est atteinte, par des mouvements saccadés involontaires » : Viscum album. Valeriana officinalis — R. Melaleuca cajeputi — *huile*. Chenopodium anthelminticum. Cimicifuga racemosa.

Dartres : Lappa major — R. Cichorium intybus. Cucumis sativus — *pulpes en catapl.* Sinapis alba Gr. Anthriscus cerefolium. Justicia nasuta — R — F. Jasminum angustifolium — R. Kalmia. Rhododendrum ferrugineum F. Vatairea — Gr. Rumex acetosella, patientia — R. Viola tricolor. Cucurbita maxima. Dicentra formosa. Rhus toxicodendrum. Ulmus alata — Ec, campestris — Ec. Solanum dulcamara — *tiges*, nigrum. + Helleborus niger. Scabiosa succisa. Taraxacum dens leonis. Astragalus glycyphyllos. Chelidonium majus —S— R. Citrus limonium — S. Plumeria alba — S. + Solanum nigrum. Spinacia. + Menyanthes trifoliata. Verbascum thapsus — *bouillie dans du lait et appliquée en topique*. Inula helenium. Daucus carota. Betula alba — F — Ec — S. + Sedum fabaria, maximum — S, Dracontium fœtidum — F.

. . . anciennes : + Cochlearia armorica. + Conium maculatum. Fumaria officinalis. Saponaria major ou officinalis — T. + Helleborus viridis. Delphinium staphysagria — *à l'intérieur*. + Solanum nigrum — F.

. . . de l'intérieur des mains : Chelidonium majus — S. Geranium robertianum — S.

. . . enflammées : Malva. Althæa officinalis.

Défaillance : + Melissa officinalis.

Delirium tremens. « délire accompagné du tremblement des membres » : + Digitalis purpurea. Gentiana macrophylla. Anthriscus cerefolium — F.

Démangeaisons : Saponaria officinalis.

Dentition : Althæa officinalis — R.

Dents « maux de » : Schleranthus annuus. Plumbago europæa. + Hyoscyamus niger — Gr. Allium cepa. Polygonum persicaria — S. Rumex aquaticus — R. Gomphia ovalis — Ec. Aspalathus — R. Boswellia — Rés. Mangifera — F. Anacyclus pyrethrum. Anthemis pyrethrum — R. Acmelle. Psoralea bituminosa. Pistachia — Rès. Piper — Gr. Dipsacus fullonum — *ver de l'intérieur du capitule, écrasé sur la dent*. Achillea millefolium — S — *introduit dans l'oreille*. Brassica napus — R — *cuite*. Arethusa bulbosa — Bu. Galanga — R. Iris dichotoma — R.

. . . **affermies** : Æginetia. Fragaria — R.

. . , **cariées** : Thymus vulgaris.

Dépuratif « qui purifie le sang de certaines humeurs nuisibles » : Sinapis alba — Gr. Viola tricolor, arvensis — Fl. Solanum dulcamara — *tiges*. Alstrœmeria salsilla. Ruellia ringens — F. Gmelina asiatica — R. Arctopus. Paullinia mexicana. Guazuma — Ec. Begonia — S. Saponaria officinalis — T. Achiranthes. Sisymbrium alliaria. Aralia. Scabiosa succisa

— R — *en décoct.* Angelica archangelica. Rumex acetosa, acetosella, crispus, patientia — R, sanguineus — R. Ambaville. Andrachne. Anchusa officinalis — R. Cardamina pratensis. Excœcaria — Fr. Humulus lupulus — R — *cônes*. Iberis amara. Jeffersonia diphylla. Lapageria rosea — R. Smilax aspera, bresiliensis, china, peruviensis, honduras, salsaparilla, tamnoides — R. Chiococca racemosa — R. Carex arenaria. Laurus cinnamomum — Ec — *chiquée*. Veronica beccabunga. Lappa major — R. Guaiacum officinale — *rapure du bois*. Sisymbrium nasturtium. Nasturtium officinale. Diervilla canadensis — *tiges*. Taraxacum dens leonis F — R. Hemidesmum indicum — R. Fumaria officinalis — T. Cichorium intybus. Aristolochia. Borrago officinalis — F — Fl. Achyranthes.

Dérivatif « qui sert à détourner une congestion qui affecte un organe pour la diriger sur une partie du corps qui n'offre pas de danger » : Urtica urens. Sinapis alba, arvensis — Gr — *en catapl*. Viola arvensis, tricolor. Clematis vitalba.

Détersif « qui nettoie les plaies et en les avivant, les prédispose à la guérison » : Cneorum — F. Muricia — F — Gr. Cheiranthus cheiri — F — Fl. Hydrocotyle vulgaris. Agrimonia eupatoria. + Sedum acre. Leucanthemum vulgare. Adoxa moschatellina. Epipactis latifolia — T. Neottia nidus avis, ovata — T. Clinopodium — F. Linaria arvensis, elatine —

T. Hyoseris. Verbena officinalis. Globularia vulgaris. Juglans regia. Penæa — Rés. Campanula trachelium — T. Cacalia sonchifolia — Serratula integrifolia. + Anemone hepatica — F. Cyperus longus. Plantago major. Inula helenium. Brunella vulgaris — T. Hedera helix. Aralia octophylla — Ec. Pimpinella magna — R. Triumfetta — R. Epilobium — F. Morus norwegica — F — R. Lathyrus ochrus — Gr.

Dévoiement invétéré : Cydonia vulgaris — Ec.

Diabète « maladie caractérisée par d'abondantes urines renfermant de fortes proportions de sucre » : Dolichos soja — *farine des pois en pain*. Phyllanthus microphyllus, niruri.

Diarrhée : Artemisia absinthium. Rubus fruticosus — F. Pimpinella anisum. Potentilla anserina. Laurus pichurim — Fr. Tetranthera — Ec. Convolvulus papirus — R. Canthium — F — R. Paullinia sorbilis — S. Morus nigra — Fr — *non mûrs*. Quercus — F — Ec — Fr — *torréfiés*. Cydonia vulgaris — Fr. Malpighia urens — Ec. Ægle — Fr. Saxifraga crassifolia — F. Jussiæa ascendens. Acacia tenuifolia — R. Hordeum vulgare. Coriandrum sativum. Anethum fœniculum. + Papaver somniferum. Amyris ambrosiaca — Rés. Caturus. Parmelia parietina. Malva. Solanum tuberosum — F — Fl. Symphitum officinale — R.

+ Potentilla reptans. Glycyrrhiza glabra — R. + Rheum officinale — R. Argemone — Gr. Cynnamodendrum — Ec. Tormentilla erecta, reptans. Wrightia antidysenterica — Ec. Fragaria — R. Artocarpus heterophilla, hirsuta — R — Ec. Polygonum aviculare — T, bistorta — R. Cinnamosma — Ec. Metrosideros vera — Ec. Crassula tetragona. Dryas octopetala. Erigeron canadense. Petrocarpus erinaceus — S. Scolopendrium officinale. Adianthum capillus veneris. Eucalyptus resinifera — S. Nauclea gambir — S. Scœvola taccada. Achiranthes. Cucumis — Gr. Lycopodium clavatum — *en poudre*. Brunella — R.

. . . **chronique** : Geum urbanum — R. Euscaphis staphyloides. Punica granatum — Ec — Fr — R. Vitis vinifera — F. Fragaria — T. Tilia — *en lavement*. Areca catechu — T. Oryza sativa — Gr. Mangifera — S — de l'Ec. Krameria triandra — R. Inula helenium. Polygonum bistorta — R. Rosa gallica — Fl. Cnicus benedictus. Rosa canina — Fr. Quercus sessiliflora — Ec. Asplenium serratum — R.

. . . **infantile** : Copaifera officinalis — S. Salvia officinalis — *macérée à froid*.

. . . **séreuse** : Carum carvi. Myrtus communis. Tormentilla erecta, reptans. Cydonia vulgaris — Fl. Chamomilla nobilis — Fl.

Digestif « qui aide à la digestion et en thérapeutique, qui accélère la suppuration » ; Artemisia absinthium. Pimpinella anisum. Anthemis nobilis. Allium cepa — Bu. Laurus massoy — Ec, nobilis — F. Lagœcia — T. Origanum vulgare. Polygonum aviculare. Salvia officinalis. Carum carvi. Coriandrum sativum. Anethum fœniculum. Psidium thea. Amaracus dictamnus. Ægle marmelos — Fr. Peumus boldus. Dictamnus fraxinella — F. Teucrium montana. + Melissa officinalis. Humulus lupulus. Butea frondosa — *gomme*. Chenopodium ambrosioides. Angræcum flagrans — F — *sèche*. Thymus serpyllum, vulgaris. Imperatoria ostruthium. Petroselinum sativum. Zingiber officinalis — R. Zapania nodiflora — F. Poterium sanguisorba. Tilia europæa — Fl. Veronica officinalis. Chamomilla nobilis — Fl. + Citrus aurantium — F. — Fl. Thea chinensis. Solanum undatum — R. Croton cascarilla — F.

Diurétique « qui agit sur la sécrétion des reins en augmentant les urines » : Ononis repens — R. Parietaria officinalis — T. Rumex acetosa, longus — R. Hordeum vulgare. Petroselinum sativum — R. Agrostis calamagrostis — T. Coix gigantea — Gr. Cynodon dactylon — R. Cynosurus domingensis — R. Heliconia — R. Diervilla canadensis — *tiges*. Delphinium consolida — *surtout les* — Gr. Cyperus esculentus — R, crispus, didymus, obtusifolius, patientia, pulcher, sanguineus — R. Medeola virginica — R. Ruscus latifolius — R — Ba. Tamnus communis — R. Canna indica — R. Roripa rusticana — R. Glycyrrhiza glabra —

R. Vitis vinifera—Fr. Ægopodium podagragria. Allium cepa — Bu, moschatum, sativum — Bu, ursinum — R. Fritillaria imperialis, meleagris — R. Scilla autumnalis, peruviana, rubra — Bu. Dipsacus fullonum — R. Arundo phragmites. Abuta rutescens — *énergique*. Zingiber — R. Amomum petiolatum — R. Costus — R. Nymphæa nelumbo — R. + Aconitum napellus. Thalictrum flavum. Scœvola bela modagam — F — *en décoct.* Chenopodium album — T. + Menyanthes — T. Verbena erinoides — T. Ceterach officinarum — F. + Polypodium arboreum — R. Equisetum — F. Arundo phragmites — R. Collinsonia — R — F. Sisymbrium alliaria. Androcea lactea, maxima — T. Leonurus. Agrostis linearis. Asparagus officinalis — R — *et tige*. Veronica anagallis, beccabunga, prostrata — T. Justicia echioides, viridis, — R — F. Galeobdolon — F — Fl. Eruca sativa. Reseda odorata. Beckea frutescens. Canna edulis. Monarda didyma — F. Ocymum gratissimum, incanescens — F. Stachys sylvatica. + Digitalis purpurea — F — *énergique*. Achras sapota — Gr. Heracleum lanatum — R. Brachyris latanīæ — *excellent*. Tectona grandis. Fumaria officinalis. Gratiola monniera — R. Picria. Solanum paniculatum, sodomæum — R — F — Fr, tuberosum rouge — R. Tournefortia — R. Bignonia pentaphylla — R. Hydrocotyle vulgaris. Genista — Fl. Fragaria — F — Fr. + Bryonia dioica — R. Erica carnea, cirenea, vulgaris

— T. Pyrola umbellata — F. Vaccinium. Vitis idæa — Ba. Rhagiadolus. Piper — Gr. Anchusa officinalis — R. Ononis spinosa — R. Scolymus hispanicus — R — *tendre*. Tragopogon porrifolium — R. Carlina acaulis — R. Cynara — R. Serratula spicata. Chrysanthemum segetum — T. Linnæa borealis — F — *tiges*. Butomus umbellatus — F. Callicarpa lanata. Daucus carota — R — Gr. Erigeron philadelphicum — T. Inula helenium — R. Solidago virga aurea — F — Fl. Asperula odorata — Fl. Eryngium - R. Centaurea calcitrapa — R. Cynodon dactylon — R. Cucumis colocynthis — *pulpe*. Physalis — Fr. Chiococca racemosa — R. Palicurea — F. Siderodendron — Ec. Triosteum — R. Aralia — R — Ec. Meum athamanticum — Gr — R. Cytisus scoparius. Ulmaria spiræa — So. Fraxinus excelsior — T. Tecoma stans — R. Ammi visnaga — Fr. Athamanta — Gr. Bubon macedonicum — Gr. Caucalis. Crithmum — T. Hydrocotyle asiaticus. Arbutus uva ursi. Eryngium campestre — R. + Helleborus niger — R. Laserpitium gallicum — R, siler — Gr. Peucedanum — R. Scandix — T. Tordylium officinale — R — Gr. Citrus limonium — Fr. Eupatorium perfoliatum. Apium graveolens — R. Sium angustifolium, græcum — Gr, latifolium — F. Aquilegia vulgaris — T. Thalictrum — F — R. Cissampelos caapeba — R. Anethum fœniculum. Smyrnium olustratum — R. Galea officinalis. Rubia tinctorum — R. Cocculus bakis, fibra aurea — R. Brassica.

viridis — F. Cakile — T. Cheiranthus — F — Fl. Coronopus — F. Lunaria — T. Genista scoparia — Fl — Gr. Ilex vomitoria — F. Ruscus aculeatus — R. Pareira brava — R. Cerasus vulgaris — Fr — *et queues*. Capparis breyna — R. Cleome triphylla. Cedrela rosmarinus — Fl. Botria — R. Esenbeckia. Pavonia diuretica. Cicer — Gr. Juniperus communis — Fr. Hugonia mystax. Elæocarpus — Fr. Monneria — R. Tribulus — R. Xanthoxylum caribœum F. Parnassia — Gr. Sauvagesia — T. Corrigiola. Urtica dioica — Gr — *en infus*. Chiococca racemosa — R. + Iris versicolor — R. Lapageria rosea — R. Linaria vulgaris. Herniaria glabra — S. Scoleranthus. Portulaca oleracea — T. Sedum acre, anacampseros, longifolium — F. Chrysosplenium — F. Marcgravia umbellata — R. Impatiens noli me tangere. Nelumbium speciosum — R. Eugenia racemosa — R. Rhexia canescens. Ginoria — S. Munchausia — F. Coronilla varia — S. Guilandina nuga — T. Duvaua dependens — Gr — *en infus*. Dictamnus albus — R. Lonicera caprifolium — Ba. Sarothamnus arboreus, purgans — Fl. Ornithopus nodosus — T. Lathyrus sativus — Gr. Polygala sanguinea — R, thesioides. Amyris gileadensis — Rés. Guaiacum officinale, sanctum — Bo. Astragalus glycyphyllos. Remirea — R. Paliurus aculeatus — Fr. Hippomanum mancinella — Bo — Fr. Passiflora incarnata. Urtica pilulifera — R. Diosma crenata — F. Momordica elaterium. Capparis spinosa — Ec — *de la* - R. + Dorstenia caulescens. Marchantia polymorpha — T. Sargassum — F. Lycopodium cernuum. + Phyllanthus niruri — F. Galega officinalis — T. Saxifraga granulata, tridactylites — R. Borrago officinalis — T. Carum carvi — R. Camphorosma monspeliaca — *en infus*. Hyssopus officinalis — T. Ribes rubrum — Fr. Phytolacca petiveria — R. Caïnca — R. Vincetoxicum officinale. Humulus lupulus — R. Rhus metopii — Rés. Ligusticum. Zea maïs — *stigmates*. Taraxacum dens leonis — R — F. Carex arenaria — R. Veronica beccabunga — *récente*. Pimpinella magna, anisum — R. Xanthium — Gr. Lithospermum officinale. Thymus serpyllum. Tamus communis — R. Melittis melissophyllum. Cyclamen — R. Sambucus ebulus, nigra. Colchicum autumnale — Bu — *énergiq*. Scilla maritima — *oignon énergiq*. Galium aparine. Seseli. polygonatum vulgare. Gladiolus communis, segetum. Juncus conglomeratus, effusus, glancus. Momordica elaterium — *violent*. Triticum glaucum, junceum, repens — R. Adianthum capillus veneris. Equisetum. Asplenium trichomanes. Cannabis sativa — F. Abutillon — Gr. Agrostis linearis — R. Delphinium ajacis — Fl — Gr. Stalagmitis — Rés. Nigella damascena — Gr. Salicornia — T. Pinus — *bourgeons*. Physalis alkekengi — Fr. Fragaria — R. Lappa major. Mercurialis annua — T. Salvia officinalis.

Douleurs rhumatismales : Thymus vulgaris. Anagallis. Leucas — T. Madia — Gr. Guettarda — F. Casearia — F. Hymenæa — Rés. Pistachia — Rés. Hura — F.

Drastique « qui purge violemment » : Convolvulus iticucu, jalapa, soldanella, turpethum — R. Plumbago africana, europæa — R. + Gratiola officinalis — *violent*. Momordica elaterium — R. Baptisia tinctoria — F — R. Bocconia frutescens. + Buxus sempervirens — F — Bo. Berchemia lineata — R. + Iris germanica — R — *fraîche*, versicolor. Veratrum album, nigrum, officinale — R. Erythræa centaurium. + Helleborus niger — R — *violent*. Dracontium polyphyllum — R. + Bryonia — R. + Cucumis colocynthis — Fr. Rhamnus catharticus — Fr.

Dyspepsie « ou difficulté de digérer » : Pimpinella anisum. Erythræa centaurium. Acacia catechu — T, farnesiana — Fl. Areca catechu — T. Croton eluteria — Ec. Aristolochia indica — R. Gnaphalium maritimum — T. Galega purpurea — R. Fœniculum officinale. Chamomilla nobilis. Cichorium intybus — R. + Gentiana lutea — R. Angelica archangelica. Juniperus communis — Ba. Sinapis arvensis. + Rosmarinus officinalis. Quercus sessilifolia — Fr — *torréfié*. Andropogon schœnanthus. Chasmanthera palmata — R. Clitoria. Galanga — R. Populus — *à l'état de charbon*. Menispermum palmatum — R.

..... **venteuse** : Heracleum lanatum — R — F.

Dyspnée « ou difficulté de respirer » : Gnaphalium arenarum. Imperatoria ostruthium. Ferula asa-fœtida — Rés.

Dyssenterie « ou dévoiement dans lequel les évacuations consistent en des mucosités sanguinolentes » : + Cephaëlis ipecacuanha — R. + Atropa belladona. Anagraphis paniculata. Argemone — Gr. Convolvulus papirus — R. Polemonium — R. Ambelania — Fr. Asclepias decumbens, tuberosa — R. Balanti. Baobab — F — Ec. Bauhinia tomentosa — Fl — *boutons*. Melilotus officinalis. Smilax macabucha — S. Xanthorrœa — Rés. Orobanche virginiana. Echites antidysenterica. — Ec. Morus nigra. Malva. Potentilla reptans. Geum urbanum — R. Heracleum spondilium — R — Ec — *de la tige*. Tabernœmontana alternifolia, angustifolia — R — Ec, semperflorens — F. Inula conyza. Solidago odora. Hamellia — Ba. Borreria emetica — R. Symphitum officinale — R. Senecio jacobæa. Brucea antidysenterica — R. Morinda citrifolia — Fr, umbellata — F. Ixora paniculata — R. Annona tripetala — Fr. Menispermum palmatum — R. Byrsonima catinifolia, chrysophylla, spicata — Fr. Galipea cusparia. + Citrus aurantium. Malpighia crassifolia, spicata — Ec. Garcina mangostana — Ec. Geranium maculatum — R. Sloanea — Ec. Myrtus luma — R. Ceanothus americanus. Cedrela — Ec. Chasmanthera palmata — R. Rubus fruticosus — F. Mesembryanthemeum edule — S. Jussiæa suffruticosa. Eugenia jambos — Fr, malaccensis — Ec. Chrysobalanus — F — Fr — R. Salix viminalis — Ec. Vitis vinifera — F. Hypericum perforatum. + Sedum telephium — F. Acacia adansonii — Fr. Bauhinia tomentosa — Fl. Monnina — R. Brucea — R — Ec. Hordeum vulgare. Wriglia antidysenterica. Tormentilla. Spiræa. Nerium oleander. Ceanothus bengalensis. Celastrus senegalensis — Ec. Bryonia epigæa, cordifolia — R. Fragaria. Sempervivum tectorum. Equisetum. Quassia simaruba. Euscaphis staphyleoides. Polygonum aviculare, bistorta. Punica granatum. Linum usitatissimum. Agrimonia eupatoria. Verbascum thapsus. + Arnica montana Fl. Adansonia digitata — F — Ec — Fr. Cucumis — Gr. Ailanthus — R. Statice armeria — S. Lycopodium clavatum. Sambucus nigra — F.

. . . **chronique** : Nauclea gambir — S. Cydonia vulgaris — Fr. Marrubium vulgare. Chasmanthera palmata — R. Bauhinia inermis — Ec. Celastrus senegalensis — Ec. Phyllanthus niruri — F. Petrocarpus erinaceus — S. Eucalyptus resinifera — S. Coccolaba vinifera — S. Ailanthus — R.

Ecchymose « tumeur ou tache noire déterminée par l'affluence du sang » : Polygonatum vulgare — R. Verbena officinalis — T — *en catapl.*

Echauffement : Ribes rubrum.

Ecorchure enflammée : Lappa major — S.

Elephantiasis « gonflement de certaines parties inférieures du corps » : Eclipta prostrata — T.

Embarras gastrique : + Bryonia alba — R Rumex acetosa. Cerasus vulgaris — Fr. Citrus limonium — S — *avec café de pois chiches.*

Emétique : Triosteum perfoliatum — R — *à haute dose.* Pæderia fœtida — R. Calotropis gigantea — Ec — *de la* R. Cerbera allamanda, lactaria, rauwolfia. Boerhaavia diandra, insularis, peruviana. Celastrus scandens — Ec. + Vincetoxicum officinale — R. Frasera walterii — R — *fraiche.* + Gratiola officinalis — R — *violent,* peruviana — R. Erythronium americanum — R. Galanthus — R. Pancratium carolinianum — R. Atriplex ruberrima — Fr. Chiococca racemosa — R. + Euphorbia cyparissias, esula, ipecacuanha, latyris, peplus. Polygonum aviculare — Gr. Ruellia hispida, patula, tuberosa — R. Calceolaria pinnata — F. Vandellia. + Digitalis purpurea — F. Betonica officinalis — R — *sèche.* Gendarussa vulgaris — F. Genista purgans. Potalia — F. Apocinum androsæmifolium — R. Asclepias curassavica — R, procera, prolifera — R. Trichillia cathartica. — Cyclamen europæum — R — *fraiche.* Trientalis europæa — R. + Iris germanica, versicolor — R. Cynanchum ipecacuanha — R. Periploca emetica, indica, mauritiana, sylvestris — R. Manettia cordifolia — R. Veratrum album, nigrum, officinale — R. Ilex vomitoria — F — *en infus. à hautes doses.* Gardenia spinosa — R. Psychotria — R. Richardia — R. Spermacoce — R. Hydrocotyle umbellatus — S. + Argemone — Gr. Celastrus scandens — Ec. + Sedum acre. Genista siberica — Gr, tinctoria. Colutea arborescens — Gr. Rhus metopii — Rés. Ludia — Ec. Ionidium — R. Ludwigia — R. Crotalaria sagittalis — S. Psoralea glandulosa — R. Cucumis melo — R — *fortement émétiq.* Datisca cannabina. + Cephaëlis ipecacuanha — R — Ec. Borreria verticillata, ferruginosa, emetica, poaya — R. Pinguicula — T. Lycopodium selago. Narcissus pseudo-narcissus— Bu.

Eméto-cathartique « qui excite les vomissements et les selles » : Viola odorata — F — R — Gr. + Arum maculatum — R. Guarea — Ec. Ilex aquifolium — Fr. + Iris longifolia — R. + Euphorbia villosa.

Emménagogue « qui provoque le flux menstruel » : + Anagyris fœtida. Opoponax — Rés. Artemisia absinthium, vulgaris. Pimpinella anisum. Stephania rotunda — R. + Iris martinicensis — R. Amomum petiolatum — R. Laurus persea — F — Fr — *bourgeons.* Axia. + Ruta graveolens — F — Fl — *très-puissant.* Juniperus sabina — F — *très-puissant.* + Melissa officinalis. Galeobdolon — F — Fl. Ocymum — F. Phlomis — F — Fl. Stachys arvensis, germanica, sylvatica — F — Fl.

Picria. Mentha piperita. Origanum vulgare — F. Senecio officinalis — *frais.* + Lavandula spica. Conyza squarrosa — R. Portulaca oleracea — Gr — *macérées dans le vin.* Marrubium vulgare. Thymus citratum, latifolius, villosum, vulgaris — Fl. Nasturtium officinale. Eupatorium atriplicifolium. Serratula scordium. Erigeron canadense — T. Inula helenium — R. + Tanacetum vulgare. Asphodelus luteus, ramosus — R. Cucumis colocynthis — *pulpe.* Cinerea maritima — T. Cyperus longus, rotundus — R. Matricaria — Fl. Rubia cordifolia. Ferula persica — Rés. Peganum. Apama tomentosa — T. Camphorosma monspeliaca. Scandix odorata. Seseli officinale — Gr. Thapsia garganica — R. Augia — *Rés.* Sterculia — Ec. Tamarix articulata — F. Chenopodium anthelminticum. Crocus sativus — *stigmates.* Chenopodium vulvaria — *en lavement.* Hedysarum lineare — R. Poinciana — Fl. Pedilanthus padifolius — F. Phylanthus urinaria — F. Polytrichum. Cistus — Rés. Commelina rumphii — R. Eryngium campestre. + Helleborus niger — R. Nigella damascena. + Uredo segetum. Valeriana officinalis — R. Chiococca racemosa — R. Chamomilla nobilis — Fl. Cannabis sativa — F. Fœniculum officinale — Gr. Roripa rusticana — R. Aristolochia anguicida, bilobata, flagrantissima, grandiflora, indica, macrura, pistolochia, punctata. Clematis — *surtout* — R. Teucrium chamæpitys — F — Fl. Nepeta cataria — R.

Emollient: Symphitum officinale — R. Triticum vulgare — *Son.* Trigonella fœnumgræcum — Gr — *en catapl.* Commelina communis. Fritillaria imperialis, meleagris — R. Galanthus — R. Canna indica — R. Melilotus officinalis. Carragahen. Brassica napus — R. Vitis vinifera — Fr — *secs.* Althæa rosea — Fl. Orchis — R. Nymphæa odorata — R. Ocotea guianensis — F. Atriplex halimus, ruberrima — F. Crescentia — Fr. Malva. Pulmonaria officinalis. Tulipa. Mercurialis annua — T. Blitum capitatum — F. Chenopodium bonus henricus — T. Amaranthus albus — T, oleraceus, spinosus — F. Plantago arenaria — Gr. Lactuca. Anguria pedata. Beta cycla, vulgaris — F. Lilium candidum — Bu — *cuite sous la cendre en catapl.* Acanthus mollis — F. Justicia biflora, peruviana — F. Gmelina asiatica — F. Linaria vulgaris — F — Fl. Bontia — F. Saracha — F. Martynia — T. Cacalia bulbosa. Sphæranthus amaranthoides — T. Verbesina biflora. Chiococca racemosa — F. Anchusa officinalis — R. Verbascum thapsus — F — Fl. Linum usitatissimum — Fr. Gardenia grandiflora — Ba. Pelargonium. Gossypium — Fl. Lavatera — R. Malvaviscus — Fl — R. Napæa — R. Callicarpa lanata. Triticum repens — R. Callithrix aquatica. Viola odorata — Fl. Dicrostachys cinerea. Pavonia coccinea — Fl. Urena — Fl. Carolinea — F. Ochroma — Fl. Melochia. Sparmannia — Fl. Jussiæa peruviana — F. Petroselinum sativum. Tilia communis, europæa, sylvestris — Fl. Nymphanthus — F. Solanum tuberosum — Fr — *rapé en catap*. Lampsana communis — F. Melilotus cœrulea, indica, macrorrhiza. Senecio vulgaris. Papaver rhœas — Fl. Allium porrum. Hibiscus. Triumfetta lappula — R. Abre. Hordeum vulgare — Gr. Oryza sativa — Gr. Avena — Gr. Cucumis. Borrago officinalis — Fl. Ficus carica — Fr. Adansonia digitata — F — Fr — Ec. Phœnix dactylifera — Fr. Echium — F — Fl. Senecio officinalis — Fl. Parietaria officinalis — So. Olea europæa — *huile*.

Empoisonnement « par les narcotiques tels que ciguë etc » : Citrus limonium — *efficace*. Potalia — F.

Empyème « toute collection produite dans la membrane qui tapisse le thorax pour faciliter le jeu des poumons et qui rend ce jeu difficile » : Plumeria drastica — S + Datura stramonium — Fr.

Enfants faibles : Thymus vulgaris — *très-efficace en bains*.

Enflure des articulations : Brassica — F.

. . . **des jambes** : Artemisia absinthium. + Lavandula spica. Origanum vulgare. Thymus vulgaris. Davilla rugosa. Salvia officinalis. + Rosmarinus officinalis. Hyssopus officinalis — *une demie-poignée de chacune dans du vin, en fomentation*. Cestrum diurnum, laurifolium. Juniperus communis. Varronia. Cucumis — Gr.

. . . **des pieds :** Peganum. Nostoc.

. . . **du ventre :** Nasturtium officinale. Varronia. Cucumis maxima — Gr.

. . . **du visage :** Ribes nigra — F. Sambucus nigra — Fl.

Engelures : Brassica napus — R. Apium graveolens — T. Lilium candidum — Bu — *cuite sous la cendre.* Ulmus alata — Ec. Quercus — Ec.

Engorgements abdominaux : Cichorium intybus — R. Juniperus communis — Fr. Cynara scolymus. Asparagus officinalis. Fœniculum officinale — T. Malva — T. Sinapis arvensis — Gr. Rumex patientia — R. Petroselinum sativum — S. Fumaria officinalis — T. Galium cruciatum — Fl. Anthriscus cerefolium — S. Cerasus vulgaris — Fr. + Rheum officinale — R. + Conium maculatum — F. Anemone pratensis — F.

. . . **articulaires :** Sambucus ebulus — F. Argyreia bracteata — *en frictions.*

. . . **chroniques :** Triticum vulgare — *son séché à la poêle avec du sel et appliqué très-chaud.*

. . . **des poumons :** Origanum vulgare. Angelica archangelica.

. . . **des seins :** Vinca minor. Geranium robertianum. Daucus carota. Anthriscus cerefolium — S. Petroselinum sativum — F. Alnus glutinosa — F. Apium graveolens. Calamintha officinalis. Mentha piperita. Anthriscus cerefolium — F.

. . . **sanguins** : Verbena officinalis — T — *en catapl.*

. . . **scrofuleux** : + Sedum acre — F. Rhizina — S.

. . . **en général** : Agrimonia eupatoria. Lappa major — F — *en catapl.* Teucrium chamæpitys — F — Fl.

Enrouement : Sisymbrium officinale — F — Gr. Brassica oleracea — F. Humulus lupulus — Gr. Brassica napus — R.

. . . **chronique** : Roripa rusticana — R.

Entéralgie « ou douleur dans les intestins » : Quercus æsculus — Fr. Anthriscus cerefolium.

Entorses : Symphitum officinale — R. Sambucus ebulus — F. Verbena officinalis — T.

Ephélides « vulgairement appelées taches de rousseur » : + Anemone pratensis — *eau distillée*. Cordia myxa — F.

Epilepsie : Asperula odorata. Galium vernum — S — *récent*. + Hyoscyamus niger. Adenanthera — Gr. Anacoluppa — S. Eriophorum polystachyum. Cypripedium — T. Veronica triphyllos. Gentiana pneumonanthe. + Sedum acre. Valeriana officinalis — R — *très efficace*.

Anagallis. Heracleum lanatum — R. + Digitalis purpurea. Dentaria bulbifera — R. Dianthus moschatus, superbus — Fl. Melaleuca cajeputi. Soulamea — R — Ec. Lathræa squamaria. + Atropa belladona. Viscum album — Ec. + Rhus toxicodendrum. Excœcaria cochinchinensis — F. Celtis orientalis — T. Pæonia officinalis — R — *dans un sachet de toile sur le creux de l'estomac et renouvelée quand elle est consumée.* + Rosmarinus officinalis. + Datura stramonium. Galium mollugo — S. Selinum carvifolia — T, palustre — R. Angelica sylvestris — R. Artemisia vulgaris — R. Echium vulgare — R. verbena urticæfolia — R.

Epuisement « par abus des plaisirs » : Thymus serpyllum.

Erysipèle : + Solanum nigrum. Sambucus nigra — Fl. Anthriscus cerefolium — *en catapl.* Triticum vulgare — *farine*. Lactuca. Stratiotes — F. Lycium. Ixora paniculata — R. Cassia fœtida — T.

Escharrotique « qui désorganise les tissus de l'épiderme ou de la chair et y produit des escharres » : Anacardium occidentale — Fr.

Esquinancie : Geranium robertianum. Sempervivum tectorum. Asperula cynanchica. Citrus limonium *efficace*. Ficus carica — Fr — *sec.* Malva — R. Linum usitatissimum. Artemisia absinthium — F — *vertes pilées avec du saindoux.*

Estomac faible : Inula helenium. Cnicus

benedictus. Anethum fœniculum. Gentiana chirayta. Teucrium montanum. Mentha. Sinapis alba. Rheum palmatum. Ribes nigra — F. + Rosmarinus officinalis. Lantana — F.

. . . **maux d'** » : Maprounea — R. Chamomilla nobilis — Fl.

Etourdissement : + Melissa officinalis. Origanum majorana.

Excitant « qui provoque la contractilité et l'énergie » : Pimpinella anisum. Anethum fœniculum. Inula helenium. Sinapis arvensis — Gr. Stephania rotunda — R. Scilla i bra — R. Zingiber — R. Allium cepa — Bu — *crûe*. Ægopodium podagragria. Arabis chinensis — Gr. Laurus cassia — F, cinnamomum — *chiqué en guise de tabac*, porrecta — R — Ec, sassafras — R — Bo — Ec. Coriandrum sativum. Cochlearia officinalis. Amaracus dictamnus. Capsicum — Fr. Coffea — Gr. Aristolochia flagrantissima, grandiflora, indica, macrura, punctata, pistolochia, serpentaria, trifida — R. + Rosmarinus officinalis. Thymus serpyllum, vulgare. Nepeta malabarica. Cotula aurea Fl. — Fagara octandra — Rés. Strumpfia — F — Fl. Asphodelus luteus, ramosus — R. Dorstenia brasiliensis — R. Cyclanthus bipartites. Eruca sativa. Lepidium sativum. Cakile maritima. Pimpinella magna. + Solanum dulcamara — *tiges*. Erigeron alpinum, villarsii. Ilex vomitoria — F. Nectandra puchury — Fr. Petroselinum sativum. Apium graveolens. Calendula officinalis. Cœlestis edulis — *bourgeons*. Matricaria parthenium. + Arnica montana — Fl. Ambrosia maritima. Styrax officinale. Cuscuta. Hyssopus — F — Fl. Salvia officinalis. Teucrium chamædrys, scorodonia. Geum urbanum — R.

Excoriation des enfants : Lycopodium clavatum — *en poudre*. Solanum tuberosum — *fécule rapée*. Cornicularia.

Expectorant : Spiræa trifoliata — R. Heracleum lanatum — R. Nasturtium officinale. + Cephaëlis ipecacuanha — Ec — *de la* — R — *à petites doses répétées*. Scilla peruviana, rubra — R. Peucedanum officinale — R. Urena — Fl. Bryonia rostrata — R. Bunias erucago. Paliurus aculeatus. Camphorosma monspeliaca. Sisymbrium alliaria, officinale — F — Fl. Angelica archangelica. Inula helenium — R. Polygala vulgaris. Glechoma hederacea — So. Myroxylon toluiferum. + Iris germanica. Apium graveolens. Sambucus ebulus — Fl. Origanum vulgare. Narcissus pseudo-narcissus — Bu. Adianthum capillus veneris — T. Brassica rubra — F.

Extinction de voix : Allium porrum. Erythroxylon coca — F.

Exutoires : + Iris florentina, germanica — R. Hedera helix — F. Daphne gnidium — Bo. + Gentiana lutea — R — *fraiche*. Juglans cathartica — Ec.

Evacuant : Baptisia tinctoria — F — Ec. Cephaëlis bearii, elata, muscosa — R.

Faiblesse générale: Croton eluteria — Ec. Geum urbanum — R. + Melissa officinalis. + Rosmarinus offinalis. Thymus serpyllum.

Fièvre « état maladif caractérisé par l'accélération du pouls et l'augmentation de la chaleur du corps : » + Buxus serpervirens — F. Centaurea calcitrapa — F — Fl. Fagus sylvatica — Ec. Senecio officinalis — *fraiche*. Douma thebaica — Fr. Galanthus — R. Terminalia alata — R — Fl. + Gentiana chirayta, lutea — R. Agathotes chirayta — *souche*. Empetrum nigrum. Mentha piperita. Humulus lupulus. Stachytarpheta — F. Cunila. Lycopus — T. Monarda fistulosa — F. Nepeta malabarica. Ocymum sanctum — F. Valeriana officinalis — R. Quassia simaruba — Ec — *de la* — R. + Menyanthes trifoliata. Prunella — F — Fl. Stachys palustris. Ambulia — T. Calceolaria trifida. Scoparia — T. Cordia myxa — Ec. Quercus sessilifolia — *cônes*. Triticum repens — R. Sempervivum tectorum. Bignonia longissima — F — Fl — Ec, pentaphylla — Ec. Chironia angularis — Fl, chilensis — R, linearifolia — Fl. Rhizophora mangle — Ec. Cinchona. Cynara scolymus. Fumaria officinalis — T. Æsculus hippocastanum — Ec — Gr — *torréfiées*. Coutoubea — T. Exacum. Frasera — R. Lisianthus — T. Potalia — F. Spigelia glabrata, marylandica — R. Taraxacum dens leonis — R. Andropogon iwaranchurha. Cnicus benedictus. Villarsia — F. Ophioxylon — R. Ardisia. + Strychnos nux vomica — Bo. Achras sapota — Ec. Erythræa centaurium — Fl. Scutellaria galericulata, minor — F — Fl. Liriodendron tulipifera — Ec. Physalis alkekengi — *Fr.* Tabernæmontana citrifolia — F. Diospyros virginiana — Ec, Andromeda — F. Picris. Artemisia cœrulescens. Iva. Basella — Fr. Adansonia digitata — F. Bauhinia scandens. Benzoin odoriferum — Ec. Cacalia sonchifolia — S. Carthamus lanatus — R. Conyza lobata — T. Elephantopus scaber — R. Sphæranthus indicus — Ec. Quassia amara — R. Geum urbanum — R Betonica officinalis. Polygonum bistorta — R. Achillea lanata. Belonia — Ec. Coutarea — Ec. Exostemma — Ec. Macrocnemum — Ec. Nauclea africana. Bonduc cæsalpinia — Gr. Brucea amarissima. Bucna macrocarpa — Ec. Pæderia. Rhizophora candel, tagal — Ec. Panax fruticosum — F — R. Buplevrum — R. Eryngium fœtidum — R. Cupressus — Fr. Tanacetum vulgare — Fl. Cornus florida — Ec — *de la* R, mas — Fr. Galipea cusparia — Ec. Ceanothus americanus, bicolor — Ec. Caltha bisma — R. Magnolia fragrans — Ec. Abutua — R. Cocculus cinerescens, cordifolius, crispus, peltatus — R. Cedrela — Ec. Cestrum parqui, pseudoquina, undulatum. Fraxinus — Ec. Byrsonima crassifolia, verbascifolia — Ec. Carapa guineensis, guyanensis, — Ec. Hypericum latifolium — F. Brindonia — S. Clusia venosa.

Swietenia — Ec. Cissus digitata — F. Prinos — Ec. Chasmanthera bakis. Alnus glutinosa — Ec — *en poudre*. Ilex aquifolium — F. Lilac vulgaris — F — *siliques*. Quercus robur — Ec. Cristaria. Pavonia odorata, zeylanica — R. Thespesia — Ec. Waltheria americana. Evodia — Ec. Hortia — Ec. Simaba — Ec. Gentiana chirayta. Chloranthus officinalis. + Arnica montana — Fl. Tricorea — Ec. Sauvagesia — T. Eugenia racemosa — Ec — Gr. Comarum — F — Ec. Guilandina bonducella — Ec. Hedysarum lineare — R. Parkinsonia — Ec. Robinia flava — R. + Rhus glabrum, venenatum — Ec. Fevillea javilla. Symphoricarpos parviflora — R. Verbena officinalis. Magnolia yulan — Gr. Comptonia — Ec. Unarenuea — R. Parmelia parietina. Patellaria. Physcia furfuracea. Variolaria. Mikania officinalis. Carissa xylopicrum. Salix — Ec. Solanum pseudoquina, undatum — R, — Ec. Vandellia diffusa. Weinmannia — Ec + Arum maculatum. Polypodium vulgare — *souche*. Olea europæa. Cinchona calysaya — Ec. Prunus spinosa — Ec. Chamomilla nobilis — Fl. Andropogon muricatus. Heliotropium. Fraxinus excelsior — Ec. Teucrium chamædrys, scorodonia — F — Fl. Artemisia absinthium — So. Centaurium officinale — R. Matricaria chamomilla — Fl. Silybum marianum — R. Berberis vulgaris — R. Sisymbrium sophia — Gr. Cerasus virginiana — Ec — R. Indigofera — R. Anthemis nobilis. Vinca major. Citrus limonium. Elephantopus. Eucalyptus globulus — F — Ec.

. . . **bilieuse** : « affection produite par un amas plus ou moins considérable de saburres dans l'estomac » : Borrago officinalis. Cerasus vulgaris — Fr. Citrus limonium. Berberis vulgaris — Fr. Cicer arietinum — Gr — *torréfiées*. Rumex acetosa — R. Malus — Fr — *reinette*. Ocymum guineense — F. Cactus sepium — Fr. Eugenia jambos — Fr. Cucurbita maxima — Gr.

. . . **cérébrale** « caractérisée par des symptômes d'excitation nerveuse très-intense » : Malus — Fr — *reinette*. + Melissa officinalis. Borrago officinalis.

. . . **des marais** « qui résulte du voisinage des marais et caractérisée par son intermittence » : Apium graveolens. + Arnica montana — F. Alnus glutinosa. Erythræa centaurium. Cnicus benedictus. Gentiana lutea — R. Hypericum perforatum. Salix alba — Ec. Variolaria — T.

. . . **éruptive** « fièvre qui se décèle 3 ou 4 jours après, par des éruptions cutanées » : Sambucus nigra — Fl. Borrago officinalis. Papaver rhœas — Fl. Ficus carica — Fr — *secs*. Aquilegia vulgaris.

. . . **hectique** « fièvre rémittente ou continue, survenant à la fin d'une maladie organique et caractérisée par un amaigrissement sensible et des chaleurs à la paume des mains et à la plante des pieds » : Hordeum vulgare.

Strumpfla — F — Fl. Angelica archangelica.

. . . **inflammatoire** « ou fièvre symptomatique qui accompagne quelque inflammation externe ou interne » : Agrimonia — R. Stylidium — R.

. . . **intermittente** « qui apparait et disparait successivement à des intervalles plus ou moins éloignés » : Artemisia absinthium. Galipea cusparia — Ec. Apium graveolens. Barringtonia — R. Aristolochia indica, odoratissima — R. Picria. Pedalium — Gr — F. Plumeria drastica — S. Serratula amara. Cocculus bakis. Cochlearia officinalis. Mentha piperita. Acorus calamus. Triosteum perfoliatum — R. Geum urbanum — R — *dans le vin*. Lepidium ruderale — T. Cratæva tapia — Ec. Guilandina bonduc — Gr. Marrubium vulgare. Chamomilla nobilis — Fl. Anthemis nobilis — Fl. Ixora bandhuca. Centaurea calcitrappa — R — Fl. Psoralea bituminosa. Abutillon elongatum, mauritianum — R. Eucalyptus globulus — F. Sempervivum tectorum — S. Toddalia — Ec. + Euphorbia verrucosa — R. Piper — F. Quercus infectoria — Fr. Ulmus — Ec. Juniperus sabina. Bæomyces. Sinapis arvensis — Gr. Triticum repens — R. Fœniculum officinale — S. Salix viminalis — Ec. Carduus marianus. Citrus aurantium — F — Fl, limonium — S. Erythræa centaurium — Fl. Astragalus tragacanthoides. Croton eluteria — Ec. Plantago major, maritima, media — R. Geranium robertianum. Lilac vulgaris — F — *siliques*. Quassia amara — Bo. + Helleborus viridis. Cichorium intybus — T. Fraxinus — Ec. + Conium maculatum — F. Æthusa cynapium — F. Olea europæa. Ilex aquifolium. Brucea antidysenterica — F — *et intérieur de l'Ec*. Chasmanthera palmata — R. Dictamnus fraxinella — Ec — *de* — R. Gelsemium nitidum — R. Lapidium sativum. Potentilla reptans. + Gentiana lutea, verticillata — R. Æsculus hippocastanum. Aiault narcissus. Thalictrum flavum. Polygonum bistorta — R — *excellent*. Gomphrena officinalis — R. Valeriana officinalis — R — *à l'heure des accès*. + Gratiola officinalis — *après l'accès, avec prudence*. Menispermum palmatum — R. Imperatoria ostruthium — R.

. . . **jaune** : Mikania guaco — F.

. . . **maligne et pestilentielle** « dans laquelle surviennent des charbons, pustules etc » : Salvia officinalis. Senecio officinalis — Fl. Dianthus caryophyllus. Passiflora laurifolia — Fr. Aristotelia — Ba. Fœniculum officinale — R — Gr. Alixia aromatica — Ec. Oxalis dodecandra, fulva — F. Psoralea pentaphylla — R. Carlina acanthifolia — R.

. . . **putride** « même que typhoïde ».

. . . **quarte** « celle dont les accès reviennent tous les quatre jours laissant entr'eux un intervalle de deux jours » : Ribes nigrum.

Cochlearia officinalis. Coriandrum sativum — Gr. Sinapis arvensis — Gr. + Gentiana lutea — R. Poinciana — Fl. Hippomane spinosa — Fr. Passiflora ornata — Fr.

. . . **scarlatine** « caractérisée par la couleur rouge écarlate de la peau » : + Atropa belladona. Sambucus nigra — Fl. Borrago officinalis. Aquilegia vulgaris.

. . . **tierce** « quand les accès reviennent de deux jours l'un » : Aristolochia serpentaria. Scutellaria galericulata. Ribes nigrum — F. Coriandrum sativum — Gr. + Gentiana lutea — R. Curanga.

. . . **typhoïde** : + Arnica montana — Fl. Teucrium montanum. Dianthus caryophyllus. Aristolochia serpentaria. Citrus limonium. Berberis vulgaris — F. Allium cepa — *Bu — en catapl. aux pieds, pendant sept à huit heures.* Polyalthia. Ephedra — Fr.

Flatuosités « état caractérisé par la présence de vents dans le corps » : *abstention des aliments farineux.* Anethum fœniculum, graveolens — Gr — *huile.* Angelica archangelica — Gr — R. Cuminum cyminum — Fr. + Melissa officinalis. Mentha. Pimpinella anisum. Thymus serpyllum. Coriandrum sativum — Gr.

Flueurs blanches « écoulements blancs auxquels sont sujettes certaines femmes » : Artemisia absinthium. Potentilla anserina. Polygonum bistorta — R. Marrubium vulgare.

Laurus pichurim — Fr. Matourea guyanensis. Eugenia malaccensis — Ec. Petroselinum sativum — S. Plantago major. Quercus robur — Fr — *torréfiées*. Matricaria chamomilla — Fl. Melilotus officinalis. + Rosmarinus officinalis. Rubus fruticosus — F. Roripa rusticana — R. + Tanacetum vulgare. Hypericum perforatum. Myrtus communis. Juglans regia — F. Rosa gallica — Fl. Salix alba, viminalis — Ec. Tormentilla erecta. Agrimonia eupatoria.

Flux de ventre : Punica granatum. + Rhus coriaria, cotinus — Fr — *avec prudence*. Schinus molle. Paliurus aculeatus. Geum urbanum. Cynoglossum officinale — R. Polygonum aviculare — T. Sorbus domestica, tormentalis. Humulus lupulus — *cônes*. Plantago major. Potentilla reptans — R. Begonia grandiflora, tomentosa — R.

. . . **muqueux** : Agrimonia eupatoria.

Foie « maladies du » : Agrimonia eupatoria. Cichorium intybus. Triticum repens — R. Cenchrus granularis — Gr. Osmunda lancea — T. Boerhaavia hirsuta — F. Eupatorium sophiæfolium — F. Marchantia. Anagallis. Humulus lupulus — *cônes et le reste*. Abuta rufescens. Barringtonia — Gr. Hydrocotyle umbellatus — R. Gustavia angusta — F. Passiflora lyræfolia — Fr. Fistulina. Mesembryanthemeum cristallinum. Taraxacum dens leonis. Silybum marianum. Peumus boldus. Ononis spinosa — R. + Colchicum autumnale — *Bu*.

Saxifraga tridactylites. Ribes nigrum — F. Erythræa centaurium — Fl. Saponaria officinalis. Anthriscus cerefolium — F. Eryngium campestre — R.

. . . **chroniques** : Anthriscus cerefolium — S.

. . . **engorgements** : Saponaria officinalis. Marrubium vulgare. Berberis vulgaris — *tige*. Asperula odorata. Fumaria officinalis. Hancornia — Ec. Plumeria drastica — S. Asparagus officinalis. Anthriscus cerefolium — S. Cichorium intybus — R. Petroselinum sativum — R. Ballota fœtida. Origanum vulgare. Erythræa centaurium. Cucurbita maxima — Gr.

Foli[illegible] : + Helleborus niger. Gratiola officinalis. Hypericum perforatum. Anagallis.

Fondant « qui fait fondre les tumeurs » : Menyanthes trifoliata. + Iris germanica. + Conium maculatum — F. Galeobdolon — F — Fl. Solanum paniculatum — F — Fr. Sambucus ebulus — F. Lychnis alba. Gustavia augusta — Fr. Fumaria officinalis. Æthusa cynapium — F — *en catapl.* Humulus lupulus — *cônes*. Fucus vesiculosus — T.

Fortifiant : Atractylode. Nigella damascena. Centaurea cyanus. Teucrium scorodonia. Laurus culilaban — Ec. Apocinum juventus — R. Oldenlandia umbellata — R. Sium ninsi — R. Robinia amara — R. Cichorium intybus — R. Alcornoque. Anacahuite — Bo. Angiopteris erecta — *énergiq.* Anigosanthus floridus — R. Apios tuberosa. Centaurium calcitrappa — R, officinale — Fl. Zéodaire. Amaracus dictamnus. Arachis hypogæa — Gr. Arenga saccharifera — Fr. Geum urbanum — T. Vitis vinifera — *marc à l'extérieur.* Bowdichia — Ec. Scœvola taccada. Nigella damascena — Gr.

Fractures : Valeriana coarctata — R. Chantransia. Verbena officinalis — T.

Furoncles : Coldenia procumbens.

Gale : + Solanum dulcamara — *tiges.* Fumaria officinalis — T. Humulus lupulus — *cônes.* Hedera helix — F. Scabiosa arvensis. Aristolochia bilobata — F. Agrostemma githago — Gr. Delphinium staphisagria — Gr. Nerium oleander — F. Kalmia. Laserpitium latifolium — R. Mentha piperita. Rumex patientia — R. Scabiosa canina — F, nodosa, succisa — R. Hamellia — Fr. Githago — T. Crotalaria angulosa — F. Thymus serpyllum, vulgaris. + Helleborus niger. Juniperus oxycedrus — *huile à l'extérieur*, sabina. Inula helenium. + Conium maculatum — F. Æthusa cynapium — F. Actæa spicata — R.

Gangrène : Verbesina lavenia. Quercus discolor — Ec.

Gastralgie « douleur de l'estomac » : Populus. Chamomilla nobilis — Fl. Lactuca. Laurus nobilis — F. Mentha piperita. Malus — Fr —

reinette. + Tanacetum vulgare. Thymus serpyllum. Erythroxylon coca — F.

Gastrite « inflammation de l'estomac » : Malva — R. Hordeum vulgare. Glycyrrhiza glabra — R. Erythroxylon coca — F.

Gerçûres « des lèvres et des seins » : Rosa centifolia — Fl. Symphitum officinale — R. Styrax benjoin. Ulmus alata — Ec.

Glaires « de l'estomac » : Rumex patientia — R. Menyanthes trifoliata.

Glandes : Anthriscus cerefolium. + Conium maculatum — F — *en catapl.* + Atropa belladona — Fr — *en linim.* + Vincetoxicum officinale. Juglans regia — F — *à l'int.* Floridées. Æthusa cynapium — F — *en catapl.*

Goître : Floridées.

Sonorrhée « écoulement vénérien » : Pedalium — F — Gr. Panax fruticosum — F — R. Onopordon — R. Sipanea. Arctopus. Guazuma — Ec. Eugenia acutangula — R. Homalium. Senacia — R. Zizyphus barcley — R, ortacantha — F. Piper cubeba — Gr. Ocymum basilicum. Bonduc cœsalpinia. Borreria perrotetii — R. Canna indica — R. Boerhaavia scandens — R. Anagallis alternifolia. Androcea septentrionalis — T. Scutellaria galericulata — F — Fl. Torenia — F. Convolvulus discolor.

Gorge « maux de » : Asperula cynanchica. Ribes nigrum. Fragaria. Polygonum bistorta — R — *en gargarisme.* Brunella vulgaris. Sphæranthus amaranthoides — S. Morus norwegica — F — R. Abrus — F. Rubus idæus — F — *en gargarisme*, fruticosus — F. Malva — T. Potentilla reptans — B. Vitis vinifera — *verjus*. Sisymbrium officinale. Senecio jacobæa. Dunrus moigra. Salvia officinalis. Borraldeia — F. Ficus carica — Fr. Astragalus exscapus. Verbena officinalis. Agrimonia eupatoria. Hordeum vulgare. Sempervivum tectorum. Ajuga reptans — F — Fl.

. . . ulcères « *de la* »: Agrimonia eupatoria. Veronica chamædrys. Salvia officinalis. Hypericum perforatum. Papaver rhœas.

Goutte : + Aconitum napellus. + Anemone nemorosa — *appliquée sur les articulations*. Melissa officinalis. Areca madagascariensis. Polygonum hydropiper. Linnæa borealis — T. Saponaria officinalis — T. Salvia officinalis. Menyanthes trifoliata. Aristolochia longa, rotunda. Rhododendrum chrysanthos — F. Gnaphalium arenarum, maritimum — T. Vernonia — T. Phallus. Buxus sempervirens. Agalloche. Fumaria officinalis — T. Astragalus exscapus. Aquilicia — F. Flacurtia ramontchi — Ec. Xanthoxylum senegalense — Ec. Piper methysticum — R. Chamomilla nobilis — Fl. Erythræa centaurium. + Colchicum autumnale — Bu. Fraxinus excelsior — F. Lycopodium cernuum. Juniperus communis — Bo. Humulus lupulus — *cônes*. Cissampelos pareira — R. Teucrium scorodonia. Cnicus benedictus. Ferula sylvatica. Fragaria — Fr. Ilex aquifolium. Gaïacum officinale, sanctum — Bo. Gendarussa vulgaris — F. + Gentiana lutea — R. Asparagus officinalis. Teucrium chamæpitys. Symphitum officinale — R. Convolvulus arvensis — Fl. Bellis perennis. Sambucus nigra. Ægopodium podagraria. Brassica — R. Anagallis phœnicea. Epipactis latifolia. + Bryonia alba. Lappa major. Polypodium rigidum — F. Erigeron canadense — T. + Aristolochia clematitis — R. Mentha pulegium — T.

. . . sereine: + Anemone pulsatille — *en collyre*. Frangula vulgaris — *en collyre*.

Gravelle : Ononis repens. Triticum repens — R. Arbutus uva ursi. Saxifraga granulata — R. Parietaria officinalis. Ceterach officinarum — F. Convolvulus panduratus — R. Achras sapota — Gr. Œnanthe fistulosa — R. Cicer arietinum — Gr. Taraxacum dens leonis — R. Cochlearia officinalis. Juniperus communis — Ba. Dianthus saxifragus — T. Sargassum — F. Erica vulgaris. Geranium robertianum. Glechoma hederacea. Solanum tuberosum — *rouge*. Hypericum perforatum. Lepidium iberis. Scolopendrium officinarum. Veronica officinalis. Cucurbita maxima — Gr. Cheiranthus cheiri. Linum usitatissimum. Lithospermum officinale — Gr. Agrimonia eupatoria. Lappa major — *cuite*. Cerasus vulgaris — *queues*. Primula officinalis — R.

Grippe : Eupatorium cannabinum — F — *en infus*.

Grossesse « après la » : Alchemilla vulgaris.

Haleine *fétide ou* Ozone : Æginétie. Agrimonia eupatoria. Plantago major. Hordeum vulgare. Rosa gallica — Fl. + Ruta graveolens — *en injection dans le nez.* Acacia catechu, sama. Areca catechu.

Hématurie « émissions sanguines par les urines » : Symphitum officinale — R. Fragaria — F — R. Arbutus uva ursi — F.

Hémorragies : Quercus robur, sessiliflora — Ec. Polygonum bistorta — R. Geranium robertianum. Paullinia africana. Malpighia urens — Ec. Androsemum — T. Corchorus japonicus — Fl. Empetrum pinnatum. Linum usitatissimum — Gr. Rosa gallica — Fl. Malva — T. Polyporus ignarius. Salix alba, viminalis — Ec. Acacia tenuifolia — R. Bryum — T. Tortula. Symphitum officinale — R. Ficaria ranunculoïdes. Urtica urens. Equisetum. Krameria triandra — R — *puissant.* Brunella vulgaris — T. Pedicularis. Chrysophyllum — F.

. . . **de poitrine** : Sedum telephium — S — *étendu d'eau fraîche.* Urtica urens — S.

. . . **du nez** : Potentilla anserina. Urtica urens — S — *en injection.* Equisetum. Quercus sessiliflora — Ec — *en décoct.* Thymus serpyllum — *en poudre.* Vitis vinifera — F — *en poudre.* Cleome felina — T. Corchorus olitorius — Fl.

. . . **du poumon** : Cucumis colocynthis. Cynoglossum officinale. Begonia grandiflora, tomentosa.

. . . **du ventre** : Polygonum aviculare — T. Agrimonia eupatoria — F — *cuites avec du beurre et appliquées sur le ventre*. Sapindus saponaria — Fr. Petrocarpus erinaceus — S. Eucalyptus resinifera — S. Coccolaba vinifera — S. Gambir — S. Krameria triandra — R. Juglans regia — *châtons*. Vitis vinifera — F — *en poudre*.

. . . **internes** : Arbutus uva ursi — F.

Hémorroïdes : Modecca integrifolia — F — *cuites avec beurre et appliquées en catapl.* Circæa. Francoa sonchifolia. Polygonum antihemorrodiale — T, tamnifolium — F. Œnanthe crocata — R. Cissus acida — R. Dorycnium. Sempervivum tectorum — F. + Spinacia. Allium cepa — Bu. Anthriscus cerefolium. Verbascum thapsus — F — *bouillies dans le lait et appliquées en catapl.* + Rheum officinale — R. + Scrofularia aquatica, nodosa — R. Solanum esculentum — *pulpe*, nigrum — F. Dracontium polyphyllum. Tillandsia — T. Chenopodium album — T. Corchorus olitorius — Fl. Veronica beccabunga — F. Capsicum annuum — Fr.

. . . **trop fluentes** : Brunella vulgaris. Senecio officinalis, vulgaris. Ballota fœtida. Citisus hypocistis — S — *concentré*. Verbascum.

+ Hyoscyamus niger. Hypericum perforatum. Brunella vulgaris — T. Sedum acre.

Hernies : Herniaria glabra. Malva. Sambucus nigra.

. . . **étranglées** : + Nicotiana tabacum. + Atropa belladona.

. . . **des enfants** : Polygonatum vulgare — *en catapl.*

Hoquet : Anethum fœniculum. Mentha piperita. Valeriana officinalis — R. Anethum graveolens — *huile.*

Humeurs froides ou scrofules : Cannabis sativa — Fl. Ferula sylvatica. Dictamnus fraxinella — Ec — *de la* — R. Gaïacum officinale, sanctum — Bo. Gladiolus communis — R. Volkameria — F — R. Œnanthe fistulosa — R. Conferva. + Daphne gnidium — Bo. + Gentiana lutea — R — *sèche*. Teucrium scorodonia. Actæa spicata — R — *en décoct.* Marrubium vulgare. Borrago officinalis. Nasturtium officinale. Viola tricolor. Sisymbrium nasturtium. + Cochlearia officinalis — R. Humulus lupulus. Juglans regia — F. Quercus sessiliflora — Gr — *torréfiées*. Fumaria officinalis. Veronica officinalis. Bellis perennis. + Aconitum napellus — F — *à la maturité.* Tropæolum majus. + Rosmarinus officinalis. Dicentra formosa. Ficaria ranunculoïdes. + Solanum dulcamara — *tiges*. + Scrofularia nodosa — R. Thymus serpyllum. Tussilago farfara — *très efficace*. Ægagrophiles marines. Lepidium sativum. Alnus serrulata — Ec. Chasmanthera palmata — R.

. . . vieille : Clematitis vitis alba.

Hydragogue « qui chasse les parties aqueuses ou sérosités du sang » : + Iris germanica, pseudacorus — R *en poudre*. Berchemia — R. + Bryonia dioïca — R. Apocinum cannabinum — R. Crotolaria sagittallis — Fl — R. + Cyclamen europæum — R. Cytisus scoparius. Alangier — S — *de la* R. Phaylopsis — R. Cuscuta americana.

Hydrocèles « tumeurs dues à l'infiltration des sérosités » : Bonduc cæsalpinia — Gr.

Hydropisie : + Aconitum napellus. Asparagus officinalis. Sinapis arvensis — Gr. Parietaria officinalis. Polygonum aviculare — F. Ballota alba, lanata — T. Convolvulus repens — R. Asclepias undulata, volubilis — R. Petroselinum sativum — R. + Bryonia alba, dioïea — R. Silybum marianum. + Helleborus niger. Roripa rusticana — R. Eriocephalus — T. Erythroxylon areolatum — Ba. Cissus salutaris. Æschinomene aspera. Dolichos pruriens — Fr. Berchemia lineata — R. Ononis spinosa — R, repens. Callicarpa americana. Polygala sanguinea — R. Commia — Rés. Tricosanthes amara — Fr. Ficus benghalensis — F. Marchantia polymorpha. + Iris — R. Sarothamnus purgans, scoparius. Brunias erucago — F. Cucumis colocynthis — *pulpe*. + Helleborus viridis. Genista hispanica, tinctoria. Ulmaria spiræa — Fl. Juniperus communis — Ba. Lappa major — Gr. Rhamnus catharticus. Bellis perennis. Taraxacum dens leonis — R. + Cochlearia officinalis. Scilla maritima. Veratrum album. Momordica elaterium. Carthamus tinctorius — Gr. + Sedum acre. Sambucus ebulus, nigra — Ec — *intérieure*. + Clematis dioica — R — *en décoc. dans eau de mer*. Convolvulus arvensis, sepium. Physalis alkekengi. Phragmites communis — R. Linaria vulgaris. Ruscus aculeatus. Crescentia cujete. Cynara scolymus. + Colchicum autumnale — *Bu*. + Digitalis purpurea — F. Berberis vulgaris — Ec — Fr — *secs*. Anchusa italica — T. Ribes nigrum — F. Anthriscus cerefolium — S. Cucurbita maxima — Gr. Iris fœtidus — R. Anemone pulsatilla — F.

. . . sans fièvre : Laurus nobilis.

Hypocondriaque « affection caractérisée par la mélancolie et la misanthropie » : Chamomilla nobilis — Fl. Cerasus vulgaris — Fr — *secs*. Cichorium intybus — R. Ægle — R. Spinacia. Hyssopus officinalis. Lactuca. Marrubium vulgare. + Melissa officinalis. Mentha piperita. Achillea millefolium — T. Sinapis alba, arvensis — Gr. Tilia — Fl. + Helleborus viridis.

Hystérie : Valeriana officinalis — R. Angelica archangelica. Balsamita suaveolens. Nepeta cataria. Iris flavescens — R. Laurus involucrata — Ec. Linaria minor — T. Cinerea maritima — T. Aromadendron — F. Marrubium vulgare — T. Saponaria officinalis — T. Senecio officinalis — *fraiche*. Teucrium maritimum. Capparis ferruginea — F — Fl, siliquosa — R. Cassia fœtida — T. Passiflora fœtida — T. Tilia — Fl. Ferula asa fœtida — Rés. Melaleuca cajeputi — *huile*. Chenopodium anthelminticum — T, vulvaria — T — *en lavement*. Duvaua dependens — Gr — *en infus*. Thymus serpyllum. Dictamnus fraxinella — Ec — *de la* R. Crocus sativus — *stigmates*. Mentha pelugium, piperita — F. Cnicus benedictus. Origanum vulgare. Verbena officinalis. Murucuja ocellata. + Ruta graveolens. Cichorium intybus — R — S. + Rosmarinus officinalis. Chamomilla nobilis — Fl. Psoralea bituminosa. + Melissa officinalis. Dianthus caryophyllus. Hypericum perforatum. Primula officinalis. Juniperus communis. Artemisia absinthium. Imperatoria ostruthium — R.

Incisif « qui divise les humeurs grossières et les sépare du sang » : Antennaria dioica. Erigeron acre. Aristolochia bilobata — R. Hesperis matronalis — T. Lunaria — T. Cleome triphylla. Hippocratea volubilis. Lactuca sativa — S.

Indigestion : Eupatorium cannabinum. Turnera opifera. *Tous les thés divers. Voir*: Thé.

Inflammation « de la langue » : Brunella vulgaris. Sarothra — Ec.

. . . de la peau : Bryophyllum — F. Sambucus nigra — Fl. Antirrhea lostœana. Oriza sativa — Gr. Helicteres isora — R.

. . . des intestins : Avena sativa — Gr. Borrago officinalis. Triticum repens — R. + Papaver somniferum. Cacalia sonchifolia. Linum usitatissimum — Gr. Beta vulgaris — F. Cucumis sativus. Althæa officinalis — Fl — R. Hordeum vulgare — Gr. Lapidium latifolium. Malva — T. Malus — Fr. + Sedum album. Oriza sativa — Gr.

. . . de la vessie : Cannabis sativa — F. Triticum repens — R. Cucumis melo, sativus. Cucurbita maxima — Gr. Ficus carica — Fr. Brassica napus — R. Viola odorata — Fl. Santalum album, myrtifolium — Bo. Juniperus communis. Symphitum officinale. Althæa officinalis, rosea. Linum usitatissimum. Malva — R. Parietaria officinalis. + Sedum album. Cydonia vulgaris — Gr. Diosma crenata — F. Centaurea calcitrapa — R. Erithalis fruticosa. Lithospermum officinale — Gr. Juncus effusus — T. Cardiospermum — R. Anthriscus cerefolium. Cerasus vulgaris — Fr — *queues*. Hordeum vulgare — Gr. + Taxus baccata. Asparagus officinalis. Ruscus aculeatus.

. . . de la poitrine : Verbascum thapsus — Fl. Borrago officinalis — T. Tussilago farfara — Fl. Viola odorata — Fl. Prenanthes.

. . . **de l'urètre :** Cannabis sativa. Juniperus communis. Malva. Pinus — *bourgeons.*

. . . **des articulations :** Lappa major — *en catapl.*

. . . **des muqueuses :** Oriza sativa — Gr. Rumex acetosa — R. Beta vulgaris — F. Viola odorata — Fl. Antirrhea lostæana. Solanum esculentum — Fr.

. . . **des poumons :** Avena sativa — *gruaux.* Borrago officinalis. Triticum repens — R. Allium cepa — *Bo* — *en sirop.* Vitis vinifera — Fr — *secs.* Cucumis sativus. Papaver rhœas — Fl. Malva. Althæa officinalis. Linum usitatissimum. Agrostis linearis. Santalum album, myrtifolium — Bo. Hordeum vulgare. Sedum album. Verbascum thapsus — Fl. Cichorium irtybus — R.

. . . **des reins :** Triticum repens — R. Cucurbita maxima — Gr. Glycyrrhiza glabra — S. *Voir :* Reins.

. . . **des yeux :** Linum usitatissimum. Malva. Melilotus officinalis. Petroselinum sativum — S. Plantago major — T. Tussilago farfara. Anagallis.

. . . **du bas ventre :** Senecio jacobæa. Hordeum vulgare. Cucumis melo. Linum usitatissimum. Triticum repens — R. Malva. Hypericum perforatum — Fl. Taraxacum dens leonis — R.

. . . **superficielle :** Sempervivum tectorum

— F. Lactuca — S. Viola odorata. + *Solanum nigrum.*

Inflammatoire « maladie » : Triticum repens. Vitis vinifera — Fr — *secs.* Glycyrrhiza glabra — R. Carragahen. Ficus carica — Fr. Fragaria — Fr. Linum usitatissimum — Gr. Berberis vulgaris — Fr. + Citrus limonium — Fr. Spinacia. Hordeum vulgare. Baobab — F — Ec. Lavatera — F — Fl. *Boisson mucilagineuse e petit lait.* Santalum album, myrtifolium — *Bo. Amandes en looch.* Goupia — S — *des* — F. Malva *et miel.* Brassica napus — R.

Insectes aptères « leur destruction » : Delphinium consolida, staphysagria — *en décoct. à l'extér.* Anthemis pyrethrum. + Nicotiana tabacum. Asarum europæum — *en poudre.* Hippophæ rhamnoides — Fr — *en décoct.* Actæa spicata — id.

Intestins « maladie des » : Barringtonia — Gr. Bombax pentandrum — *gomme.* Cadia purpurea, varia — F.

Irritant « remède qui cause une irritation sur la partie du corps où on l'applique » : Vincetoxicum officinale. Convolvulus jalapa, scammonia — R. + Gratiola officinalis. Mentha. Hernandia sonora — F. + Daphne gnidium — Bo. Asarum europæum — R. + Euphorbia lathyris, officinalis. + Colchicum autumnale — Bu. Veratrum album. Allium sativum. Sinapis arvensis — Gr — *pilées en catapl.*

Ivresse : Thymus serpyllum.

Jaunisse : Silybum marianum — F — *en catapl.* Vincetoxicum officinale. Fumaria officinalis — T. Barringtonia — Gr. Hancornia — Ec. Phyllanthus niruri — F — R. Ononis spinosa — R. Marrubium vulgare. Asperula odorata. + Atropa belladona. Mercurialis annua. Fragaria — Fr. Petroselinum sativum. Anchusa italica. Nepeta cataria. Cichorium intybus. + Citrus limonium — S. Saponaria officinalis — *fraiche.* Linaria vulgaris. + Gentiana lutea — R. Daucus carota — R. Ribes nigrum — *spécifique.* Cerasus vulgaris — Fr. + Rosmarinus officinalis. Humulus lupulus — T. Origanum vulgare. Rumex patientia — R. Geranium robertianum. Berberis vulgaris — *tige.* Juglans regia. Taraxacum dens leonis. Carthamus tinctorius — Gr. Verbena officinalis. Centaurea cyanus — Fl — *en poudre, 4 gr.* Myric..ria germanica — Fr. Cynara scolymus. Asparagus officinalis. Anthriscus cerefolium — S. Cannabis sativa — Gr. Triticum repens — R. + Menyanthes trifoliata. Aquilegia vulgaris — Gr.

Lait « augmenté par » : Pinpinella anisum. Coriandrum sativum. Anethum fœniculum. Atriplex halimus — R — *en poudre*, portulacoides — R — id. Epidendrum luteum — S. Glaux maritima. Sonchus oleraceus. Fœniculum officinale — Gr.

. . . « diminué par » : Arundo donax — R phragmites communis. Alnus glutinosa — F.

Mentha piperita. Begonia dioica — R — *en lavement*. Vinca major, minor — *en infus*. Daucus carota — S. Cucurbita maxima — F. Petroselinum sativum — F — *pilées avec mie de pain en catapl. sur les seins*. Arundo phragmites — R.

Laryngite striduleuse « espèce de croup des enfants » : Lobelia inflata.

Laxatif: Mercurialis annua — T. Lonixera xylosteum — Ba. Staphylea pinnata — Gr. Ceratonia siliqua — Fr. Acrostichum flavens. Beta cycla — F. Crescentia — Fr. Cordia myxa, sebestena — Fr. Cucusta americana. Cassia fistula. Lactuca sativa. Linum usitatissimum — Gr — *huile*. Rumex acetosa. Lactuca canadensis. Thalictrum sinense — R. Dodonæa — Bo. Malpighia spicata — Fr. Rosa alba, semperflorens — Fl. Beta vulgaris — F. Prunus damascena — Fr, domestica — Fr. Vitis vinifera — Fr. Acalypha. Atriplex hortensis — F. Bauhinia acuminata. Cichorium intybus — R. Physalis alkekengi — Fr. Cytisus scoparius. Datisca cannabina. Tamarindus indica — *pulpe*. Bellis perennis — Fl. Persica vulgaris — Fl. Ricinus communis — *huile*. Olea europæa — *huile*. Juglans regia — *huile*.

Lèpre : Brassica — F. Inga — F. Psoralea coryfolia. Croton plicatum.

Léthargie : Urtica urens.

Leucorrhée : Roripa rusticana — R. Juniperus sabina. Androcea septentrionalis — T. Magnolia plumieri — Rés. Malpighia urens — Ec. Piper cubeba. Sisymbrium sophia — F.

Loupes : Bellis perennis — T — *en topiq.*

Lumbago : Unxia.

Luxation : Agrimonia eupatoria. Verbena officinalis. Allium porrum *et sel.*

Mamelles « induration des » : Cotyledon umbilicus. Anthriscus cerefolium — F — *en catapl.* Geranium robertianum — T — *en catapl.* Petroselinum sativum — id.

Matrice « inflammation de la : » Melilotus officinalis.

. . . « chûte de la » : Physcia prunastri.

Maturatif « qui hâte la formation de la matière purulente » : Rumex acetosa — F. Lilium candidum — Bu — *cuits sous la cendre.* Gladiolus communis, segetum — R. Epidendrum scriptum, tenuifolium — R. Ocotea guianensis — F. Polygonum fagopyrum — Gr. Saracha — F. Cicer arietinum — Gr. Senecio officinalis, vulgaris. Scœvola belamodagam — F — *en catapl.* Opuntia vulgaris — *tige.* Chrysophyllum — F. Lauranthus americanus — F — Fl. Ferula persica — *Rés.* Thalictrum cornuti. Tribulus cistoides — F. Brunella vulgaris. Malva. + Sedum acre — F. Pancratium caribæum — R.

Mélancolie : Balsamita suaveolens. + Melissa officinalis. Thymus calamintha. + Rosmarinus officinalis — R. Valeriana officinalis — R. + Helleborus viridis. Ægle — R. Lactuca sativa — S.

Ménorrhagie « écoulement menstruel trop abondant »: Perdicium. Rubia peregrina — T.

Migraine: Lavandula spica. Citrus aurantium. Valeriana officinalis — R. Melissa officinalis. Allium cepa — Bu. Piper cubeba — Gr. Tilia — Fl. Verbena officinalis. Coffea — *torréfiée*. Mentha piperita. Premna — F.

Morsure des rats « surtout du peritchalis »: Phyllanthus niruri — F.

Mucilagineux : Tussilago farfara. Trifolium — R. Hibiscus esculentus. Cucurbita maxima. Medicago. Lonicera caprifolium — Fl. Cardiospermum — R. Napæa — R. Malva. Bauhinia forficata. Circæa. Cordia myxa. Linum usitatissimum. Sauvagesia erecta. Ruscus aculeatus — R. Althæa rosea. Triumfetta lupula — R. Veronica beccabunga. Artemisia absinthium *et* — R — *de* — Bryonia alba — *en catapl*. Gmelina asiatica — R, parviflora — F.

Narcotique « qui assoupit et endort »: Lactuca sativa, virosa. Cynoglossum officinale — F — R. Celastrus scandens. + Lobelia inflata. Buphtalmum salicifolium — T. + Solanum nigrum — F. + Atropa belladona — F. + Mandragora officinalis. + Hyoscyamus niger — F. Passiflora rubra. + Daturacées — F. Verbascum. + Phellandrium aquaticum

Crocus sativus. + Papaver somniferum — *têtes*. + Atractylis gummifera — R. + Rhododendrum — F. + Aconitum napellus — R. + Conium maculatum — F. + Digitatis purpurea — F. + Nerium oleander — F. + Paris quadrifolia — F. + Nicotiana tabacum — F.

Néphrite : « ou inflammation des reins » : Triticum repens — R. Malva. Melilotus officinalis. Juglans regia — *huile en lavement*. Allium cepa.

. . . **calculeuse**: Cissampelos pareira. Linum usitatissimum — Gr — *en décoct.* Erithalis — Rés.

Nervins-toniques : Philadelphus coronarius — Fl — *en infus.* + Melissa officinalis. Mentha piperita. Achillea millefolium. Varronia — T. Hordeum vulgare. Parietaria officinalis. Taraxacum dens leonis.

Névralgies: + Atropa belladona. Galium verum. + Lauro cerasifolia. Achillea millefolium. Solanum tuberosum — F — Fl. Viscum — Ec. Cedrela rosmarinus — Fl. Dianthus arenarius, barbatus — Fl. Tilia — Fl. Lactuca. + Aconitum napellus. Laurus nobilis. Origanum majorana, vulgare. Mentha. Senecio. Valeriana officinalis — R. Angelica archangelica — Gr — R. Melaleuca cajeputi — *huile*. Nardostachys jatamensis — R. Delphinium consolida. Symphitum officinale. Ferula asa fœtida — Rés. Ballota fœtida. + Conium maculatum — F. Æthusa cynapium — F.

Coriandrum sativum — Gr. Gelsemium nitidum — R. Adoxa moschatellina. + Hyoscyamus niger. Citrus aurantium — F — Fl. Sambucus nigra — Fl. Veratrum album. + Datura stramonium. Lavandula spica. + Melissa officinalis. Camphorosma — Fl.

. . . **intermittentes** : Chamomilla matricaria — Fl.

Névrosthénique « qui excite les nerfs » : Cynchona. Salix viminalis — Ec. *Les amers*.

Nourriture « en dehors des plantes ordinaires, celles qui peuvent servir à la » : Onopordon acanthium. Orobus tuberosus. Carlina acaulis. Acioa dulcis. Agar agar. Aglaïe — Fr. Ajipas. Alamotou. Fucus vesiculosus. Ambélanie — Fr. Arisæma — R — *sèches*. Scolymus hispanicus. Primula officinalis — F — *cuites et crues*. Ammi copticum. Anacardium occidentale — *amande*. Arenga saccharifera — *fécule du tronc*. + Arisarum vulgare — R — *cuite*. Carlina gummifera — *réceptacle du capitule avec du miel*. Laminaria saccharifera. Arracacia esculenta — R. Artocarpos — Fr. Asphodelus — R. + Cyclamen europæum. Agrostema githago — Gr — *mêlées au blé*. Spergula arvensis. + Arum — R. Atriplex hortensis — F. Avicennia tomentosa — Rés. Canna edulis — R. Æsculus hippocastanum — Fr — *privé de son amertume*. Pachira aquatica — Fr. Lappa — R. Basella — F — Fr. Bassia — *beurre*. Batatas edulis — Bu. Heracleum tuberosum — *tubercules*. Oxalis crenata — id. Lupinus albus — Gr — *en farine*. Boerhaavia — R — *après cuisson*. + Bryonia scabra — F. Lampsana communis — F. Sagittaria chinensis, sagittifolia — R. Spiræa filipendula — *tubercules*. Trapa natans — Fr. Nymphæa lotus — Fr — S.

Obstructions viscérales : Commia — Rés. Ononis repens. Ficus benghalensis — F. Fragaria — Fr. Fumaria officinalis — T. + Bryonia alba. Parietaria officinalis. + Phyllanthus niruri — F. Salvia procumbens — F — Fl. Solanum paniculatum — F — Fr. Cuscuta — T. Picris — T. Chrysocoma — T. Abutua — R. Cucumis colocynthis — *pulpe*. + Gratiola officinalis. Thalictrum flavum. Thea chinensis. + Solanum dulcamara — *tiges*. Ixora paniculata — S. Strœmia — F — R. Cedrela rosmarinus — Fl. Tamarix — F — Ec. Eugenia racemosa — R. Munchausia — F. Scolopendrium officinale — F. Asplenium serratum — R. Psoralea coryfolia.

Ophthalmies : Chrysanthemum indicum — T. Mapouria — F. Hydrastis — R. Rosa gallica — Fl. Sphæranthus amaranthoïdes — S. Vitis labrusca — S. Zygophyllum portulacoïdes — F. Parnassia — S. Acacia adansonii — Fr. Nostoc. Anthriscus cerefolium — *en lotions et catapl.* Malva. Lactuca. Senecio officinalis. Justicia procumbens — F. Acacali. Plantago bellardi — F — R, major — T. Lycopersicum — Fr. Cydonia vulgaris — *pépins*. Myosotis.

Convolvulus pentaphyllus. Cissus pedala. Delphinium ajacis—Fl. Littorella — F. Bignonia ophthalmica — R. Potalia resinifera — F. Pyrola halleri — F. Santolina fragrantissima.

. . . scrofuleuses : Juglans regia — F. Cassia abusus — Gr. Juniperus oxycedrus — *huile à l'extérieur*. Sauvagesia.

Oreilles « maux d' » : Ocymum basilicum — S. Hyssopus officinalis. Malva. Allium cepa. Lilium candidum — Bu. Galega purpurea — R. + Daphne gnidium — Bo. Crinum asiaticum — S — *des* — F. Terminalia alata — S — *des* — F. Lycopersicum — Fr.

Pâles couleurs : Chamomilla nobilis — Fl. Erythræa centaurium — Fl. Thymus serpyllum. Anthriscus cerefolium — S. Saponaria officinalis — T. Fumaria officinalis. Rumex patientia — R. Marrubium vulgare. + Menyanthes trifoliata. Sinapis alba, arvensis — Gr. Origanum vulgare. + Rosmarinus officinalis.

Panaris : + Solanum nigrum. Paronychia. Ribes nigra — F. Allium cepa. + Sedum acre. Solanum esculentum — *pulpe*. Polygonatum vulgare — R. Draba — T. Arenaria — T. *Vers de terre appliqués en topique*.

Paralysies : + Aconitum napellus. + Arnica montana — Fl. Teucrium maritimum. + Cochlearia officinalis. Allium sativum — Bu. Primula — Fl — R. Achras balota — F. Conyza balsamifera. Osmites. Magnolia grandiflora — Gr. Fagara capensis — Fr. Hedysarum lineare — R. Rhus toxicodendrum. + Euphorbia tortilis. + Melissa officinalis. Mentha piperita. + Rosmarinus officinalis. Imperatoria ostruthium. + Anemone pulsatilla. Sinapis arvensis — Gr. Salvia officinalis. Thymus serpyllum. + Bryonia alba — R. + Strychnos nux vomica — Fr. Urtica urens. Vitis vinifera. Smilax brasiliensis — R.

. . . **de la langue** : Anacyclus pyrethrum. Acmelle.

. . . **de la moëlle épinière** : + Strychnos nux vomica.

. . . **du nerf optique** : + Anemone pulsatilla — *fraiche*.

Peau « maladies de la » : Humulus lupulus — R — *cônes*. + Solanum dulcamara — F — *tiges*, nigrum — F. Viola tricolor. Terminalia latifolia — F. Convolvulus speciosus — F. Hancornia — Ec. + Rhododendrum ferruginosus — F. Lupinus — T. Hyssopus officinalis. Taraxacum dens leonis — R. Actæa spicata — R. Rumex patientia — R. Xanthium strumarium. Cephalanthus. Bergera — Ec. Hibiscus populneus — Ec. Guazuma — Ec. Lawsonia — F. Saponaria officinalis — T. Xyridium. Scabiosa succisa. Veronica officinalis. Centrolobium tomentosum. Psidium pomiferum — F. Psoralea coryfolia. Cecropia — S. Acacia arabiba. Plumbago europæa — R. Fumaria officinalis — T. Argemone *du*

Mexique — S. Argyreia — *en friction*. Barringtonia — Gr. Borrago officinalis. Apama siliquosa — F. Linaria vulgaris. Frangula vulgaris — Ec — *à l'extérieur*. Lappa major — R. Browallia demissa. Juniperus oxycedrus — *huile à l'extérieur*. Calotropis — S. + Helleborus viridis. + Laurus cerasifolia. Nerium oleander. Cichorium intybus — R. Juniperus communis — Bo. Smilax aspera, brasiliensis, china, honduras, peruviensis, sarsaparilla. Eclipta erecta, prostrata. Hydrocotyle asiaticus. Nasturtium officinale. Xiridium indica — F.

. . . anciennes : Saponaria officinalis — T. + Rhododendrum. + Cochlearia officinalis.

. . . avec inflammation : Sempervivum tectorum. Brassica — F.

Pectoral : Glycyrrhiza glabra — R. Astragalus ammodytes. Verbascum thapsus — Fl. Lychen islandicus. Phœnix dactylifera — Fr. Commelina medica — R. Asplenium pellucidum — T. Aletris farinosa — R. Cortusa — T. Borrago officinalis. Anchusa italica, officinalis. Buchu — F. Cucurbita maxima. Althæa officinalis — T. Chenopodium botrys — T. Justicia pectoralis — F, trifolia — T. Gerardia — Fl. Solanum undatum — R. Lycopsis — Fl. Malus — Fr — *reinette*. Inulà helenium — R. Papaver rhœas — Fl. Malva — T. Viola odorata — Fl. Bignonia brasiliana — Fr.

Tragopogon porrifolium — R. Cacalia sarracenica — F, viridis. Conyza balsamifera — F. Scabiosa succisa. Epimedum alpinum. Heracium umbellatum. Terratula squarrosa. Erigeron glutinosum — F. Valerianella — T. Gardenia grandiflora — Ba. Mussœnda — Fl. Heracium sabaudunum, umbellatum. Sauvagesia. Erysimum sisymbrium. Zizyphus vulgaris — Fr. Tussilago farfara — Fl. Brassica viridis — F. Malpighia punicifolia — *Rés.* Calophyllum — *Rés.* Sparmannia — Fl. Erythrina corallodendron — Fl. Tragopogon pratensis. Hyssopus officinalis — Fl. Glechoma hederacea — Nepeta cataria. Medicago arborea — Fl. Elæodendrum indicum. Passiflora fœtida — Fl. Adianthum capillus veneris. Vitis vinifera — Fr — *secs.* Ceterach officinarum. Cordia myxa — Fr. Gnaphalium dioicum — F, leontopodium. Echium vulgare. Polypodium arboreum — F, rhœticum. Adianthum pedatum — F. Veronica officinalis — So. Viola odorata — Fl.

. . . 4 **fleurs pectorales** : Antennaria dioica. Tussilago farfara — Fl, petasites — R. Papaver rhœas. Althæa officinalis.

Pertes : Geum urbanum — Brunella vulgaris. Urtica urens. Rosa canina — Fl. Cucubalus — T. Rubia peregrina — T.

Phthisie : Urtica urens — *en alimentation.* Primula auricula. Pulmonaria officinalis. Hordeum vulgare. Angræcum flagrans — F.

Gnaphalium maritimum — T. Oxalis sensitiva. Helianthemum — F — R. Boletus. Veronica officinalis. + Polyporus officinalis. Glechoma hederacea. Sisymbrium nasturtium. + Bryonia cordifolia — R — Gr. Abies balsamea — Rés. Agaricus deliciosus. Chantransia. Alcornoque — Ec. + Solanum dulcamara — *tiges*. Galeopsis — T. Marrubium vulgare. Bellis perennis. Scilla maritima. Crescentia cujete — Fr. Anagallis phœnicea. Brassica napus — R. Hypericum perforatum. Allium cepa. Homeriana. Brassica rubra — F. Lactuca sativa — S.

Pierre « maladie de la » : Ononis repens. Arbutus uva ursi. Hypericum perforatum. Lepidium iberis. Malva. Juncus effusus — T. Dianthus saxifragus — T. Rhexia canescens. Cicer — Gr. Agaricus acris. Lycopodium complanatum. Herniaria glabra. Althæa officinalis — R. Asplenium trichomanes. Veronica officinalis — R.

Plaies : Anthriscus cerefolium. Symphitum officinale — R. + Sedum acre, telephium — F. Agathophytum bonus henricus. Struthium — T. Sipanea. Curatella — Ec. Cytisus cajan — F. Hymenæa martiana — *Rés.* Piper anisatum — Bu. Sempervivum tectorum. Hypericum perforatum — Fl — *macérées dans l'huile d'olive ou eau de vie.* Lilium candidum — Fl — id. Hesperis matronalis — F. Tilia — F — Ec. Coris — T. Serratula amara. Chryphiospermum — T.

. . . **contuses** : Thalictrum cornuti.

. . . **blafardes** : Plantago major. Imperatoria ostruthium. Quercus robur — Ec. Tormentilla erecta. Laurus involucrata — Ec. + Sedum acre — F. Hedera helix — F. Ribes nigrum. — F — *fraîches pilées*. Geranium — *cultivé*. Inula helenium. Utricularia vulgaris. Brunella vulgaris. Juglans regia — F — Fl — *dans huile ou eau-de-vie.*

. . . **gangréneuses** : + Sedum — *en catapl.*

. . . **fistuleuses** : Juglans regia — F. Rumex acetosa — R.

. . . **aux jambes** : Solanum oleraceum — F.

Pleurésie : Cnicus benedictus. Papaver rhœas — Fl. Sambucus nigra — Fl. Borrago officinalis. Ficus carica. Soulamea — R. Malva — R. Album porrum. Commelina medica — *tubercules*. Herniaria payco. Saxifraga bronchialis.

Pneumonie : Glechoma hederacea. Lychen islandicus. Ficus carica — Fr — *secs*. Papaver rhœas. Gentiana catesbæi — Fl.

Point de côté : Avena sativa — *farine délayée avec du vinaigre et appliquée en catapl*. Brassica napus — F. Paullinia africana — Ec.

Poireau : + Chelidonium majus — S.

Poitrine « **maladies de** » : Hyssopus officinalis. Lychen islandicus. Glechoma hederacea. Hypericum perforatum. Justicia pectoralis — F. Lauranthus rotundifolius — F. Sphæralcea. Waltheria douradinha. Hymenæa martiana — *Rés.* Veronica officinalis. Malva. Brassica napus — R. Pulmonaria officinalis. Bursera — *Rés.* Caproxylon — *Rés.* Hordeum vulgare. Scolopendrium officinarum. Tussilago farfara — Fl. Papaver rhœas — Fl, + somniferum — *têtes.* Abanga — Gr. Byrsonima crassifolia, verbascifolia — Ec. Ephedra distachya. Ceratonia siliqua — Fr. Calliandra grandiflora. Xanthorrœa. Apium graveolens. Avena sativa. Adianthum capillus veneris. Linum usi[illegible]ssimum — Gr. Lilium japonicum — R.

. . . **avec fièvre** : Acacia catechu, sama — T. Areca catechu — T.

Polype du nez : Teucrium marum — *pris en guise de tabac à priser.*

Poumons « maladie des » : Adianthum capillus veneris. Hyssopus officinalis. Sambucus nigra — Fl. Stemona tuberosa — R. Sanicla marylandica — T. Poinciana — Fl. Veronica officinalis Eclipta erecta, prostrata. Brassica esculenta, napus — R.

Poux : Petroselinum sativum — Gr. + Ruta graveolens. Asimina — Gr. Actæa spicata — R.

Pourpre : « ou état puerpéral » : + Cephaëlis ipecacuanha — R — *héroïque.*

Purgatifs : + Cyclamen europæum — R —

fraiche, violent. + Phytolacca decandra. Viscum album — F. Bromus purgans — R. Cocos nucifera — Fr. Dioscorea sativa — R. Aloe soccotrina, spicata — *Rés*. Ferrario — R. Physalis alkekengi — Fr. Globularia alypum — R — F. Pinguicula vulgaris — R — F — *fraiches*. Mercurialis annua — T. Anthericum ossifragum — R. Methonica superba — R. Phalangium bicolor — R. Scilla lilio hyacinthus — R. Fagus sylvatica — Ec. Rhamnus catharticus — Ba. Rosa canina — Fl. Amaryllis lutea — R. + Iris flavescens, florentina, verna — R. Sisyrinchium — R. Myoschilos — F. Dais — Gr. Rheum compactum, frangula, palmatum, undul atum. Betonica officinalis — R — *fraiche*. Terminalia argentea — Rés, chebula — Fr, macroptera — R. Momordica elaterium — R — *violent*. + Euphorbia latyris. Triosteum perfoliatum — R — *et tige* 2ᵉ Ec. + Daphne cannabina — Ec — R, laureola — Ba — Bo. Stellera —R. Hernandia — Fr. Polygonum aviculare — Gr. Ribes nigrum. Evolvulus — T. Sinapis alba — Gr. Rosa centifolia — Fl, gallica Fl. Argul. Frangula vulgaris. Atriplex ruberrima — Fr. Boerhaavia diffusa, peruviana — R. Mirabilis dichotoma, longiflora — R, lutea. Vinca — F. Opuntia reticulata — R. Thalictrum — F — R. + Menyanthes trifoliata. Plumbago africana, europæa — R, sarmentosa, scandens. Ruellia hispida, patula, tuberosa — R. Vitis vinifera — Fr. Viola odorata — S — R. Anda — Gr — *et huile*. Lappa major — Gr. Asarum europæum — *énergique*. Calceolaria pinnata — F. Linaria elatine — T. Solanum dulcamara — Ba, undatum — R. Ipomæa bicolor, cathartica — R. Allamanda cathartica. Acalypha. + Polyporus officinalis. Aleurites moluccana. Frasera. Walterii — R — *fraiche*. Apocinum cannabinum — R. Cynanchum — *Rés* — F. Ophioxylon — R. Periploca græca — F, secamone — *Rés*. Trollius — R. Buxus sempervivus. + Ricinus communis — Gr — *huile*. + Anagyris fœtida — Gr — F. Anchieta salutaris — R. Diospyros virginiana — R. Tagetes — R — Gr. Francisca — R. Morinda royoc — R. Rubia cordifolia. Triosteum — R. Ægle — F. Andira — Ec — *énergique*. Angræcum carinatum. + Paris quadrifolia. Carlina acaulis — Ec — *de la* — R — *violent*. Viburnum tinus — Ba. Astrantia — R. Laserpitium latifolium — R. Selinum — R. Thapsia garganica, villosa — R. Anisosperma passiflora — Gr. Anthostema aubryanum — *huile*. Cerbera allamanda, lactaria, rauwolfia. + Adonis vernalis — R. Atragene — Gr. Aloexylum — Bo. + Argemone — Gr — *huile*. Ascyrum — Gr. Androsemum — Fr. Hypericum latifolium - *Rés*. Garcina — *Rés*. Stalagmitis — *Rés*. Ximenia — Fr. + Agrostema — Gr Trianthema — R. Sempervivum montanum, tectorum. Sambucus ebulus — R — Ec — Fr. + Arum maculatum — *bourgeons souterrains*. Æschinomene grandiflora — F. Canavali — T. Cassia brasiliana — Fr. Clitoria ternatea — Gr. Crotalaria sagittalis — F. Colutea

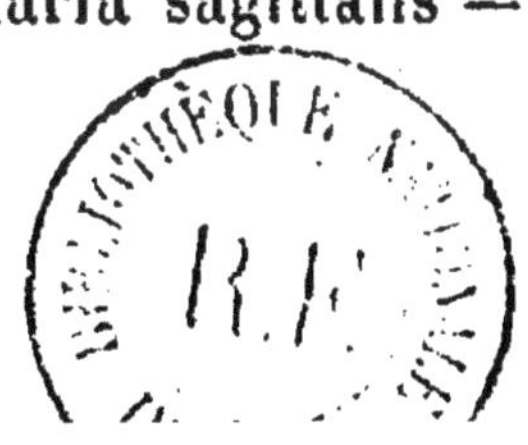

arborescens — F — Fr. Cassia abutifolia, æthiopica, obovata — F. Atriplex hortensis — Gr. Galega littoralis — F. Genista sibirica — Fl. Glycine — F. Gymnocladus — Gr. Hedysarum alhagi — *Rés.* Medicago arborea — F. Balanites ægyptiaca — Ec. Hebradendron cambogioides — *Rés.* Batatas jalapa — R. Begonia obliqua — R. Poinciana — F. Tephrosia emarginata — R, senna — F. Polygala thesioides. Cneorum — S. Juglans cathartica — R. Stachys betonica. Boerhaavia diandra, insularis, tuberosa. Coronilla emerus, varia — F. Anda — Gr. Commia — *Rés.* Hura — Gr. + Jatropha curcas — *son huile*, glandulosa — F, multifida — Gr. Pedilanthus tithymaloides — T. Momordica elaterium — R — Fr. Rhamnus frangula — Ec — *énergique.* + Bryonia africana — R, alba — R — *appliquée sur l'abdomen*, dioica. + Phyllanthus emblica — Gr. Melothria — Fr. Trichosanthes amara — Fr. Peziza. Callicarpa acuminata — Fl. Carthamus tinctorius — Gr. Rhus metopii — *Rés.* Urtica dioica. Tropæolum majus — R. Soldanella. Cucumis colocynthis — *pulpe énergique.* Celastrus senegalensis — Ec. + Colchicum autumnale — Bu. Sambucus nigra — Ec *intérieure.* Robinia pseudoacacia — Ec. Actæa spicata — R. Mirabilis — R. Coronilla emerus — F. Eupatorium ayapana — R — F. + Cytisus laburnum — *jeunes pousses* et Fr. Thalictrum flavum, villosa — R. Tamus communis — R. Colutea arborescens — F. C usia rosea — S. Hymenæa courbaril

— Ec. Corchorus — Ec. -|- Nerium oleander — F. Evonymus europaeus — Fr. Genista purgans — F — *avec prudence* — Gr — Sp. scoparia. Globularia alypum — F. -|- Lobelia inflata. Convolvulus jalapa, scammonia, soldanella — R. Hybanthus ipecacuanha, microphyllus, paxviflorus, turpethum — R. -|- If baccata — Ba. -|- Gratiola officinalis — *violent.* Solenostemma arghel — F — *en infus.* -|- Iris pseudacorus — R. Karatas plumieri — S. Sarothamnus tinctoria — Fl. Silphium perfoliatum, trifoliatum — R. Xanthium catharticum. Mentzelia aspera. -|- Mercurialis perennis. Sarothamnus scoparius. Morus nigra — R. Rhamnus alaternus — Ba, frangula — Ec — *énergique.* Rumex alpinus — R. -|- Chelidonium majus — S — *à petites doses.* Fraxinus heterophylla — F. -|- Melia azederach — *avec prudence.* Ilex aquifolium — Ba — *violent.* Sophora japonica — F. Trichilia cathartica. Vandellia diffusa. -|- Croton camaza — Gr, triglium — Gr — *huile 1 à 2 gouttes sur l'abdomen suffisent.* -|- Taxus baccata. -|- Rheum officinale — R. Spartium junceum — Gr. Ceanothus americanus — R. Sarothamnus purgans. Hedera helix — Fr. Centaurea cyanus — Gr. -|- Helleborus niger — R — *violent.* Ecbalium agreste — S — *des* — Gr — *violent.* Genista tinctoria. Globularia vulgaris — F.

Rachitis « maladie caractérisée par la courbature de l'épine dorsale » : Galium vernum — R. Osmunda lancea — R. Atriplex hortensis — Gr.

Rafraichissant : Rubus fruticosus — Bo. Malus — Fr — *reinette*. Lagenaria vulgaris — Gr. Brassica napus — R. Lontarus domestica — Fr. Sagittaria sagittifolia — R. Stratiotes — F. Nepenthes distillatoria — F. Amaranthus albus — T. Astragalus ammodytes. Atriplex hortensis — F. Cucurbita maxima — Gr — Fr. Parietaria officinalis. Rumex acetosa, acetosella, glaucus — F. Chenopodium album — T. Gomphrena globosa — T. Justicia parviflora — S — *des* — F. Bassia longifolia — F. Ephedra dystachys — Fr. Cynodon dactylon. Triticum repens — R. *Sedum rhodiola*. Phyllirea latifolia — F. Bignonia chelonoïdes — Fl — R. Martynia — T. Andromeda — F. Lactuca canadensis — F. Tamarindus indica — *pulpe*. Rubus idæus — Ba. Triticum vulgare — *Son*. Cucumis melo, sativus. Valerianella — T. Cissampelos mauritiana — F. Nandina — Ba. Cissus pedala. Cristaria. Sonneratia acida — Fr. Berberis vulgaris — Fr. Armeniaca vulgaris — Fr. Malpighia urens — Fr. Portulaca oleracea — F. + Bryonia rostrata — R. Begonia — S. Poterium sanguisorba. Abre. Glycyrrhiza glabra — R. Citrus limonium — Fr. Lactuca sativa. Beta vulgaris — F. Vitis vinifera — Fr. Agrostis linearis — R.

Rage : Asperula odorata. + Atropa belladona. + Anagallis phœnicea — T — *en Russie*.

-|- Datura stramonium — Fr — *dans les Indes.* Alisma augustifolia — R. Scutellaria galericulata — *sommités,* laterifolia — F. Lonixera xylosteum. Androsemum — T. Eupatorium. Adenanthera — Gr. Aristolochia serpentaria. Pterocarpus ecastaphyllum — Gr. Peltigera canina. Allium sativum — Bu — *efficace.*

Ramollissement de cerveau : Melissa officinalis.

Rate « maladie de la » : Agrimonia eupatoria. Cichorium intybus — R. Humulus lupulus — T. Lepidium sativum. Cenchrus granularis — Gr. Marchantia. Ribes nigrum — Fr. Erythræa centaurium — Fl. Nasturtium officinale. Berberis vulgaris — *tiges.* Fumaria officinalis — T. Petroselinum sativum. Saponaria officinalis.

Refroidissement : Artemisia absinthium campestris.

Règles « provoquées par » : Artemisia absinthium, campestris, vulgaris. Matricaria chamomilla. Teucrium scorodonia. Mentha pulegium. Cucumis colocynthis. · Juniperus communis, sabina. Marrubium vulgare. Ballota nigra. -|- Melissa officinalis. -|- Menyanthes trifoliata. -|- Rosmarinus officinalis. -|- Ruta graveolens. Senecio officinalis. Thymus calaminthà.

. . . **trop abondantes** : Capsella bursa

pastoris. Asperula arvensis — T. Convolvulus paniculatus — R.

Reins « inflammation des » : Asparagus officinalis. Linum usitatissimum — Gr — *en décoct.* Ocymum basilicum. Petroselinum sativum — R. Malus — Fr — *reinette.* + Anagallis. Hydrocotyle umbellatus — R. Centaurea calcitrapa — R. Borrago officinalis. Cannabis sativa. Triticum repens — R. Cucumis sativus. Cucurbita maxima. Erithalis fruticosa. Chimaphila umbellata. Ononis repens. Ruscus aculeatus. Juniperus communis. Diosma crenata — F. Althæa officinalis, rosea. Malva. Sedum album. Arbutus uva ursi. Avena sativa. Lithospermum officinale — Gr.

Relâchant : Commelina communis — T.

Résolutif « qui détermine la résolution des tumeurs » : Impatiens noli me tangere. Staphylea pinnata — *huile des amandes.* Cestrum diurnum, laurifolium. Fritillaria imperialis, meleagris — R. Scilla rubra — R. Antirrhinum — T. + Anagyris fœtida — F. Anthyllis vulneraria. Hyssopus officinalis. Allium porrum. Galanthus — R. Crocus — Fl. Laurus persea — F — *bourgeons.* Salvadora — F. Justicia pectoralis — F. Garvezia — F. Aster — F. Bidens. Buchania — Ec + Conium maculatum — F. Rosmarinus officinalis. Æthusa cynapium — F. Gerardia — F. Linaria vulgaris — Fl — F. + Datura stramonium — F. + Solanum dulcamara — F. Parthenium — T. Augia — *Rés.* Cistus — *Rés.* Circæa. Trigonella fœnumgræcum — Gr — *farine en catapl.* Cacalia bulbosa, sanchifolia — F. Loranthus americanus — F — Fl. Aralia octophylla — Ec. Bubon gummiferum — *Rés.* Orobus vernus — R — *en poudre et catapl.* Cuminum cyminum — Fr. Hydrocotyle vulgaris. Melilotus cœrulea, indica, macrorhiza, officinalis. Ferula persica — *Rés.* Lagœcia. Abutua — R. Cocculus fibra aurea — R. Cratæva religiosa — F. Reseda luteola — Gr. Alsine — T. Agrimonia eupatoria. Calendula officinalis. Parietaria officinalis. Allophyllus — F. Ascyrum — F. Androsemum — T. Botria — T. Cissus acida — R. Hibiscus alba — F, sabdarifa. Sloanea — Fr. Cicer arietinum — Gr. Salvadora persica — F. Œnothera biennis. Pimpinella magna. Sedum rhodiola — R. Adoxa — R. Jussiæa peruviana — F. Psidium pomiferum — F. Cassia fœtida — T. Lupinus — Gr. Sambucus nigra. Melilotus officinalis. + Arnica montana. Tussilago farfara. Hieracium murorum. Lathyrus ochrus — Gr. Pterocarpus flavus — Ec. Amyris oleosa — S. Nymphanthus — F. + Bryonia cordifolia — R — Gr. Heliotropium europæum. Origanum majorana, vulgare. Vitex agnus castus — F — Fl. Piper peltatum — F. Urtica baccifera — F. Verbena officinalis. Juglans regia — F — *et huile.* Scolopendrum officinarum — F. Apium graveolens. Lappa major — F — *en catapl.* Calamintha grandiflora, officinalis. Tamnus communis — R. Crescentia — Fr. + Hyoscyamus niger — F. Calendula officinalis — F.

Respiration difficile : Imperatoria ostruthium. Ferula asa-fœtida — Rés. Lactuca sativa — S.

Rétention d'urine : Petroselinum sativum — R. Zea maïs — *stigmates*. Astragalus glycyphyllos — R. Tradescantia diuretica — T. Epipactis unilateralis — T. Solanu indicum — R. Pedalium — F — Gr. Achras sapota — Gr. Ononis repens — R. Parietaria officinalis — T. Malva. Melilotus officinalis. Asparagus officinalis. Pæderia. Phyllanthus urenaria — F. Imperatoria ostruthium. Humulus lupulus. Sinapis alba — Gr. Lappa major — R — *cuite*. Anthriscus cerefolium — *en catapl.* Camphora — *huile en friction sur le bas ventre*.

Rétraction musculaire : Vitis vinifera — *marc*.

Révulsif « qui détourne d'un organe les principes morbides qui l'affectent » : + Clematis vitalba — F. Urtica urens — F. + Euphorbia. + Daphne gnidium — Ec — *en poudre*. Plumbago africana, europæa.

Rhumatismes : + Aconitum napellus. + Anemone nemorosa, pulsatilla. Marrubium vulgare. Primula — Fl. Leonurus nepetæfolius. Ocymum crispum — F. + Rhododendrum — F. Cacalia kleinia. Vernonia — T. Melilotus officinalis. Origanum vulgare. Solanum tuberosum — F — Fl. Linnæa borealis — T. Aralia spinosa — R. Paullinia asiatica — T. Cedrela rosmarinus — Fl. Andropogon muricatus. Areca madagascariensis. Tradescantia dierutica — T. Allium sativum — Bu. Cissus quinquefolia — F. Myrthus guineensis. Diospyros ebenum — Bo. Psidium aromaticum — F. Polygala sanguinea — R. Boswelia — *Rés.* Diosma crenata — F. + Arnica montana — Fl. Roripa rusticana — R. Saponaria officinalis — T. Pistaccia. + Euphorbia tortilis — S. Jatropha glauca — Gr. + Taxus — F. Thuya — F. Vitis vinifera — *marc.* Anthemis pyrethrum — R. Buxus sempervivum — Bo. Erythræa centaurium. Teucrium chamæpithys, scorodonia. Triticum vulgare — *son avec sel pilé et torréfié.* Andropogon waranchusa — *et à roseau aromatique — huile.* Silybum marianum. Eupatorium. Chiococca racemosa — R. Juniperus communis — Bo. Astragalus exscapus. Bassia — S. Betula alba — F — Ec — S. Melaleuca cajeputi — *huile.* + Rhododendrum ferrugineum — *bourgeons.* Calaguala — R. Calamintha nepeta — F. Xanthoxylum americanum — Ec. Cimicifuga racemosa. + Cochlearia officinalis. + Colchicum. + Solanum dulcamara — *tiges,* indicum — Fr. Gaïacum officinale, sanctum — Bo. Ilex aquifolium. Melilotus officinalis. + Menyanthes trifoliata. Sambucus nigra. Veratrum album. Viola tricolor. + Bryonia alba. Sambucus ebulus. Lappa major — R — *à la maturité.* Smilax aspera — R Phragmites communis —

R. Frangula vulgaris — Ec. Fraxinus excelsior — F. Avena sativa. Cannabis sativa — F. Brassica —.

. . . **articulaires** : Juniperus communis — *en fumigation*.

. . . **chroniques** : + Solanum dulcamara — *tiges*. + Daphne gnidium. Gendarussa vulgaris — F. Cynara scolymus — S. Piper methysticum — R. Thymus serpyllum. Cochlearia officinalis. Fraxinus — F. Origanum. Hyssopus. Melissa. Urtica.

. . . **des reins** : Allium cepa, porrum.

. . . **sans fièvre** : Laurus nobilis — F.

Rhumes : Antennaria dioica. Sambucus nigra — Fl. Phragmites communis. Papaver rhœas — Fl. Allium cepa — *sirop*. Lantana — F. Glechoma hederacea. Avena sativa. Adianthum capillus veneris — T.

. . . **vieux** : Inula helenium. Verbascum thapsus — Fl — *en infus. passée à travers un linge*. Ficus carica — Fr — *secs*. Protea mellifera, speciosa — Fl. + Iris. Glechoma hederacea. Brassica napus — R — *en sirop*. Glycyrrhiza glabra — R. Tussilago farfara — Fl.

. . . **de cerveau** : Sambucus nigra — Fl.

Sciatique « douleur qui se manifeste au nerf sciatique dans la hanche » : Chamomilla nobilis — Fl — F — *en catapl.* Ulmus campestris — 2e Ec. Vitis vinifera — *marc.* Aristolochia odoratissima — T. + Rhododendrum — F. Linnæa borealis — T. + Datura ceratocaula — F. Cissus quinquefolia — F.

Scorbut « maladie qui corrompt la masse du sang et se manifeste par l'enflure et le saignement des gencives » : Brunias erucago. Portulaca oleracea. Cuscuta. Tetragonia alata — F. Marrubium vulgare. Latania chinensis — Fr. Kempferia longa — R. Hamellia — Ba. + Cochlearia — F — R. Apium graveolens. Sinapis arvensis — Gr. Berberis vulgaris — F. + Menyanthes — T. Veronica anagallis, beccabunga, officinalis, prostrata. Linaria cymbalaria — T. Sideroxylum — Ec. Artemisia dracunculus — S. Nepeta cataria. Rumex acetosa, patientia. Agrimonia eupatoria. Centaurea rhapontica — R. Lonicera xylosteum. Sium angustifolium — F. Magnolia plumieri — *bourgeons.* Cardamina amara, pratensis. Stachys annua. Verbena officinalis. Coronopus — F. Lunaria — T. Thlaspi arvense — F. Vella — F. Cleome triphylla. Tetragonia — F. Taraxacum dens leonis. + Cochlearia armorica — R, officinalis. Humulus lupulus — *cônes.* Acacia adansonii — Fr. Indigofera enneaphylla — S. Passiflora cœrulea — Fr. Piper umbellatum — Gr. Populus tremula — Ec. Hesperis matronalis. Roripa rusticana — R. Samolus valerandi. Erythræa centaurium — Fl. Solanum tuberosum — *tubercules* *crus.* + Arum maculatum. Lycopodium. Lepidium sativum. Veronica beccabunga. Antherosperma moschata. Barbarea precox. Begonia grandiflora, tomentosa — R. Nasturtium officinale. Teucrium scorodonia. Chasmanthera palmata — R. Juniperus communis Ba. Cinnamodendron — Ec. + Gentiana lutea — R. Sisymbrium nasturtium. Tropæolum — F. Eupatorium cannabinum. Iberis amara. Fumaria officinalis — T. + Iris pseudacorus. Dictamnus fraxinella — Ec. Eruca sativa — Gr. Spilanthe oleracea, malacca. Nasturtiastrum latifolium. + Sedum. Ficaria. Barbarea vulgaris. Vaccinium myrtillus. Cakile maritima — T. Allium sativum — Bu. Crucifères. Cinchona. Zingiber officinale — R. Rumex aquaticus — R. Samolus — T Salicornia — T.

Sédatifs « qui calment la douleur ou l'excitation » : Papaver rhœas — Fl, somniferum — *têtes*. Cynoglossum officinale — R. Lactuca sativa — S.

Scrofules « maladie constitutionnelle affectant la peau, les ganglions lymphatiques et les muqueuses. » Voir : **Humeurs froides.**

Seins « gerçure des » : Daucus carota — R. Coriandrum sativum — R. Symphitum officinale — R. Solanum oleraceum — F.

Semences froides : Cucumis melo, sativus — Gr. Cucurbita maxima, pepo — Gr.

. . . **chaudes** : Pimpinella anisum — Gr.

Fœniculum officinale — Gr. Cuminum cyminum — Gr. Ammi officinalis — Gr. Carum carvi.

Serpents « contre la morsure des » : Aristolochia anguicida, cordifolia, flagrantissima, guaco, rotunda, serpentaria, turbacensis — R. Belutta. Bonduc — R. Alangier — R. Osmunda cicutaria — T. -+ Arum dracunculus — R. Caladium auritum — R. Dracontium pertusum — R. Moræa — R. Anacoluppa. -+ Anagallis. Andrographis paniculata — F. Antidesma alexiteria — *énergique*. Quebitea guianensis — R. Cocos coronata. Kunthia montana — S. Crinum asiaticum — S — *des* — F. Salvadora — F. -+ Argemone — S. Brucea amarissima. Carthamus tinctorius. Mikania guaco. Gomphrena macrocephala — R. Justicia malabarica — T. Ægiphila — F. Herpestis. Bignonia candicans, echinata — R. Convolvulus grandiflorus — T. Ophiorrhiza — — T. Potalia — F. Periploca sylvestris — R. Tabernæmontana semperflorens — T. Flaveria contrayerba. Spilanthe ciliata — S. Guilandina bonduc — R. Chiococca anguifuga — R. Manettia lanceolata. Rhizophora candel — R. Gomphia hexasperma — Ec. Cissampelos caapeba, ebracteata — R. Melochia. Flacurtia sepiaria — R. Lychnis flosculi. Soulamea — R. Croton perdicipes. Piper nodosum. Strumpfia. Francisca — R.

. . . **cobra** : Apama siliquosa — F — *en*

onguent. Mikania guaco, opifera. Fevillea cordifolia — Gr. Anacoluppa — S. Polygala sanguinea, senoka — R.

. . . **crotale** : Prenanthes serpentaria — *spécifique*. Byrsonima crassifolia, verbascifolia — Ec.

Sialogogue « qui active la salivation » : Bidens — T. Piper cubeba — Gr. Anacyclus pyrethrum — R. Pilocarpus pinnatus — F.

Soporifique « qui a la vertu d'endormir » : Anethum fœniculum. Lactuca sativa, virosa — S. + Solanum dulcamara, esculentum — Fr. Sonneratia acida — F. Papaver rhœas — Fl. + somniferum — *têtes*. Ribes nigrum — Fr.

Spasmes nerveux : Chamomilla nobilis — Fl. Melissa officinalis. Santolina anthemoides.

Squirrhe « tumeur cancéreuse caractérisée par son induration » : Anemone nemorosa. + Clematis vitalba. Piper umbellatum — Gr.

Sternutoire : Mentha rotunda — F — *sommités sèches*. + Arnica montana. Stachys betonica — F. + Iris martinicensis — S — *de* — R. Primula — R. Convolvulus scoparius — Bo. Ipomœa quamoclit — R. Veratrum album. Nerium oleander — F — *sèches*. Betonica officinalis — F — *sèches*. Bidens. Kalmia — T. Achillea pyrethrum — R. Asarum europæum — F — *sèches* — R. + Nicotianum tabacum — F. Geum urbanum. *Savon en poudre.* -|- Euphorbia — Gr. -|- Helleborus — Gr. Origanum majorana — T. Convallaria majalis — Fl. Achillea ptarmica — R.

Stimulant « qui réveille ou excite les organes » : Juglans regia — F. Crucifères — S. Lavandula spica — F — Fl. Guajacum officinale — Bo. Thymus serpyllum, vulgaris — So. Smilax macabucha — S. Crocus — Fl. Alpinia galanga — R. Amomum granum — Gr, petiolatum — R. Curcuma — R. Coriandrum sativum — Gr. Nasturtium officinale — T. Sinapis alba — Gr. Aromadendron. Amomum zeodaria — R. Kæmpferia longa — R. Zingiber mioga — R. Aristolochia odoratissima. Axia. Betonica — F — Fl. Mentha. Gomphrena officinalis. Santalum album — 2e Ec. Arabis chinensis. Fœniculum officinale — Gr. Laurus cylindrica — Ba, myrrha — Ec. Ocotea amara — Ec, cujumary — Gr. Stachytarpheta — F. Glechoma hederacea — F — Fl. Origanum humile, majorana, vulgare — Fl. -|- Rosmarinus officinalis — So. Salvia officinalis — F. Hyssopus — F — Fl. Ocymum — F. Phlomis — F — Fl. Sarietta — F — Fl. Sideritis montana — F. -|- Melissa officinalis. Juniperus communis — Ba. Amyris sylvatica. Andropogon muricatus. Thymus capitatus, citratum, latifolius, villosum — Fl. Bignonia equinoctialis, heterophylla, incarnata — Fl. Angelica archangelica. Pimpinella anisum. Anethum fœniculum. Asperula odorata — F.

Styrax — *Rés.* Gaultheria — F. Artemisia vulgaris — So. Dracunculus — S. Baccharis indica, ivæfolia — F. Santolina chamæcyparessus. Astragalus bœticus — Gr. Eupatorium ayapana. Laurus cinnamomum. Caryophyllus aromaticus — Fl. Achillea lanata. Erigeron canadense — T. Ixora coccinea. Panax ginsen — R. Bubon galbanum — *Rés.* Drymis — Ec. Illicium anisatum — Fr. Benzoin odoriferum — Ec. Buchu — F Cleome triphyllà. Winterana — Ec. Bergera — R — Ec. Helicteres isora — Fl — Fr. Myrtus cumini — Ec, tarentina — F — Ec. Cistus — *Rés.* Melaleuca cajeputi — *huile.* Anthemis nobilis — Fl. Chamomilla nobilis — Fl. Turnera ulmifolia. Polygala rubella — T. Liquidambar — *Rés.* Quercus coccifera. Tanacetum vulgare. + Colchicum autumnale — Bu. Cuminum cyminum — Fr. Zingiber officinalis — R. Carum carvi — Gr. Athamanta cretensis — Fr. Nepeta cataria. Crucianella odorata. Ligusticum officinale — R et Fr. Achillea ageratum, millefolium — F — So. Sanguinaria — R. Vanilla — Fr. Artemisia absinthium — So. Acorus calamus — F. Leonurus cardiaca — So. Allium sativum — Bu. Sisymbrium alliaria — T. + Arnica montana — T. Artemisia campestris — So. Barbarea vulgaris — F. Veronica beccabunga — R. Cardamina pratensis — So. Cochlearia officinalis — F. Imperatoria ostruthium — R. Teucrium chamæpitys — So. Matricaria chamomilla — Fl. Mentha — So. Sinapis arvensis — Gr. Allium cepa — Bu, porrum — T. Petroselinum sativum — T. Populus — So. Capsicum annuum — Fr. Raphanus niger — R. Eruca sativa — F. Teucrium scordium — F. Veronica officinalis — So.

Stomachique « qui tonifie l'estomac » Lavandu a spica. Carissa xylopicron — Bo. + Melissa officinalis. Costus — R. Kæmpferia galanga — R. Zingiber zanthorrizon — R. Laurus cubeba — Fr, massoy — Ec, nobilis — F. Chlora — T. Piper — Gr. Sinapis alba — Gr. Cydonia vulgaris — Fr. Marrubium vulgare. Veronica officinalis. Justicia paniculata — R — Fl. Premna — R. Galvezia — F. Gentiana chirayta — R. Lisyanthus — T. Conyza odorata — Fl. Origanum majorana, vulgare. Hyssopus officinalis. Humulus lupulus. Juniperus communis — Ba. Mikania guaco — F. Grangea. Gynema. Sphæranthus indicus — T. Parthenium — T. Portlanda — Ec. Bunium — Gr. Laurelia sempervirens. Citrus aurantium — Fr. Siderodendron — Ec. Bubon gummiferum — *Rés.* Laserpitium siler — Gr. Seseli officinale — Gr. Sium ninsi — R, sisarum — R. Rumex patientia — R. Rheum officinale — R. Salvia officinalis. + Tanacetum vulgare. Citrus medica — Fr. Caryophyllus aromaticus. + Rosmarinus officinalis. Simaba — Ec. Pharnaceum mollugo — F. Herniaria payco. Myrtus caryophyllata — Ec. Liquidambar — *Rés.* Chenopodium ambrosioides — F. Andregraphis paniculata. Andropogon schœnanthe. Arenga saccharifera — Fr. Hedysarum lineare — R. Psoralea corylifolia. Pistaccia — *Rés*. Acalypha betulina — F. Teucrium chamædrys. Fumaria officinalis. Eruca sativa. Aromadendron. Atractylode. Geum — R. Heracleum lanatum — R. Borrago officinalis. Buchu — F. Cakile maritima. Potentilla. Gouania domingensis. Fragaria. Amomum cardamomum — Gr. Chasmanthera palmata — R. Crocus sativus. Coriandrum sativum — Gr. Duvaua dependens — Gr — *en infus*. Imperatoria ostruthium. Dictamnus fraxinella — R. Dracocephalum moldavicum. Elæagia mariæ, utilis — *baume*. Elephantopus. Ribes nigrum. Inula helenium. Chamomilla matricaria. Ambrosia maritima. Allium sativum — Bu. Walkera — F — R. Magnolia plumieri — F — R, yulan — Fl. Cratæva religiosa — F. Melianthus. Erigeron canadense. Galenga — R. Ilex paraguajensis — F. Leptospermum scoparium — F — Fl. Melaleuca genistifolia — F. Balsamita graveolens. Criste marine. Erythræa centaurium — Fl. Mikania opifera. Rheum palmatum. Cinchona. Thymus vulgaris. Artemisia absinthium. Carum carvi — Gr. Angelica archangelica. Athamantha cretensis — Fr. Nepeta cataria. Crucianella odorata. Ligusticum officinale — R — Fr.

Strangurie « émission difficile de l'urine » : Linum usitatissimum — Gr. Astragalus glyoyphyllos — R. Maranta cachibou — T. Illecebrum — R. Piper peltatum.

Sudorifiques : Stachytarpheta jamaicensis. Primula officinalis. Canna edulis. Peumus boldus. Cenchrus ægyptius — T. Dracæna terminalis — R. Lapageria rosea — R. Amomum petiolatum — R. Andropogon *à roseau aromatique -- huile*. Galega officinalis -- R. Sambucus nigra — Fl. Diosma crenata — F. Kœmpferia longa — R. Aristolochia trifida — R. Laurus porrecta — R — Ec, sassafras — R — Bo — Ec. Lycopsis — Fl. Guazuma — Ec. Calla palustris — R. Drostenia brasiliensis — R. Dictamnus fraxinella — . + Daphne gnidium -- Bo. Polypodium calaguala — R. Sparganium erectum, natans — R. Arundo phragmites — R. Vinca — F. Zingiber — R. Fraxinus excelsior — T. Leonurus nepetæfolius. Ocymum gratissimum, incanescens — F. Tilia europæa — Fl. Linnæa borealis — T. Crocus sativus — *stigmates*. Borrago officinalis — Fl. Stachys arvensis, germanica. Picria. Bignonia brasiliana — Bo, candicans — R, echinata — R. Lantana camara, odorata, sellowiana. Verbena officinalis — F. + Solanum cernuum, dulcamara — *tiges*, manosum — R. Gentiana catesbæi — Fl. Spigelia glabrata — R. Asclepias tuberosa — R. Scorzonera humilis — R. Anchusa officinalis. Guayacum officinale, sanctum — Bo. Lappa major — R. + Rhododendrum — F. Carthamus lanatus — R. Cnicus casabonæ —

R. Conyza squarrosa. Echinops. Elephantopus scaber — F. Calendula officinalis. Origanum majorana. + Lobelia syphilitica. Saponaria officinalis — T. Gnaphalium vira. Gynema. Serratula scordium. Erigeron philadelphicum — T. Unxia. + Aconitum napellus. Leonurus cardiaca. Camphorosma monspeliaca. Hesperis matronalis — T. Spermacoce hispida — R. Aralia hispida — R. Eryngium — R. Ferula persica — *Rés*. Sium sisarum — Gr. Aquilegia vulgaris — T. Lavandula spica. Marrubium vulgare. + Rosmarinus officinalis. Aristolochia. Cleome pentaphylla. Serjania. Monneria — R. Peganum. Porlieria — Bo. Zanthoxylum caribæum — F, fraxinifolium — Ec. Buxus sempervirens — Bo — F. Humulus lupulus — *cônes*. Dipsacus fullonum — R, pilosus. Scabiosa succisa. Ginoria — S. Coumarouna — Ec. Erythrina corallodendron — R, indica — R. Galega virginiana — R. Senecio officinalis — *fraiche*. Allium sativum — Bu. Juglans regia — F. Angelica archangelica. Onobrychis. Polygala sanguinea — R. Amyris gileadensis — *Rés*. Mangifera — *Rés*. + Euphorbia tirucalli — S. Hyssopus officinalis. + Tanacetum vulgare. Alstrœmeria salsilla. Amaracus dictamnus. Passiflora murucuja — R. Forskalea — T. Piper caudatum — R. Liquidambar — *Rés*. Thuya — T. Fucus dulcis. Centaurea cyanus. Smilax aspera — R. + Vincetoxicum officinale. Andropogon muricatus — F. Antidesma alexiteria. Aralia. Athamantha cretensis — Fr. Swartzia tomentosa — Ec. Sisymbrium alliaria — R — *énergique*. Eupatorium ayapana. Anchusa officinalis — F — Fl. Santalum album. Spiræa ulmaria. Callicarpa acuminata — Fl. Centaurium officinale — R. + Colchicum autumnale — Bu. Excæcaria — S. Salvia officinalis. Anthemis nobilis. Matricaria chamomilla. Juniperus communis — Bo. Eupatorium perfoliatum. Hedyosmum granizo. Hugonia mystax. Ruta graveolens. + Helleborus. Guajacum officinale — Bo. Ilex aquifolium — F. Laurelia sempervirens. Smilax bresiliensis, china — R — *très puissants*, honduras, peruviensis, sarsaparilla, syphillitica — R. Carex arenaria — R. Sassafras officinalis — Ec — R — Bo. Viola odorata — Fl. Ribes nigrum. Teucrium scorodonia. Dianthus caryophyllus — Fl. Phragmites communis. Hemidesmum indicum. Thymus serpyllum. Zéodaire. Adonis autumnalis. Résédacées. Tamarix gallica — R. Imperatoria ostruthium. Meum — R — Gr *surtout*. Asperula odorata. Cnicus benedictus. Tussilago farfara. Papaver rhœas — Fl. Echium vulgare — T. Silybum marianum — R. Pilocarpus pinnatus — F. Arundo donax — R. Cyperus longus — R. Scabiosa succisa — T.

Sueurs nocturnes : Salvia officinalis — *infus. à froid*. + Polyporus officinalis. + Atropa belladona.

Suppositoires pour les enfants : Beta vulgaris — R.

Surdité : Mercurialis annua — S. Hyssopus officinalis — S. Ruta graveolens. Mentha auricularis — F. Hedyotis. Cleome viscosa — F.

Syncope : Melissa officinalis. Mentha piperita. Rosmarinus officinalis.

Syphilis « maladie secrète constitutionnelle ou accidentelle, qui se communique par le contact » : Buxus sempervirens. + Clematis vitalba. + Solanum cernuum, dulcamara — *tiges*. Lappa major — R. Juniperus communis — Bo. Polypodium. Calaguala — R. Herreria stellata — R. Coris — T. Pedicularis. Clerodendrum — F. Ehretia — R. Croton. + Anemone pratensis. Astragalus exscapus. Æthusa cynapium — F. Myosotis. Asclepias gigantea — R. Echites syphilitica — F. Sideroxylum — Ec. + Lobelia syphilitica. Carex arenaria. Juglans regia. Phragmites communis. Astrocaryum vulgare — R. Excœcaria — S. Cacalia hastata. Senecio ambavilla. Palicurea speciosa — F. Diervilla — Bo. Sanicla marylandica — T. Brasiliastrum — F. Nasturtium officinale. Alnus serrulata — Ec. Saponaria officinalis — T — *excellent*. Smilax brasiliensis, china, honduras, peruviensis, sarsaparilla, syphilitica — R. Tetracera. Hypericum lanceolatum — *Rés*. Waltheria americana. Cerasus virginiana — R — Ec. Dicentra formosa. Cassia biflora. Mangifera — *Rés*. Zizyphus trinervius — F. + Euphorbia tirucalli — S. Tragia involucrata

— R. Bignonia copaia — F. Ceanothus americanus — Fl. + Conium maculatum — F. Guajacum officinale, sanctum — Bo — *Rés.* Piper amalago. Populus tremula — Ec. + Daphne gnidium, mezereum — Ec. Hedyosmum granizo. Mentzelia aspera. Ulmus campestris — 2° Ec.

. . . **constitutionnelle** : + Aconitum napellus. Lappa major — R.

Taies « pellicules plus ou moins grandes qui envahissent le lobe de l'œil » : + Anemone pulsatilla — S. Agrimonia eupatoria. Bucida erecta — Ec.

Teigne : Ballota fœtida. + Nicotiana tabacum. Hedera helix — F. Juglans regia — F. Tussilago farfara, petasites — F. Githago — T. Rumex patientia — R. Viola tricolor. Lappa major — F. Galium aparine. Nasturtium officinale. Juniperus communis — Ba. Scabiosa succisa. Browallia demissa — *excellent.* + Conium maculatum — F. Æthusa cynapium — F. Kalmia. + Anemone nemorosa, pratensis — F — Fl.

Tétanos non traumatique « qui ne provient pas d'une blessure » : Solanum carolinense — Ba. Bombax — R. + Arnica montana — Fl. + Uredo segetum. + Strichnos colubrina, ignatii, nux vomitica, tieute.

Tête « maux de » : + Citrus aurantium —

F — Fl. Thymus serpyllum. Tilia europæa — Fl. Coffea — Gr — *torréfiées*. Cheiranthus — F — Fl. Cedrela rosmarinus — Fl. Bombax — Fl. Dianthus arenarius, moschatus, superbus — Fl. Bellis perennis. Euphrasia officinalis — T. Phyllirea — Fl. Molucella. Heliotropum odoratum — Fl. Portulaca meridiana — F. Erythrina corallodendron — F. Hymenæa martiana — *Rés*. Phyllanthus maderaspatensis — F.

Thés « plantes employées dans divers pays en guise de thé » : Ætherosperma moschefa — Ec. Eupatorium ayapana — F — Fl. Ocymum basilicum, minimum. Correa alba — F. Dictamnus — F. Luxemburgia — F. Beatsonia. Tamarix germanica — F. Saxifraga crassifolia — F. Borbonia cordata. Calamintha acinos, clinopodium. Rosa canina — Fl — *pousses*. Eupatoria perfoliatum. Leptospermum — F — Fl. Melaleuca genistifolia — F. Myrtus ugni — F. Philadelphus — Fl. Melastoma theezans — F. Angræcum flagrans — F — *sèche*. Ilex paraguajensis — F. Cassina gonguba — F. Geum chamedrifolium — F. Potentilla fragaria — F. Rubus arcticus — F. Borbonia — F. Polygala theezans. Lantana macrophylla, pseudo thea. Magnolia yulan — Fl. Thea chinensis — F. Piper trifolium — F. Myrica — Ec. Veronica officinalis. Corchorus capsularis — F.

. . . **d'Amérique** : Capraria biflora — F — Fl.

. . . **des Apalaches** : Ilex vomitoria.

. . . **de Bourbon ou de Madagascar** : Angræcum flagrans — F.

. . . **de Bogota ou de Santa Fé** : Alstonia theæformis — F.

. . . **de Canada** : Gaultheria procumbens.

. . . **de Chine** : Thea chinensis — F.

. . . **du Cap** : Borbonia cordata — F.

. . . **d'Europe** : Veronica officinalis — F — Fl.

. . . **de France** : Salvia officinalis — F — Fl.

. . . **de Jersey** : Ceanothus americanus.

. . . **des Jésuites ou du Paraguay ou de St Barthelemy** : Ilex paraguajensis.

. . . **du Mexique** : Chenopodium ambrosioïdes.

. . . **des Mongols** : Saxifraga crassifolia — F.

. . . **de New-Jersey** : Ceanothus discolor — F.

. . . **de Norwège** : Rubus arcticus — F.

. . . **de la Nouvelle-Galle** : Smilax glycyphylla — T. Melaleuca genistifolia — F — Fl.

. . . **de la Nouvelle-Hollande** : Leptospermum — F — Fl.

. . . **de St Germain** : Sambucus nigra — Fl, et Anethum fœniculum — Gr, et Cassia — F: *ces trois espèces mêlées avec de la crème de tartre constituent un bon laxatif.*

. . . **de Sibérie** : Polypodium rigidum — F. Saxifraga crassifolium — F. Potentilla fragaria — F. Poterium sanguisorba — F.

. . . **des Canaries** : Sida canariensis — F.

. . . **Suisse** - Anthyllis vulneraria — F — Fl, et Ajuga — F — Fl, et Artemisia absinthium, et Teucrium chamædrys — F — Fl, *concourent à sa composition.*

. . . **de Terre-neuve** : Gaultheria procumbens.

. . . **des Vosges** : Sticta pulmonacea.

Tic douloureux : + Conium maculatum — F. + Æthusa cynapium — F. + Datura stramonium — F.

Tisane de santé ou de Ste Catherine : Avena sativa — Gr, Cichorium intybus — R, *cristal minéral et miel.*

Tœnia : Hagenia abyssinica — Fl — F. Polystichum filix mas. Carlina gummifera — *Rés.* Punica granatum — Ec — *de la* — R. Cucurbita maxima — Gr. Aristolochia guaco. Myrsina tatzé — Fr. Valeriana officinalis. Atractylis gummifera — *Rés.* Bontia — Ba. Brayera — Fl — Gr. Polygala tinctoria — Gr. Cucurbita pepo — Gr.

Toniques « qui augmentent graduellement

la force de nos organes et de nos tissus » : Poterium sanguisorba. Erythræa centaurium — T — So. Mentha piperita. Cnicus benedictus — F. Glechoma hederacea. Polypodium. Aloe spicata — *Rés*. Scilla peruviana — R. Curculigo — R. Iris martinicensis — Gr. Rosa canina, gallica — Fl. + Menyanthes trifoliata — F. Costus — R. Curcuma — R. Kæmpferia galanga — R. Nymphæa alba, lutea — T. Laurus cupularis — Ec, fœtens, myrrha — Ec, parvifolia — F, quixos — Ec. Orobanche epithymum. Hyssopus officinalis. Salvia officinalis. Marrubium vulgare. Ocotea cujumary — Gr. Rumex aquaticus — R. Axia. Statice limonium — R. + Melissa officinalis. Morus nigra — Ec. Salix viminalis — Ec — *énergique*. Olea — Ec. Collinsonia — F — R. Monarda fistulosa — F. Nepeta malabarica. Satureia — F — Fl. Sideritis montana — Fl. Betonica officinalis. Rubia peregrina, tinctorum. Chamomilla nobilis — Fl. Humulus lupulus — T — *cônes*. Stachys sylvatica. Chironia linearifolia — Fl. Coutouba — T. Frasera — T. Lisyanthus — T. Thymus capitatus, serpyllum — F — Fl. Teucrium chamædrys, montanum, scorodonia. Scutellaria havanensis — T. Villarsia — F. Baccharis ivæfolia — F. Artemisia centaurea, montana — R. Conyza odorata — Fl. Sinapis alba — Gr. Quercus sessilifolia — T. Vitis vinifera — Fr. Citrus medicus. Liriodendron tulipifera — Ec. Eupatorium sophiæfolium — F. Sphæranthus indicus — Ec. Acanthospermum — F

— R Achillea lanata. Coffea — Gr. + Gentiana lutea — R. Centaurium officinale — R. Physalis alkekengi — Fr. Coutarea — Ec. Exostemma — Ec. Isertia — F. Portlanda — Ec. Bubon — *Rés*. Laserpitium gallicum — R. Fuschia — Ec. Helictores isora — Fl — Fr. Simaba — R. Tamaris articulata, germanica — F. Myrtus caryophyllata, cumini — Ec. Alstonia scholaris. Leonurus cardiaca. Sirynga vulgaris. Psidium thea. Anasforon. Dipsacus fullonum — R — *capitules*. Chiococca racemosa — R. Imperatoria — R. Opoponax pastinaca — Gr. Piper — Gr. Arachis hypogea — Gr. Aromadendrum. Citrus aurantium. Vallesia inedita — Ec. Rheum palmatum — R. Walkera — F — R. Drymis — Ec. Liriodendron — Ec. Magnolia flagrans — Ec. Cissampelos mauritiana — R. Menispermum — R. Astragalus bœticus — Gr. Ætherosperma moschata. Mimosa cochliocarpa — Ec. Cocculus cinerescens, cordifolius, crispus, peltatus — R. Cratæva tapia — Ec. Malpighia crassifolia, spicata — Ec. Barbatimao — Ec. Caryophyllus aromaticus — Fl. Galipea cusparia — Ec. Benzoin odoriferum — Ec. Winterana — Ec. Aquilicia — F. Hibiscus alba, sabdarifa — R. Turnera ulmifolia. Cerasus virginiana — Ec — R. Geum — T. Bonduc cœsalpinia — Gr. Borreria verticillata — R. Saponaria officinalis. Ilex aquifolium. Borrago officinalis. Apama tomentosa — T. Buchania — Ec. Buena macrocarpa — Ec. Spiræa tomentosa — F. Guilandina bonducella — Ec. Hæmatoxylum — Bo. Indigofera — R. Parkinsonia — T. Polygala rubella — T. Soulamea — R — Ec. Prinos — Ec. Comptonia — Ec. Liquidambar — *Rés.* Strompfia — F — Fl. Physcia islandica. Fumaria officinalis — So. Chrysosplenium alternifolium. Veronica officinalis. Burkea africana — Fc. Arbutus uva ursi — F. Acacia catechu — T. sama — T. Areca catechu. Sarothamnus scoparius. Lupinus albus. Spiræa ulmaria. Potentilla fragaria. Calliandra tetragona — S. Amomum cardamomum — S. Cardiaca vulgaris. Casuarina equisetifolia — Ec. Agrimonia eupatoria. Inula helenium — R. Anthemis nobilis. Cedrela — Ec. Gentiana chirayta. Chasmanthera palmata — R. Matricaria — Fl. Achillea millefolium. Centaurea calcitrapa — T. Cinnamodendron — Ec. Cinnamosma — T. Coscinium. Cornus florida — Ec — R. Dictamnus fraxinella — Ec — *de la* — R. Tanacetum vulgare. Cichorium intybus. Taraxacum dens leonis. Elæegia mariæ, utilis — *baume.* Erigeron podolicum, serotinum. Erythroxylon coca. Polygonum bistorta. Ribes — R. Alchemilla vulgaris. Juglans regia — F — Fl. Eucalyptus globulus — F — Ec. Eugenia. Eupatorium teneriifolium. Mentha. Krameria triandra — R. Salix alba — Ec. Panax jinseng — R. Juniperus communis — Ba. Rubia tinctorum — R. Cyperus longus — R. Polypodium vulgare. Leucanthemum vulgare. Geissospermum leve — Ec. Gnaphalium roseum. Mikania guaco, officinalis, opifera. Guajacum officinale. Cinchona. Quassia amara — Bo. Thymus vulgaris. Nectanda puchury — Fr. Sideritis canariensis — Fl. Buxus sempervirens. Rumex patientia. Cytinus hypocistis — S. Vanilla — Fr. Cynara.

. . . **après la grossesse** : Achemilla vulgaris. Citrus limonium.

Toux : Cynoglossum officinale. Glechoma hederacea. Tussilago farfara. Ficus carica — Fr — *secs*. Nymphæa malabarica — Fl. Nyctanthes — R. Pharnaceum cerviana. Melastoma aspera — Fl. Abrus — F. Brassica napus — R. Glycyrrhiza glabra — R. Ledum latifolium — F. Hypericum perforatum. Azyma — F. Chenopodium botrys. Commelina medica — *tubercules*. Geum urbanum — R. Verbascum thapsus — Fl. Adianthum capillus veneris — T.

. . **ancienne** : Scilla maritima. Papaver rhœas — Fl. Malva — R. Hesperis matronalis. Marrubium vulgare. Allium cepa. Origanum vulgare. Sisymbrium officinale.

. . . **nerveuse** : + Hyoscyamus niger. + Digitalis purpurea — F — *en guise de cigarette*. Aurus citrantium — F — Fl. Ferula asa fœtida — *Rés.*

Tranchées « douleur aiguë qu'on ressent dans les entrailles » : Anthriscus cerefolium

— F — *en catapl.* Verbascum thapsus. Papaver rhœas — Fl. Wahlenbergia linaroïdes.

. . . des accouchées : Chamomilla nobilis. Glechoma hederacea.

Tremblement des membres : Lavandula spica. Mentha piperita. Melissa officinalis. Salvia officinalis.

Tumeurs cancéreuses : + Mandragora officinalis. Arethusa bulbosa — *bourgeons.* + Datura arborea, tatula.

. . . **aux soins** : Senecio officinalis — *pilé en catapl.* Agrimonia eupatoria — id. Geranium robertianum — id. Daucus carota — R.

. . . **des doigts** : Ribes nigrum — F.

. . . **des pieds** : Bignonia equinoctialis — Fl.

. . . **engorgées** : + Conium maculatum — F. Allium porrum.

. . . **inflammatoires** : Ficus carica — Fr. Malva — T. Althæa officinalis — R. Lilium candidum — Bu. + Solanum nigrum. Hamamelis — Ec.

. . . **scrofuleuses** : Senecio officinalis — *pilé en catapl.* + Conium maculatum — F — id. + Æthusa cynapium — F — id. Lonicera xylosteum. Cuminum — Gr. Atropa belladona — S.

Tympanite « distention de l'abdomen causée par l'accumulation des gaz dans l'estomac et dans les intestins » : Tradescantia axillaris — T. Quercus infectoria — Fr.

Typhus : Scordium. Cratæva tapia — Ec.

Ulcères anciens : Hedera helix — F. Lappa major — F. Heliotropium europæum — F. Apama siliquosa — F. Aristolochia cordifolia, flagrantissima, punctata, sipho — R. + Solanum fœtidum — F. Bignonia indica — Fl. Marrubium vulgare — *à l'extér.* Apium graveolens. Quercus sessiliflora — Ec. Theophrasta — F. Penæa — *Rés.* Sipanea. Imperatoria — R. Malpighia crassifolia — Ec. Myrtus cumini — Ec. Cytisus cajan — Bô. Cydonia vulgaris — F. + Sedum acre — F. Hesperis matronalis — F. + Conium maculatum. Omphalea — F. Trichosanthes palmata — Fr. Piper anisatum. + Cicuta maculata. Senecio altissimus, jacobæa. Plumaria alba — S. Juglans regia. Asimina — Fr. Pedicularis. Clinopodium — F. Melastoma alata, pauciflora, succosa — Fl. Dalbergia — R. Daucus carota — R.

. . . **cancéreux** : Plumbago europæa — R. Calendula officinalis. Lathræa squamaria. Lysurus. Orobanche virginiana — T. Thapsia asclepium, villosa — T. Cotyledon laciniata — F. Heuchera — R.

. . . **de la bouche** : Brunella vulgaris — T. Cochlearia officinalis — F. Cyperus longus — R. Scabiosa succisa. Nostoc communis.

. . . **des intestins** : Solidago odora.

. . . **des poumons** : Brunella vulgaris — T. + Solanum nigrum — F. Plantago major — F. Andrachné. Tussilago farfara — Fl. Aristolochia serpentaria — *en poudre*, sipho *en décoct*. + Arum maculatum — F. Asimina — Fr. Cistus — *Rés*.

. . . **sanieux** : Dracontium fœtidum — F.

. . . **scrofuleux** : Galium cruciatum — Fl. Cochlearia officinalis — F. Nasturtium officinale. Juglans regia — T.

. . . **vénériens** : Aristolochia guaco. + Sedum acre — F — *avec du miel*.

Urine « écoulement involontaire » : Agrimonia eupatoria. Quercus sessilifolia — Ec. Cubeba officinarum — Fr.

. . . **ardeur d'** : Cassita filiformis — S.

Urticant « qui produit une piqûre analogue à celle de l'ortie » : Urtica dioica, urens — F. Malpighia urens — F.

Utérus « relachement de l' » : Statice speciosa — R.

Variole : Borrago officinalis. Malva. Polyalthia.

Vénérienne « maladie qui résulte de l'inconduite » : Boerhaavia peruviana, scandens. Erythrina corallodendron — F. Indigofera enneaphylla — S. Pedilanthus padifolius — F. Phyllanthus urenaria — F. Boerhaavia scandens. Smilax brasiliensis, china, honduras, peruviensis, salsaparilla — R. Pistia — F. Paullinia asiatica — T. Helicteres sacarolha — R. Waltheria douradinha. Zygophyllum fabago. Ginoria — S. Bryonia epigaea — R. Gronovia — R. Cuphea antisyphilitica.

Vérole « petite » : Fœniculum officinale. Malva. Asparagus sarmentosus — R.

Verrue : Chelidonium majus — S. Plumeria alba — S. Euphorbia — S. Senecio officinalis. Solanum esculentum — S. Verrucaria — S. Heliotropium europaeum — S. Ficaria — S. Polygonum fagopyrum — F — *tiges en friction.* Plumbago scandens — R. Tabernaemontana citrifolia — S. Anacardium — S. Cecropia — S. Agaricus acris.

Vers : Galega officinalis. + Phytolacca petiveria — R. Salix viminalis — Ec. Humulus lupulus — *cônes.* Polypodium calaguala — R, repandum — T. Cocos nucifera — Fr. Smilax macabucha — S. Asplenium pellucidum — R. Juglans regia — F. Allium cepa. Chamomilla nobilis — Fl. Citrus limonium — Fr. Allium sativum — Bu. Epidendrum auriculatum — S, obtusifolium. Aristolochia bracteata — F. Polygonum ribes. Chenopodium botrys, scoparia — T. Tanacetum vulgare — So. Fumaria officinalis. + Gentiana lutea — R. Fagus sylvatica — Ec. Celosia trigyna — F. Glechoma

— F — Fl. Chironia angularis, linearifolia — Fl. Daucus carota — R — *cru*. Erythræa centaurium — Fl. Melissa officinalis ┼ Ruta graveolens. Coutouba — T. Ophioxylon — R. Artemisia judaica, santonica. Flaveria chilensis — T. Spilanthe oleracea. Hypericum perforatum. Mentha. Melia azederach. Evonymus latifolius. Dictamnus albus. Corallina. Portulaca oleracea — T. ┼ Sedum acre. Ribes nigrum, rubrum, uva crispa — R. Calageri — Gr. Inula helenium. Matricaria chamomilla. ┼ Cyclamen europeum — R. Coryllus avellana. Juniperus communis. Neottia nidus avis — R. Pteris aquilina — R. Cetraria montana. Crocus sativus. Delphinium staphysagria — Gr — *à l'intérieur*. Andera racemosa — Ec. Geoffroya — Fr. Chenopodium ambrosioides — Gr. Strychnos colubrina, ignatii — R — Gr. Chrysocoma — T. Mikania guaco — F. Gnaphalium vira vira. Canthium — R. Anasforon. Angræcum carinatum. Spigelia anthelmia, marylandica. Santolina chamæcyparessus. Barbera — T. Morinda citrifolia, umbellata — Fr. Turritis hirsuta — S. Cicer arietinum — Gr. Vernonia anthelmintica — Gr. Olea chrysophylla — F. Ballota fœtida. Oldenlandia corymbosa — Fl — Gr. Cleome dodecandra — R. Stroemia — R — F. Augia — *Rés*. Garcina mangostana — Ec. Bassia — Ec. Bauhinia acuminata, variegata — R. Benzoin odoriferum — Ec. Bocconie frutesconte. Peganum. Zygophyllum fabago. Silena virginica — R. Cactus triangularis — S. Pangium. Brucea amarissima. Juniperus oxycedrus — *huile*, sabina. Calaguala — R. Carapa guyanensis — *bourgeons*. Clitoria ternatea — Gr. Dolichos urens — Gr. Erythrina monosperma — Gr. Galega virginiana — R. Carum carvi — Gr. Chenopodium anthelminticum — Gr. Cucumis colocynthis — *pulpe*. Psoralea glandulosa — F. Acalypha indica — F. + Euphorbia tymifolia. Momordica zeylanica — F. Ficus septica — F. Hagenia abyssinica — F — Fl. Cucurbita pepo — Gr. Hymenaea courbaril — F. Geoffroya jamaicensis — Ec. Tricosanthes amara — Fr. Carica — T. + Passiflora laurifolia — F. Peltigera aphthosa. Hugonia mystax. Morus nigra — R. Artemisia absinthium, vulgaris — So. + Lobelia cardinalis — R. Ægagrophiles marines. Cichorium intybus — R. Persica vulgaris — Fl. Citrus limonium. Seseli officinale. Tanacetum balsamita. Polysticum filix mas — R. + Iris florentina, germanica, pseudacorus — R. Crithmum maritimum. + Nicotiana rustica, tabacum. Valeriana officinalis. Delphinium ajacis. Opuntia reticulata — S — R. Artemisia maritima. Semen contra. Primula officinalis — R. Sisymbrium sophia — Gr. Mirabilis jalapa — R.

. . . **ascarides** : Tanacetum vulgare — F — *en lavement*. Daucus carota — R — *cruc*. Gigartina helminthocorton. + Nicotiana tabacum — F. Valeriana officinalis — R. Agalloche. Polysticum filix mas — R. Artemisia absinthium, gallica — S. Chenopodium anthelminticum. Allium sativum — *Bu — et lait*. Anthemis nobilis — So. Galega officinalis. Plumiera phagedenica. Cucurbita maxima — Gr.

. . . **blancs de l'anus** : + Gratiola officinalis. Artemisia absinthium, judaïca, semencina — F. + Ruta graveolens. Juniperus sabina — *en lavement*.

. . . **des enfants** : Artemisia absinthium, gallica. Allium sativum — *Bu — et lait*. Anthemis nobilis — So. Brassica napus — Gr. Linum usitatissimum — *huile*. Mentha piperita. Gigartina helminthocorton.

. . . **lombrics** : Gigartina helminthocorton. + Nicotiana tabacum. Valeriana officinalis. Polysticum filix mas — R. Morus nigra — R — Ec. Cucurbita maxima — Gr.

Vertiges : Origanum majorana. Verbena officinalis — F. Viscum album. + Rosmarinus officinalis. Salvia officinalis — F. Amaracus dictamnus. + Melissa officinalis. Betonica officinalis. Ambulia — T. Pæderia. Sonneratia acida — F.

Vesicant : Allium sativum — Bu — *pilées*. Viburnum lantana — Ec. + Bryonia alba — R. Mentha rotundifolia. + Adonis autumnalis. Dracontium fœtidum, pertusum — F. Salvadora — Ec. Eruca sativa — Gr. Juglans cathartica — F. Cleome frutescens, icosandra — F. Cissus quinquefolia — F. Ornithopus scorpioides — F. + Anemone nemorosa pratensis, pulsatilla — F. + Ranunculus acris, arvensis, bulbosus, flammula, lingua, muricatus, sceleratus. + Clematis flammula, vitalba — F. Heracleum spondilium — R — Ec — *de la tige.* Capparis ferruginea, jamaicensis — Ec. Gluta benghas — Ec. + Croton triglium — Gr — *huile, violent.* Brassica nigra. Ammania vesicatoria — F. + Rhus coriaria. + Arum maculatum — F. Plumbago europaea, sarmentosa — R. + Daphne alpinia, altaica, cneorum, gnidium, laureola, liottardi, mezereum — Ec. + Helleborus niger — R. + Chelidonium majus — S. Polygonum hydropiper — F — *tiges.* Sedum acre — F. Euphorbia latyris.

Vessie : Voir : Inflammation de la vessie.

Vipères « piqûres de » : Polygonatum vulgare — F — *pilées en topique.* Aristolochia indica.

Voies urinaires « maladie des » : Fragaria — T. Geranium robertianum. Linum usitatissimum. Paullinia sorbilis — S. Gossypium — R. Lawsonia — F. Mimosa vaga — Ec. Erica vulgaris. Buchu. Arbuta uva ursi — F. Chimaphila umbellata — F. Peumus boldus. Malva — R. Lactuca. Hordeum vulgare. Parietaria officinalis. Scolopendrium officinarum — F. Sisymbrium alliaria. Ribes nigrum

— Fl. Avena sativa — Gr. Verbascum thapsus — Fl. Anthriscus cerefolium. Cerasus vulgaris — Fr — *queues*. Cichorium intybus — R. Hypericum perforatum — So.

Vomissement : Rosa gallica — Fl. Chasmantera palmata — R. + Solanum undatum — R. Acacia tenuifolia — R.

. . . **de sang** : Nymphæa malabarica — Fl.

. . . **nerveux** : Mentha piperita, pulegium — F. + Papaver somniferum — *têtes*. Rosmarinus officinalis. Tilia — Fl. Monarda lutea.

Vomitif : + Euphorbia lathyris. + Gratiola officinalis. Triosterium perfoliatum — Fr. Viola odorata — R. Crinum asiaticum — S — *de* — R. Banksia — R. Pisonia fragrans — T. Sarcostemma — R. Bombax — Ec. Delphinium staphysagria — Gr — *énergique*. + Andira — Fr. Atriplex hortensis — Gr. Ochroma — R. Clitoria ternatea — R. Dolichos acinaciformis — R. Guilandina bonduc — Gr. Polygala glandulosa — R. Spiræa trifoliata — R. Stachys betonica — R. Bromus purgans — R. + Cephaëlis bearii, elata, ipecacuanha, muscosa — R. Dastica cannabina. Plumbago africana — R, europæa. + Chelidonium majus. Frangula vulgaris. + Anagyris fœtida — Gr. + Sedum acre. + Helleborus niger — R. Fagus sylvatica — Ec. Evonymus europæus. Ilex vomitoria — F.

+ Lobelia inflata. Hedera helix — Ba. + Arnica montana. + Solanum dulcamara. Asarum europæum — F — R. Hybanthus ipecacuanha, microphyllum, paxviflora — R. Leucolium æstivum, vernum — Ba. Aristolochia. + Paris quadrifolia. + Bryonia africana, alba, dioica — R. + Menyanthes trifoliata — *à haute doses*. + Cyclamen europaeum — R. Sarothamnus tinctoria — Gr. + Hyoscyamus niger — R. Narcissus pseudonarcissus — Bu. Sanguinaria — R. Robinia pseudo-acacia — Ec.

Vue « sa conservation » : Rosmarinus officinalis.

Vulnéraire « qui guérit les plaies » : Equisetum. Hydrocotyle vulgaris. Pedicularis. Sanicula europaea. Orobanchia. Blechnum spicant. Ophioglossum vulgatum — T. Kaempferia longa — T. Maranta arouma, arundinacea — R. Bellis perennis. Veronica officinalis. Glechoma hederacea. Potentilla reptans. Epipactis latifolia — T. Neottia nidus avis, ovata — T. Stratiotes — F. Quinchamalium. Rivina — T. Antirrhinum majus. Dracocephalum moldavica — *en infusion*. Ægopodium podagraria. Polygonum persicaria — T. Chenopodium bonus henricus — T. Littorella — F. Plantago bellardi — R — F. Statice armeria — R. Alchemilla vulgaris. Amaracus dictamnus. Androsemum officinale — T. Lythrum hyssopifolia. + Anagallis phœnicea — T. Lysimachia — F. Trientalis — T. Punguicula — F. Samolus — T. Justicia pectoralis — F. Draba — T. Ballota spinosa. Vitex agnus castus — F — Fl — *en catapl*. Alnus glutinosa — F. Chionanthus — R. Stachytarpheta — F Ajuga — T. Galeobdolon — F — Fl. Molucella. Origanum creticum — F. Barbarea praecox, vulgaris. Crucianella odorata. Cotyledon brasilica. Origanum dictamnus — F. Stachys palustris. Calceolaria inflexa. Linaria elatine, spurtia — T. Swertia — F. Aristolochia. Pteris aquilina — R. Artemisia glacialis. Adoxa — R. Matourea pratensis. Scrofularia aquatica. Heliotropum indicum — T. Polemonium — R. Bignonia candicans, echinata — R. Triticum repens — R. Anthyllis vulneraria — T. Helianthemum vulgare. Hieracium sabaudunum, umbellatum. Campanula speculum, trachelium — T. Jasione — T. Catananche — T. Hyoseris. Baccharis viscosa. Aster — F. Asperula odorata. Convolvulus arvensis. Momordica charantia — F — *dans l'huile*. Hyssopus officinalis. Cacalia sonchifolia — S. Conyza salicifolia, squarrosa. Eupatorium atriplicifolium. Serratula integrifolia. Verbena officinalis — F — Fl. + Arnica montana — Fl. Chrysanthemum segetum — T. + Erigeron glutinosum — F, philadelphicum — T. Solidago — F — Fl. Galium cruciatum — T. Alsine — T. Tamus communis. Pyrola rotundifolia. Lauranthus americanus — F — Fl. Bubon macedonicum — F — R. Hydrocotyle vulgaris. Laserpitium siler — R. Epilobium spicatum — F. Pinguicula vulgaris — F — *fratohes*. Hypericum perforatum — Fl. Œnothera biennis Herniaria glabra. Scandix pecten. + Anemone hepatica — T. Myosurus — T. Davilla elliptica. Lunaria — T. Melilotus officinalis. Crassula rubens — F. Calophyllum — *Rés*. Stalagmitis — *Rés*. Agrostemma — R. Psidium pomiferum — F. Lythrum — F. Chrysosplenium — *en décoct*. Serratula tinctoria. Solidago virga aurea. Hieracium murorum. Hippocrepis — T. Hymenæa — *Rés*. Pterocarpus flavus — Ec. Amyris heterophylla — *Rés*, oleosa — S. Bursera — *Rés*. Lotus corniculatus. Betonica officinalis. (Achillea millefolium. Artemisia absinthium, campestris. Lavandula spica. Anethum fœniculum. Salvia officinalis. Origanum majorana, vulgare. Mentha. Thymus serpyllum. Melissa officinalis. Rosmarinus officinalis. Angelica archangelica. Senecio vulgaris.) *Toutes ces plantes entre parenthèses, infusées pendant 15 jours dans 1 litre et demi d'eau-de-vie, à la dose de 8 gr, font d'excellentes compresses*. Lappa major — F. Verbascum thapsus. Brunella vulgaris — T. Delphinium ajacis, consolida — Fl. Caproxylon — *Rés*. Momordica balsamica — Fr. Cecropia — S. Cupressus — Fr. Plegorhiza — Q. Sisymbrium sophia — F.

Yeux « coup sur les » : Hamamelis — Ec. Malus — Fr — *en catapl*. Baccharis brasiliana — F. Santolina fragrantissima.

. . . « maladie des » : Anisodus luridus. Centaurea montana — Fl. Erica vulgaris. Euphrasia officinalis — T. Plantago arenaria major. — T. Delphinium ajacis, consolida — Fl. Polygala sanguinea — R. Pallasia — Bo.

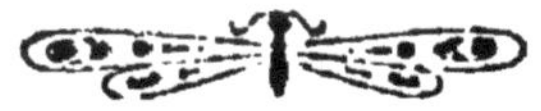

DEUXIÈME PARTIE

NOMENCLATURE

PAR ORDRE ALPHABÉTIQUE

Des plantes indiquées dans la première partie

Avec la designation de leur famille ; de leur habitat, si elles sont exotiques ou rares; de leurs noms vulgaires et de tous les renseignements utiles pour leur emploi.

Abanga fruit d'un palmier de l'île Saint-Thomas, Antilles; dont les graines sont utilisées dans les maladies de poitrine.

Abaremotemo (papilionacées) ses feuilles sont astringentes et son écorce en décoction, déterge les ulcères invétérés.

Abies balsamea (conifères) du Canada ; *sapin baumier ;* sa résine appelée *baume de sapin baumier*, est bonne dans la phtisie.

Aboulaza, arbre de Madagascar, est utilisé dans les maladies de cœur.

Abre ou abrus precatorius (papillonnacées) légumineuse de l'Equateur, appelée *cascavelle, réglisse des Iles, liane à réglisse, ou abre à chapelet* ; dont la racine est un succédané de la réglisse et dont les feuilles sont prises en infusion en guise de thé, dans la toux et les maux de gorge.

Abuta rutescens (ménispermées) de l'Amérique-Tropicale ; fournit le *pareira brava blanc*, diurétique énergique ; son infusion est excellente pour combattre l'hypertrophie du foie.

Abutillon americanus (malvacées) du Brésil et de l'Inde ; se trouve dans l'Europe méridionale ; ses feuilles sont émollientes et ses graines apéritives et diurétiques.

. . . **elongatum** (id.) de l'Inde ; sa racine en infusion avec le gingembre, est utilisée dans les fièvres intermittentes ; elle est encore stomachique et utile dans les affections chroniques des intestins.

. . . **lanceolata** (id.) de l'Inde ; jouit des mêmes propriétés que l'Abutillon americanus.

Abutua indica (ménispermées) des Indes ; la base de ses tiges est utilisée dans les obstructions, les fièvres et engorgements.

Acacali, petit arbrisseau d'Egypte, qui produit des graines bonnes dans les ophthalmies.

Acacia adansonii (papilionacées) du Brésil; ses fruits servent à guérir les ophthalmies, la dyssenterie et le scorbut.

. . . **arabiba** (id.) du Brésil: encore appelée *araroba* et *bois de Diababul*.

. . . **catechu et sama** (id.) de l'Equateur et de l'Australie; dont le bois, les feuilles et les fleurs sont employées en infusion, à la dose de 1 à 6 gr., dans les sécrétions exagérées du tube digestif; et en injection, dans les catarrhes urétraux et vésicaux. L'extrait des fruits verts et de la partie centrale du bois, donne le *cachou*, dont le commerce fournit trois espèces: le *cachou du Bengal* ou *rougeâtre*, le *cachou de Bombay* ou *brun* et le *cachou en masse*.

. . . **farnesiana** (id.) *acacie odorante*; ses fleurs sont employées dans les cardialgies et les dyspepsies.

. . . **tenuifolia** (id.) des Antilles; sa racine et ses bourgeons servent à combattre la diarrhée, les hémorragies et les vomissements.

Acalypha betulina (Euphorbiacées) de l'Inde; ses feuilles sont stomachiques.

. . . **indica** (id.) de l'Inde; *ortie de mer*; ses feuilles et sa racine en infusion et décoction, constituent un bon purgatif, laxatif et vermifuge.

Acanthospermum brasilianum (composées) du Brésil ; sa racine en décoction est tonique.

Acanthus ilicifolius (acanthacées) ; de l'Inde ; *acanthe à feuille de houx* ; ses feuilles pilées, servent à combattre la morsure des animaux venimeux.

. . . **mollis** (id) *acanthe, patte d'ours, grande berce, branche ursine, branc ursine.* Une poignée de feuilles, après ébullition de 3/4 d'heure, donne une boisson adoucissante.

Achillea ageratum (composées) *eupatoire de Messué* ; jouit des mêmes propriétés que le Millefolium ; mais plus énergiques.

. . . **atrata** (id.)

. **herba rota** (id.)

. . . **lanata** (id.) *génépi blanc* ; ses sommités toniques et stimulantes sont bonnes contre les fièvres.

. . . **millefolium** (composées) *mille feuilles, saigne-nez, sourcil de Vénus, herbe du charpentier, herbo dél tàl, dél corpontio, dé millo fueilles.* On récolte toute la plante à la floraison. Elle peut être employée pilée en cataplasmes, ou en infusion a la dose de 5 à 20 grammes dans un demi litre d'eau qu'on prend le matin et le soir en 3 tasses dans les cas d'hémorroïdes et d'atonie. Dans les contusions internes, on prend une tasse tiède, quatre fois chaque jour, pendant quelque temps, d'une décoction faite avec 4 gr. de ses feuilles, de celles de *Plantago major* et de *Hedera helix*, dans deux litres d'eau pendant demi heure. Le suc de ses feuilles mis dans le trou de l'oreille, calme souvent les maux de dents.

. . . **ptarmica** (id.) *ptarmique, herbe à éternuer, bouton d'argent*; sa racine est employée en poudre comme la suivante.

. . . **pyrethrum** (ids) *pyrèthre, œil de bouc*; sa racine est sternutoire.

Achras balota (sapotacées) de l'Inde; *sapotillier*, *bois de natte* : ses feuilles broyées avec le Zingiber sont appliquées en topique dans les paralysies.

. . . **mammosa** (id) des Antilles ; son suc vénéneux est émétique et guérit les verrues.

. . . **sapota** (id) des Antilles; donne une écorce astringente et fébrifuge; ses graines sont apéritives, diurétiques et propres à combattre la gravelle.

Achyranthes aspera (amaranthacées) appelée *cadatari* à l'Equateur; est employée en infusion comme apéritive, astringente; elle est utile dans la diarrhée.

Acmelle, plante de l'Amérique méridionale et de l'Inde; employée comme l'Anacyclus pyrethrum dans les maux de dents et la paralysie de la langue.

Aconitum napellus (ranunculacées); *aconit*,

capuchon, casque, capuche de moine, pistolet, thore, tue-loup ; ses feuilles et sa racine ramassées à la maturité, peuvent être employées en poudre ou en pilules à la dose de 0,05 c. gr., à 0,50 c. gr., par jour. Elles contiennent un poison narcotique stupéfiant.

N. B. Toutes les espèces jouissent des mêmes propriétés.

Acorus calamus (acoracées) *acore vraie, acore aromatique, galanga des marais, roseau odorant*. La racine est employée en poudre contre les mites ; et en Allemagne on la donne en infusion dans les fièvres intermittentes, deux heures avant l'accès à la dose de 12 à 13 gr. ou en décoction à celle de 8 à 16 gr., ou en poudre à celle de 0,05 à 5 gr.

Acrocomia sphœrocarpa ; palmier appelé *acrocomie*, dont le péricarpe et l'amande sont employés en émulsion comme béchiques.

Achrostichum flavens, plante non classée, de la Nouvelle-Grenade, appelée *acrostic jaune*, constitue un bon laxatif.

Actæa spicata (actéacées) *actée, herbe de St-Christophe, Christophoriane, herbe aux poux*; ses feuilles, fleurs et tiges sont employées à l'extérieur en décoction ou en poudre, contre la gale et comme insecticide ; elle est vénéneuse.

Adansonia digitata (sterculiacées) arbre des Tropiques appelé *baobab, arbre de mille ans* ; ses feuilles et son écorce sont utilisées comme émollientes dans la dyssenterie et les maladies inflammatoires ; séchées et réduites en poudre, ses feuilles sont employées pour les mêmes fins sous le nom de *lulo*. La pulpe des fruits réduite en poudre est utilisée sous le nom de *terre de Lemnos*, contre les fièvres, le crachement de sang et la dyssenterie.

Adenanthera pavonina (papilionacées) de Cochinchine ; appelée *condori paon* ; produit une graine réputée efficace pour guérir la rage.

Adhatoda (acanthacées) des Indes ; appelée *noyer des Indes* ou *de Ceylan*. On emploie ses feuilles, ses racines et surtout ses fleurs, comme antispasmodiques.

Adianthum capillus veneris (fougères) *capillaire de Montpellier* ; ses feuilles sont béchiques ; on les prépare en les mettant à infuser une heure.

. . . **fragile** (id.) de la Jamaïque ; on utilise ses feuilles dans les ulcères des poumons et dans les consomptions purulentes.

. . . **nigrum** (id.) *capillaire noire, doradille noire* ; ses feuilles sont utilisées.

. . . **æthiopicum** (id.) *capillaire d'Ethiopie, du Cap* ; ses feuilles sont utilisées.

. . . **pedatum** (id.) *capillaire du Canada* (id.)

. . . **radiatum** (id.) de la Jamaïque, appelée *capillaire radiée*, (id.)

. . . **trapeziforme** (id.) des Antilles ; ses

feuilles sont apéritives et sudorifiques ; il faut éviter de les faire bouillir trop longtemps.

Adonis æthiopica (ranunculacées) d'Afrique ; ses feuilles sont vésicantes ; toute la plante est un poison.

. . . **autumnalis** (id.) *adonide, goutte de sang, rougeole* ; ses feuilles sont vésicantes ; toute la plante est un poison.

. . . **capensis** (id.) du Cap ; id.

. . . **vernalis** (id.) appelée *grand œil de bœuf, œil du diable* ; sa racine est employée dans les maladies vénériennes et comme purgative ; elle est vénéneuse ; ses feuilles 20 gr., en infusion, prises par 200 gr. toutes les 24 heures, régularisent les battements du cœur.

Adoxa moschatellina (sambucacées) *moschatelle, musc végétal, herbe du musc, petite musquée* ; elle a les mêmes propriétés que le musc quoique moins énergique. On l'emploie en infusion à la dose de 10 à 15 gr. Sa racine à l'extérieur est résolutive et vulnéraire.

Ægagrophiles marines (algues) appelée *zostera maritima* est utilisée après torréfaction. Voir :*conferva ægagrophylla*.

Æginétia indica (orobanchacées) de l'Inde ; raffermit les dents et corrige la fétidité de l'haleine.

Ægiphilia salutaris (gattiliers) d'Amérique; on utilise ses feuilles en décoction ou machées, contre la morsure des animaux venimeux.

Ægle ou Egle marmelos (méliacées) de l'Inde; ses feuilles sont employées dans l'asthme; sa racine dans l'hypocondrie, les palpitations de cœur et la mélancolie, et son fruit appelé *bael, aglaie*, purge quand il est mûr et guérit la diarrhée quand il ne l'est pas.

Ægopodium podagraria (ombellifères) *podagraire, herbe à Gerard, petite angélique*; a été utilisée contre la goutte ; on la préconise comme excitante, diurétique et vulnéraire.

Æschinomene agathi (papilionacées) ses feuilles purgent et son écorce guérit la fièvre.

. . . **aspera** (id.) de l'Inde; est employée en décoction dans l'hydropisie.

. . . **grandiflora** (id.) de l'Inde; id.

Æsculus hippocastanum (castanéacées), *marronier d'Inde*; torréfiées, ses châtaignes sont utilisées contre les fièvres; elles sont même comestibles quand elles sont fraiches, pourvu qu'on les fasse tremper longtemps dans l'eau. Son écorce est utilisée dans les fièvres, en poudre ou en décoction, à la dose de 15 à 50 gr. ; elle est tonique à la dose de 20 à 30 gr. en décoction, ou de 1 à 4 gr. en poudre, prise une demie heure avant le repas.

Æthusa cynapium (ombellifères) *petite ciguë, ciguë des jardins, faux persil, persil de* *chat, cocuë, ache des chiens* ; son suc qui est très-vénéneux est résolutif et fondant.

Agalloche (euphorbiacées) des Indes ; appelée *agalloche, bois d'agalloche.*

Agaricus acris (champignons) *aubuzon, lamburon* ; on le prend à l'intérieur contre la pierre ; il est employé à l'extérieur pour détruire les verrues.

. . . **deliciosus** (id.) *agaric briqueté* ; bon dans la phthisie.

Agathophytum bonus henricus (chénopodiacées) appelée *herbe du bon Henry*, est employée comme émolliente sur les plaies et blessures.

Agathotes chirayta (gentianacées) appelée *agathode, swertie angustifoliée*; sa racine amère, tonique, stomachique et fébrifuge est considérée dans les Indes comme succédanée de *gentiana lutea.*

Agrimonia alba (rosacées) l'infusion des racines est bonne dans les fièvres inflammatoires.

. . . **eupatoria** (id.) appelée *aigremoine eupatoire, soubeirette, herbe de St Guilhaume*; ses feuilles cuites avec du beurre et appliquées en cataplasmes, sont efficaces dans les hémorragies ; triturées avec de l'eau de son et du vinaigre et appliquées de même, elles sont salutaires dans les coups, luxations et foulures. On peut les employer à l'intérieur comme toniques, en poudre à la dose de 2 à 4 gr., ou en infusion en mettant 1 à 3 pincées dans un litre d'eau ; et en gargarisme dans les maux de gorge, par un mélange de 3 pincées avec du miel et du vinaigre. Il faut la cueillir pendant l'été ; car par la dessication elle perd beaucoup de ses vertus.

. . . **minor** (id.)

. . . **odorata** (id.)

Agrostemma cœli-rosa (dianthacées) toute la plante, mais surtout la racine, est vulnéraire et astringente ; ses graines sont purgatives.

. . . **flos Jovis** (id.) elle a les mêmes propriétés.

. . . **githago** (id.) *nielle, borouol, mousnièille, nièlo* ; ses graines mélangées au blé rendent la farine vénéneuse ; elles sont bonnes en décoction contre la gale et la teigne. Voir : Githago.

Agrostis calamagrostis (graminées) en infusion, constitue un diurétique.

. . . **linearis** (id.) des Indes ; appelée *arugam-vory*, est employée comme *triticum repens*.

Aiault narcissus (amaryllacées) appelée encore Narcissus pseudonarcissus, *narcisse jaune, narcisse sauvage, à feuilles de poireau, chaudron, aiault, porillon* ; 2 à 4 gr. de ses fleurs séchées et prisés en poudre, calment les convulsions, l'épilepsie et coupent les fièvres intermittentes.

Ailanthus glandulosa (térébinthacées) de Chine ; sa racine est utilisée par nos missionnaires contre la dyssenterie. On prend 80 gr. de sa première écorce qu'on triture dans un mortier avec un peu d'eau ; cette première opération terminée, on passe le liquide à travers un linge et on le conserve dans un flacon solide et ficelé. On l'agite quand on veut s'en servir, et on en prend une cuillerée à café qu'on mélange avec de l'eau dans un bol jusqu'à ce que l'eau ait pris la couleur du thé, et on l'avale une heure avant le repas. La dyssenterie ne dure pas plus de quatre jour.

Ajipas, tubercules récoltés en Bolivie et dont le goût est semblable à celui des *navets*.

Ajuga genevensis et pyramidalis (labiées) jouissent des mêmes propriétés que la suivante.

. . . **reptans** (id.) *bugle, herbe de St-Laurent, consyre moyenne, moyenne consoude* ; toute la plante est astringente ; 2 ou 3 pincées de ses sommités fleuries desséchées, mises à infuser dans un litre d'eau ou du lait avec du miel, forment un excellent gargarisme.

Alangium decapetalum et hexapetalum (alangiées) de Malabar ; appelées *alangion, alangier* ; le suc des racines est purgatif hydragogue ; réduites en poudre elles sont efficaces contre la morsure des serpents venimeux.

Alchemilla vulgaris (rosacées) *alchémille*,

alchimille, pied de lion, manteau des dames, herbo dé lo floquièyro ; sa racine est utilisée comme vulnéraire et astringente : à l'intérieur en infusion 15 à 30 gr., et à l'extérieur en décoction 38 à 60 gr., pour un demi litre d'eau. Elle est efficace en décoction à la dose de 190 gr. à 200 gr. dans la gonorrhée.

Alchornées (euphorbiacées) du Brésil, elles sont astringentes.

Alcornoque, écorce d'un arbre d'Amérique qui est appelée *bowdichia* ; elle est vantée comme astringente et fortifiante et est employée avec succès à la Martinique contre la phthisie.

Aletris farinosa (liliacées) de l'Amérique du Nord ; appelée *aletris farineux* ; sa racine en infusion est béchique et pectorale.

Aleurites moluccana (euphorbiacées) appelée *bancoulier des Moluques*, produit la *noix de Bancoul* très-usitée comme purgative.

Alisma damasonium (alismacées). *fluteau étoilé, flûte de berger, étoile de berger* ; sa racine est astringente.

. . . **plantago** (id.) *fluteau plantaginé, pain de crapaud, plantain d'eau* ; sa racine en poudre, à la dose de 0.50 c. g. à 2 gr., est utile dans la chorée et l'épilepsie.

Alkanna tinctoria (borraginacées) dont la racine est appelée *orcanette*.

Allamanda cathartica (apocynacées) de

Java, appelée *orélie*, ses feuilles en infusion et son suc purgent.

. . . **cerbera** (id.) des Tropiques ; son suc est employé dans les coliques de plomb : 8 à 10 gouttes purgent énergiquement ; ses amandes sont très-vénéneuses.

Allium cepa (liliacées) *oignon* ; ses bulbes cuites sont émollientes et maturatives ; et crues, diurétiques et rubéfiantes.

. . . **moschatum** (id.) *ail musqué*; ses bulbes sont diurétiques.

. . . **porrum** (id.) *poireau ;* s'emploie tout entier en cataplasme ; ses feuilles en décoction et en lavement, sont stimulantes.

. . . **sativum** (id.) *ail* ; est vermifuge ; pilé et appliqué en topique, il est vésicant et bon dans les rhumatismes et paralysies. On le donne comme curatif de la rage. Voici le traitement du docteur Vereira de Porto : la morsure est lavée à l'eau froide, puis frottée avec de l'ail pilé, qu'on laisse en place en topique. Durant huit jour, on fait prendre 60 gr. d'une décoction faite avec une gousse d'ail dans 750 gr. d'eau avec réduction du tiers ; pendans ce même temps la personne mordue doit déjeuner tous les matins avec deux gousses d'ail et du pain. Que si l'accès se déclarait, il faudrait lui faire mâchonner de l'ail jusqu'à ce qu'elle s'assoupisse On recommande dans la gravelle, une infusion de deux gousses dans du vin blanc, à prendre toutes les semaines, pendant quelque temps.

. . . **ursinum** (id.) *ail pétiolé* ; ses bulbes sont diurétiques et vermifuges.

Allophyllus ternatus (sapindacées) de la Cochinchine ; ses feuilles pilées font un cataplasme résolutif.

Alnus glutinosa (bétulacées) *aulne, aune, verne, aunet, vergne, bouleau berné, vergné, bergnas* ; ses feuilles appliquées fraîches, sont vulnéraires ; hachées et séchées à moitié dans une assiette sur le feu et appliquées sur les seins plusieurs fois le jour, elles font perdre le lait et résolvent les engorgements laiteux. Son écorce astringente, réduite en poudre et prise à la dose de 2 à 4 gr. guérit les fièvres des marais.

. . . **serrulata** (castanéacées) de l'Amérique ; appelée *aune dentelé*, est employée dans les maladies de la peau scrofuleuses ou syphilitiques.

Aloe soccotrina (liliacées) *aloès soccotrin* ; dont le suc durci est purgatif à la dose de 1 à 2 gr. et stomachique à celle de 0, 10 à 0, 20 c. gr.

. . . **spicata** (id.) d'Ethiopie : *aloès en épi* ; son suc donne le meilleur aloès comme purgatif, vermifuge et tonique; il sert à composer le *chicotin* des nourrices.

Aloexylum (papilionacées) de Cochinchine ; son bois appelé *agalloche, calambac*, est tonique, cordial et excitant.

Alpinia galanga (amomées) des Indes ; *alpinie, grand galanga, herbe indienne, souchet babylonique* ; on utilise fréquemment sa racine surtout celle du suivant.

. . . **officinarum** (id) des Tropiques et des Indes ; appelée *petit galanga* ou simplement *galanga* ; sa racine est employée en poudre à la dose de 0,05 c. gr. à 5 gr.

Alsine media (dianthacées) *morgeline, mouron blanc, mouron des oiseaux* ; toute la plante employée à l'extérieur est vulnéraire, résolutive et astringente.

Alstonia scholaris (apocynacées) des Indes; *alstonie* ; son écorce amère est tonique.

. . . **theæformis** (ébénacés) d'Amérique ; ses feuilles appelées *thé de Bogota, de Santa Fé*, sont prises comme le thé.

Alstrœmeria salsilla (amaryllidacées) du Pérou ; sa racine est un succédané de la salsepareille.

Althæa cannabina, et **ficiola** (malvacées) de Sibérie, **hirsuta,** et **sinensis,** de Chine et **narbonensis** de Narbonne ; ont toutes les mêmes propriétés.

. . . **officinalis** (id.) *guimauve officinale, guimalbo, guimaubo, guimogo* ; toute la plante est employée, surtout comme pectorale, en décoction, à la dose de 30 gr. ; sa racine l'est en infusion de deux heures, à la dose de 10 gr.

ou en mucilage à celle de 30 gr. et ses fleurs en infusion d'une heure, à la dose de 8 gr.

. . . **rosea** (id.) *passe rose, rose trémière, passo roso, passo rouèso* ; jouit des mêmes propriétés.

Alyxia aromatica (apocynacées) de Java ; son écorce est employée comme tonique dans les mauvaises fièvres.

Amaracus dictamnus (labiées) *amaraque, dictamne de Crète, de Candie* ; avait autrefois la réputation de guérir tous les maux ; elle est employée de nos jours comme les *salvia officinalis, mentha et rosmarinus officinalis.*

Amaranthus albus (amaranthacées) *fleur d'amour, de jalousie, passe velours* ; est toute employée comme astringente, émolliente et rafraîchissnte.

. . . **maximus** (id.) *amaranthe très-grand* ; ses fleurs sont astringentes en décoction.

. . . **oleraceus** (id.) de l'Inde ; *brède, brète, épinard marron ;* ses feuilles en cataplasme sont émollientes.

. . . **spinosus** (id.) *amaranthe épineux* de l'Inde : a les mêmes propriétés.

Amaryllis lutea (narcissées) *amaryllis jaune, faux safran, vendangeuse, narcisse d'automne* ; sa racine purge.

Ambaville (hypéricacées) de l'Ile Bourbon ; fournit une résine que les nourrices prennent comme dépuratif avant d'allaiter.

Ambelania acida (apocynacées) de la Guyane ; son fruit vénéneux devient comestible en séjournant dans l'eau et confit, il sert à guérir de la dyssenterie.

Ambrosia maritima (composées) *ambroisie maritime* ; est tonique et digestive.

Ambulia aromatica. (scrofulariacées) du Malabar : toute la plante est bonne en décoction, contre les fièvres et infusée dans du lait aigri, elle dissipe les vertiges.

Ammania vesicatoria (lythracées) des pays chauds ; ses feuilles sont vésicantes et meilleures que les cantharides dans le traitement des douleurs rhumatismales.

Ammi copticum (ombellifères) de l'Inde et des Canaries ; son fruit est appelé *d'ajowan.*

. . . **officinalis** (id.) *ammi officinal* ; ses graines font partie des quatre semences chaudes ; elles sont carminatives, stimulantes et toniques.

. . . **visnaga** (id.) *visnage, cure-dent d'Espagne, fenouil annuel* ; ses graines sont diurétiques et apéritives.

Amomum cardaminomum (balisiers) de l'Inde ; *cardamome, amome à grappes* ; ses graines sont stimulantes, à la dose de 0,05 c. gr. à 5 gr. en poudre.

. . . **granum paradisi** (id.) d'Afrique ; *amomée graine de Paradis, malaguette, mani-*

guette, poivre de la Guinée, des Nègres; ses graines sont stimulantes.

. . . **petiolatum** (id.) du Brésil ; *canne congo, canne de rivière, d'Inde* ; ses racines et ses tiges prises en décoction, sont stimulantes, diurétiques, emménagogues, sudorifiques et rafraichissantes dans la gonorrhée.

. . . **zeodaria** (id.) de l'Inde : *zéodaire*; sa racine est stimulante.

Amygdalus amara (amygdalacées) *amandier amer* ; son fruit renfermant de l'acide prussique est vénéneux ; quelques amandes amères suffisent pour tuer un enfant ; elles sont d'ailleurs calmantes, diurétiques, anthelmintiques ; efficaces dans les fièvres intermittentes, dans l'asthme, la coqueluche, la chorée; et préconisées contre la rage ; en émulsion on les emploie 50 gr. avec 50 gr. de sucre et un litre d'eau. Ses feuilles sont vénéneuses.

. . . **communis** (id.) *amandier* ; son fruit est adoucissant et l'huile d'amandes est purgative pour les enfants, à la dose de 30 à 60 gr.; on l'emploi en émulsion comme le précédent.

Amyris ambrosiaca (térébinthacées) de Surinam ; sa résine est efficace contre la diarrhée.

. . . **gileadensis** (id.) de Judée : *bois de baume* ; sa racine produit le *baume de la Mecque* employé comme diurétique et sudorifique.

. . . **heterophylla** (id.) de Cayenne ; sa résine est vulnéraire.

. . . **myrrha** (id.) de l'Arabie ; elle donne la *myrrhe* employée comme parfum et comme médicament dans les maladies de poitrine et au début de la phthisie à la dose de 0, 05 c. gr. à 1 gr.

. . . **oleosa** (id.) de Cochinchine ; son huile est vulnéraire et résolutive.

. . . **sylvatica** (id.) des Antilles ; est aromatique et stimulante.

Anacahute (térébinthacées) du Mexique ; son bois en décoction, est employé contre la consomption.

Anacardium occidentale (térébinthacées) de l'Amérique Tropicale ; *anacardier, acajou à pommes* ; le péricarpe du fruit est escharrotique.

. . . **orientale** (id.) des Indes orientales ; *anacardier d'Orient* ; le suc de la 2e écorce est caustique et bon contre les verrues.

Anacoluppa (verbénacées) de Malabar ; son suc mêlé au poivre, guérit de l'épilepsie et des morsures des serpents, particulièrement de celles du *cobra capel*.

Anacyclus pyrethrum (composées) de la Turquie d'Asie ; *pyrèthre* ; sa racine guérit les maux de dents, la paralysie de la langue, et procure une grande salivation; à l'extérieur on l'emploie en poudre comme insecticide, en teinture ou en alcoolat.

Anagallis alternifolia (primulacées) du Chili.

. . . **cœrulea** (id.) *mouron bleu, mouron femelle*; est dangereuse et ne sert qu'en décoction pour laver les ulcères.

. . . **phœnicea** (id.) *mouron rouge, mouron mâle, menu..non, miroir du temps*; est dangereuse quoiqu'on l'utilise comme vulnéraire, astringente et contre la rage : à faible dose elle empoisonne les chiens.

Anagyris fœtida (papilionacées) *anagyre, bois puant*; ses feuilles et ses graines sont purgatives et émétiques; mais vénéneuses.

Anaménie (renonculacées) *Knowltonie du Cap*; ses feuilles sont vésicantes.

Anasforon (fougères) elle est aromatique, tonique et vermifuge.

Anchiéta salutaris (violacées) du Brésil; *Anchiétée* : sa racine est purgative et dépurative.

Anchusa angustifolium (borraginacées) est employée comme la suivante.

. . . **italica** (id.) *buglosse, fausse bourrache, buglosse officinale, langue d'oie, de bœuf*; ses sommités fleuries sont diurétiques, émollientes, pectorales et sudorifiques; on les prend en infusion à la dose de 30 à 40 gr. dans un litre d'eau quand elles sont sèches, et à celle de 10 à 15 gr. quand elles sont fraîches ; sa racine est dépurative, diurétique et émolliente: 60 gr. du suc avec du sucre calment les palpitations du cœur.

Anda açu (Euphorbiacées) de Rio de Janeiro et de Calcutta ; cet arbre appelé *andassu*, *anda de Pison*, *Johennesia princeps*, produit des graines purgatives : une ou deux suffisent.

. . . **brasiliensis** (euphorbiacées) du Brésil ; son écorce est vénéneuse et ses graines sont purgatives.

Andira antihelmintica (papilionacées) du Brésil ; son fruit à la dose de moins d'un gramme est un puissant émétique ; mais dangereux.

. . . **inerme** (id.) du Mexique ; son fruit sert comme le précédent : l'écorce du bois appelée *bois palmiste sauvage des Antilles* ou *écorce de Géoffrée des Antilles* ou *de la Jamaïque*, est un purgatif énergique et antihelmintique ; elle devient un poison à haute dose.

. . . **racemosa** (id.) de l'Amérique méridionale ; *angelim*, *angelin à grappes*, *angeline*; son écorce et son bois sont utilisés en poudre contre le ténia ; mais on se sert de préférence des noyaux pulvérisés.

. . . **retuse** (id.) de la Guyane et du Brésil ; son écorce dite de *Géoffrée de Surinam*, jouit des mêmes propriétés que la précédente.

Andrachné (euphorbiacées) de Grèce et de Syrie ; est employée comme dépuratif ; appliquées en cataplasmes, ses feuilles servent aux Indes à guérir les ulcères.

Andrographis paniculata (acanthacées) des Indes ; ses feuilles sont employées contre les morsures des serpents ; elles offrent cette particularité qu'elles sont douces tant qu'il y a du venin dans les plaies et dans le sang et deviennent amères quand il n'y en a plus.

Andromeda arborea (éricacées) de l'Amérique du Nord ; en décoction, ses feuilles sont utilisées dans les fièvres.

Andropogon *à roseau aromatique* (graminées) son huile fournit le *grass-oil of nemaur* des Anglais, très-employé contre les rhumatismes.

. . . **citratum** (id.) de l'Inde ; *chiendent citronnelle, gramen citronné* ; ses feuilles donnent un cordial très-agréable.

. . . **iwaranchurha** (id.) de l'Inde ; son huile guérit le rhumatisme et la fièvre.

. . . **muricatus** (id.) de l'Inde ; *andropogon rude, anathère;* elle donne le *vétiver* qu'on prend en infusion dans les fièvres et rhumatismes ; sa racine est insecticide.

. . . **nardus** (id.) de l'Inde ; *nard de la Magdeleine, nard indien ou indique, nard syriaque* ; fournit le nard, parfum recherché ; sa racine est tonique et cordiale.

. . . **schœnanthe** (id.) toute la plante est aromatique ; mais les feuilles fraîches sont plus fréquemment employées en infusion comme le thé ; elles sont d'ailleurs toniques et stomachiques dans les dyspepsies.

. . . **schœnus** (id.) des Antilles ; sa racine est diurétique; tout le reste est vulnéraire et purgatif.

Androsace lactea (primulacées) des Alpes ; *androselle lactée* ; en décoction, elle est bonne contre les rétentions d'urine et les calculs de la vessie.

. . . **maxima** (id.) *à grand calice* ; elle est très-diurétique.

. . . **septentrionalis** (id.) de Sibérie ; est employée contre la gonorrhée et la leucorrhée.

Androsæmium officinale (hypéricacées) *androsème, parcœur, herbe des grands bois, toute saine, passo curo* ; est employée comme vulnéraire, résolutive, purgative et contre la rage ; ses feuilles en cataplasmes, guérissent les brûlures et arrêtent les hémorragies.

Androselle voir : *androsace lactea*, etc.

Anemone hepatica (ranunculacées) *herbe de la Trinité* ; elle est vulnéraire, apéritive et astringente ; ses feuilles sont détersives.

. . . **nemorosa** (id.) *renoncule des bois, bassinet blanc, sylvie* ; vénéneuse ; ses feuilles sont utilisées comme vésicantes dans la goutte et les rhumatismes.

. . . **patens** (id.) ses feuilles sont vésicantes ; elle est vénéneuse.

. . . **pratensis** (id.) *anémone des prés, pulsatille noire* ; vénéneuse, son extrait aqueux guérit l'amaurose. Ses feuilles et fleurs écrasées et appliquées sur la tête, deux fois par jour, guérissent la teigne.

. . . **pulsatilla** (id.) *fleur de pâques, clôucourde, coquelourde, coquerelle, fleur des dames, herbe au vent, vent aux dames* ; ses feuilles fraîches sont vésicantes ; employées en infusion à la dose de 8 à 12 gr , elles peuvent être d'un grand secours dans l'hydropisie et les engorgements des viscères.

Anethum fœniculum (ombellifères) voir: *fœniculum officinale*.

. . . **graveolens** (id.) *anis écarlate, anis bâtard, fenouil puant, dill-water* ; ses graines aromatiques sont employées comme carminatives, excitantes et contre le hoquet et les coliques.

Angelica archangelica (ombellifères) *angélique, herbe du St-Esprit, ongélico ;* sa racine et sa tige fraiches, sont employées en infusion, à la dose de 8 à 16 gr. ainsi que ses graines. Il faut récolter les tiges en Juin et Juillet et les racines en septembre.

. . . **lucida** (id.) et **atropurpurea** (id.) ces deux espèces la 1e du Canada, la 2e de l'Amérique, jouissent des mêmes propriétés que la précédente.

. . . **sylvestris** (id.) *angélique des bois*; elle a les même propriétés que les précédentes et en outre, prise en poudre à la dose de 4 gr., dans un verre de vin, elle est bonne contre l'épilepsie.

Angiopteris erecta (fougères) de Taïti; ses feuilles broyées dans l'huile de *coco*, servent à composer un liniment fortifiant.

Angræcum carinatum (orchidacées) de l'Afrique tropicale et de Madagascar; appelée *angrec*, fournit à la médecine ses feuilles purgatives et vermifuges.

. . . **flagrans** (id.) de Bourbon et de Madagascar: ses feuilles appelées *faham*, *fahun*, *fahou*, font le thé de Bourbon, tonique, excitant, stomachique et bon contre la phthisie.

Anguria pedala (cucurbitacées) *angurie*; ses graines servent à faire des cataplasmes émollients.

Anigosanthus floridus (hémodoracées) de la Nouvelle-Zélande; *anigosanthe*; sa racine vénéneuse tant qu'elle est fraîche, devient douce et est utilisée comme analeptique et fortifiante par la torréfaction.

Anisochilus carnosus (labiées) de l'Inde *anisochile*; est employée dans les affections catarrhales; son suc mêlé à l'huile de *sésame* et au sucre, est employé en liniment pour guérir les maux de tête.

Anisodus luridus (solanacées) *anisode de Népaul*; a des propriétés narcotiques comme l'*atropa* ; on s'en sert dans les maladies des yeux, et on la prend en teinture à l'intérieur à la dose de 20 gouttes, en 24 heures.

Anisosperma passiflora (cucurbitacées) *anisosperme du Brésil, castanha de Jobata, faba dé san Ignatio* ; ses graines sont purgatives.

Annona muricata (annonacées) de l'Amérique du Sud ; *cachimen, grand corossolier, sappadille* ; ses fleurs, fruits et bourgeons sont béchiques

. . . . **tripetala** (id.) du Pérou ; ses fruits sont utilisés dans la dyssenterie.

Antennaria dioica (composées) *pied de chat, pes-cati, œil de chien, herbe blanche, hipidule* ; ses fleurs sont vulnéraires et pectorales.

Anthemis cotula (composées) *anthemis, camomille puante, maroute, chaillerie* ; elle est antispasmodique et ses fleurs sont employées comme celles des autres espèces de *camomilles*, en infusion, à la dose de 4 à 20 gr.

. . . **nobilis** (id.) *camomille romaine, comomillo, comoumillo* ; ses fleurs à la dose de 4 à 20 gr. en infusion, sont quelquefois plus efficaces que le quinquina. Voir : *chamomilla nobilis*.

Anthericum ossifragum (liliacées) *antheric qui rend les os fragiles* ; sa racine est purgative.

Anthostema aubryanum (euphorbiacées) du Gabon et de Madagascar ; *anthostème*

cochongo ; l'huile extraite de ses graines est la plus purgative qu'on connaisse.

Anthriscus cerefolium (ombellifères) *cerfeuil, dé cèrful* ; ses feuilles sont employées en décoction à la dose de 1 à 8 gr., et aussi en cataplasmes, dans l'ictère, les engorgements laiteux, les démangeaisons dartreuses et le prurit de certains organes, et dans les maux de poitrine et des seins.

Anthyllis vulneraria (papilionacées) *anthyllide vulnéraire* ; est employée dans les contusions.

Antidesma alexitoria (euphorbiacées) de l'Ile de France ; est un sudorifique énergique autrefois en vogue contre la morsure des serpents venimeux.

Antirrhea lostæana (rubiacées) de l'Ile Bourbon ; appelée *bois de Losteau, antirrhée de Bourbon, faux simaroube de Bourbon* ; sa racine et son écorce servent à combattre les inflammations de la peau, des muqueuses et arrêtent les hémorragies.

Antirrhinum majus (scrofulariacées) *muflier à grandes fleurs, grand mufle de veau, mufle de bœuf, muflande, œil de lion, de loup, gueule de lion, de loup, pantoufle* ; elle est résolutive et vulnéraire à l'extérieur.

. . . **latifolium** (id.) mêmes propriétés.

Apama siliquosa (aristolochiacées) de l'Asie Tropicale ; *bragantie de Wallich* ; ses feuilles sont employées sous forme d'onguent dans les affections vermineuses de la peau, dans les ulcérations rebelles et les éruptions chroniques ; ainsi que la racine, elles sont alexipharmaques.

. . . **tomentosa** (id.) de Java ; toute la plante est tonique et emménagogue.

Apios tuberosa (papilionacées) de l'Amérique du Nord ; sa racine est analeptique.

Apium graveolens (ombellifères) *ache, ache des marais, céleri, api, épraull* ; on emploie les graines qui sont du nombre des quatre semences chaudes majeures, et sa racine qui est l'une des cinq racines apéritives ; cette dernière est en sus diurétique à la dose de 16 à 23 gr. en infusion.

Apocinum androsæmifolium (apocynacées) de l'Amérique du Nord, appelée *attrape-mouche* ; est vénéneuse ; sa racine est émétique.

. . . **cannabinum** (id.) de l'Amérique du Nord ; *chanvre Indien* ; sa racine est purgative, hydragogue et cardiaque ; elle est un poison énergique qui à petites doses ralentit les battements du cœur en les rendant plus énergiques. On l'emploie en infusion à la dose de 4 gr dans 240 d'eau, dont on prend 3 à 4 cuillerées à bouche par jour.

. . . **juventus** (id.) de Cochinchine ; sa racine est tonique.

Aquilegia vulgaris (ranunculacées) *ancolie, bonne femme, gant de Notre-Dame, manteau* *royal, églantine, colombine, herbe de lion*; elle doit être employée avec prudence ; elle est sudorifique, diurétique, apéritive; en infusion ou en poudre à la dose de 5 à 8 gr. elle favorise la sortie de la rougeole, scarlatine et variole ; 2 à 4 gr. de ses graines en poudre prises dans du vin blanc, constituent un remède de la jaunisse.

Aquilicia sambucina (méliacées) de l'Inde ; *bois de source* ; le suc des feuilles tendres et la racine en décoction, sont toniques ; la vapeur des feuilles en décoction calme la goutte.

Aquilina pteris (fougères).

Arabis chinensis (crucifères) de l'Asie Méridionale ; *aliverie, arabette de Chine* ; sert à composer l'*aliverie*, aliment stimulant ; ses graines sont utilisées comme répercussif dans les inflammations.

. . . **sagittata** (id.) *arabette* ; ses graines sont stimulantes comme celles de *sinapis arvensis*.

Arachis hypogæa (papilionacées) des Tropiques ; *arachide, anchie* ; ses graines grillées sont analeptiques, toniques et aphrodisiaques.

Aralia hispida (ombellifères) de l'Amérique ; *aralie* ; sa racine fournit un excellent sudorifique et elle est dépurative.

. . . **nudicaulis** (id.) de l'Amérique du

Nord; *salsepareille d'Amérique*; sa racine est sudorifique et diurétique.

. . . **octophylla** (id.) de Chine; ses feuilles sont diurétiques et sudorifiques; son écorce est résolutive et détersive.

. . . **racemosa** (id.) de l'Amérique du Nord; sa racine est un succédané de la *salsepareille*.

. . . **spinosa** (id.) de la Virginie; *angélique en arbre, angélique épineuse*; son écorce intérieure et sa racine, en infusion, sont bonnes contre les rhumatismes.

Arbutus unedo (arbutacées) *arbousier fraisier, arbousier des Pyrénées, olonier*; l'écorce et les feuilles sont employées.

. . . **uva ursi** (id.) *arbousier, busserole, bousserole, agulancier, bouyssorillo, bouyssillo, raisin d'ours, trainaut, petit buis*; ses feuilles sont employées en décoction 8 à 16 gr. ou en poudre 3 à 4 gr. par jour, d'heure en heure, comme astringentes, aromatiques et dans les catarrhes de la vessie. Les *baies* ont les mêmes propriétés. L'infusion des feuilles 10 gr. pendant une heure, est aussi bonne.

Arctopus echinatus (ombellifères) de l'Ethiopie; est dépurative et bonne contre la gonorrhée.

Ardisia humilis (myrsinées) de Ceylan;

sert à faire un sirop ou *rob* usité dans les fièvres.

Areca catechu. Voir : *acacia*.

. . . **madagascariensis** (palmier) *arec de Madagascar*, *palmiste* ; son huile est bonne contre la goutte et les rhumatismes.

Arenaria maritima (caryophyllées) *sabline*; en topique est bonne contre les panaris et à l'intérieur dans les maladies des voies urinaires.

Arenga saccharifera (palmiers) de l'Asie Méridionale ; *gomouti*, *palmier à sucre*, *palmier condiar*, *lontar* ou *lantar* ; ses fruits confits sont stomachiques et fortifiants.

Arethusa bulbosa (orchidacées) de l'Amérique du Nord ; *aréthus* ; ses bourgeons sont employés pour résoudre les tumeurs et calmer les maux de dents.

Argémone du Mexique (papavéracées) *chardon béni des antilles*, *figue infernale*; est vénéneuse ; ses fleurs sont pectorales et somnifères ; son suc est utilisé dans les maladies de la peau et contre la morsure des serpents ; ses graines purgatives et émétiques, sont bonnes dans la diarrhée et la dyssenterie ; et son huile purge comme le ricin.

Argul (apocynées) de l'Asie ; ses feuilles et sa tige secrètent un liquide purgatif.

Argyreia bracteata (convolvulacées) des

Indes ; est efficace comme topique, dans les engorgements articulaires scrofuleux.

. . . **speciosa** (id.) des Indes ; *argyrée* ; est employée en cataplasmes comme émolliente, et en frictions dans les maladies de la peau.

Arisæma atrorubens (aracées) de l'Amérique du Nord ; *indian turnip, dragon root* ; son rhizôme frais est vénéneux ; mais il devient comestible par la dessication.

. . . **utilis** (id) id. id.

Arisarum vulgare (aracées) *arisarum, arisar, capuchon* ; sa souche fraîche est vénéneuse, elle devient comestible après une ébullition prolongée.

Aristolochia anguicida (aristolochiacées) des Indes ; *mort aux serpents* ; on emploie le suc de sa racine à l'intérieur et à l'extérieur contre la morsure des serpents venimeux.

. . . **bilobata** (id.) des Antilles ; *fer à cavale* ; ses feuilles sont employées en décoction contre la gale ; sa racine est emménagogue, béchique et incisive.

. . . **bracteata** (id.) de l'Inde ; *aristoloche à bractées* ; ses feuilles sèches en décoction sont vermifuges.

. . . **clematitis** (id.) *poison de terre, ratelon, ratelcine, sarrazine, pome rasse, guillebode, brigbog, aristoloche des vignes, ratalie, fontèrno, fintèrno, foûtèrno* ; sa racine est excitante et emménagogue ; toute la plante est vénéneuse, son fruit mangé crû est vermifuge.

. . . **cordifolia** (id.) de l'Amérique du Sud; sa racine est utilisée contre les serpents.

. . . **fœtida** (id.) du Mexique ; la décoction de sa racine déterge les ulcères.

. . . **fragrantissima** (id.) de l'Amérique du Sud ; *guaco ou huaco* ; sa racine est bonne contre la morsure des serpents ; son alcool est utilisé à l'extérieur dans les gangrènes superficielles, et les ulcères vénériens et à l'intérieur contre la fièvre et le ténia.

. . . **grandiflora** (id.) de l'Amérique du Sud ; *grande aristoloche, tue-cochon* ; sa racine est excitante et emménagogue ; le suc des feuilles et de la tige est très-vénéneux.

. . . **indica** (id.) des Indes ; sa racine est excitante et emménagogue ; elle est employée dans les dyspepsies et les fièvres intermittentes ; elle est le seul remède efficace contre la piqûre de la *vipère noire*, quand il est appliqué de suite. Selon la gravité des cas on met 5 ou 10 ou 15 gr. de cette racine en poudre dans 600 gr. d'eau qu'on fait bouillir jusqu'à réduction des trois quarts, et on en prend trois doses de 50 gr. chacune, en laissant s'écouler un intervalle de 24 heures entre ces trois prises.

. . . **longa** (id) *aristoloche longue* ; était préconisée par Dioscoride comme alexipharmaque ; elle est efficace cotre l'asthme, la goutte et la morsure des serpents.

. . . **macrura** (id.) du Brésil ; sa racine est excitante et emménagogue.

. . . **odoratissima** (id.) de l'Amérique ; elle calme la sciatique et résout les bubons ; sa racine est alexitère, stimulante et fébrifuge.

. . . **pistolochia** (id.) *petite aristoloche* ; sa racine est excitante et emménagogue.

. . . **punctata** (ip.) des Antilles ; *aristoloche ponctuée* ; sa racine est excitante, emménagogue et alexitère ; en décoction elle déterge les ulcères.

. . . **riugnes** (id.) de la Colombie ; elle a les mêmes propriétés qu'*aristolochia fragrantissima*.

. . . **rotunda** (id.) *aristoloche ronde* ; ses propriétés sont plus énergiques que celles d'*aristolochia longa*.

. . . **sempervirens** (id.) *aristoloche toujours verte* : ses feuilles sont utilisées en décoction, boisson ou topique, contre les morsures des serpents.

. . . **serpentaria** (id.) de l'Amérique du Nord ; *coluvrine de Virginie, serpentaire et vipérine de Virginie, herbe aux serpents* ; sa racine est fortement excitante et sudorifique contre les morsures desserpents; 40 gr. en infusion de deux heures, guérissent la fièvre typhoïde.

. . . **sipho** (id.) de l'Amérique du Nord ; *aristoloche à siphon, de Virginie, en arbre* ; sa racine en décoction déterge les vieux ulcères.

. . . **trifida** (id.) de l'Amérique du Sud ; sa racine est excitante et sudorifique.

. . . **turbacensis** (id.) *aristoloche de Turbaco* ; sa racine en décoction est efficace contre la morsure des serpents.

Aristotelia macqui (liliacées) *aristotélie du Chili* ; ses baies sont astringentes et utiles dans les mauvaises fièvres.

Arnica montana (composées) *arnica, tabac des Vosges, des Savoyards, quinquina des pauvres, panacée des chutes, pulmonaire de montagne, bétoine des Vosges, bétouèno, estournicolouèro* ; toute la plante est stimulante, vulnéraire et fébrifuge prise en infusion à la dose de 16 à 30 gr. ; dans les catarrhes sans fièvre des vieillards, 4 gr. de ses feuilles en infusion produisent un excellent effet, ainsi que ses fleurs ; mais on ne peut en user à l'intérieur qu'avec une grande prudence. Sa racine est vantée contre la résorption purulente : il faut en user avec prudence.

Aromadendrum elegans (magnoliacées) de Java ; ses feuilles en décoction sont employées comme toniques, stomachiques et stimulantes ; et dans le traitement de l'hystérie.

Arracacia esculenta (ombellifères) de la Colombie; *arracacia comestible*; on emploie sa racine.

Artabotrys suaveolens (annonées) des Moluques; ses feuilles sont utilisées en infusion dans le choléra.

Artemisia abrotanum (composées) *armoise mâle, aurone mâle, citronnelle, garde robe, herbe royale, vrogne*; est emménagogue comme l'armoise vulgaire; ses feuilles sont employées à la dose de 15 à 30 gr. en infusion et à celle de 4 gr. en poudre.

. . . **absinthium** (id.) *absinthe, grande absinthe, armoise amère, aluine, aluyne, oussène, oussens*; on fait infuser 4 à 8 gr. de ses sommités fleuries dans un litre d'eau comme vulnéraire et résolutif. Le vin d'*absinthe* tonique et apéritif, se prépare en faisant infuser 30 à 100 gr. dans un litre de vin blanc; ou bien encore on fait infuser 30 gr. de sommités, autant de *sesali* ou *ligusticum officinale* autant d'*allium sativum* dans un litre de vin blanc, qu'on prend à la dose de 30 à 100 gr. par jour : c'est alors un excellent vermifuge.

. . . **arborescens** (id.) du Portugal; elle est tonique et emménagogue.

. . . **biennis** (id.) de la Nouvelle Zélande; elle a les mêmes propriétés.

. . . **campestris** (id.) *auroné des champs, aurone sauvage, armoise bâtarde*; 2 à 3 pincées des sommités si elles sont fraîches et 4 à 8 si elles sont sèches, en infusion, donnent une tisane stimulante, tonique et antispasmodique.

. . . **cœrulescens** (id.) d'Italie ; est employée contre les fièvres.

. . . **dracunculus** (id.) *estragon*, *serpentine* ; on utilise son suc dans le scorbut et comme stimulant.

. . . **glacialis** (id.) *génépi des Alpes*, *génépi vrai* ; est vulnéraire.

. . . **indica** (id.) des Indes ; est utilisée comme tonique et contre les spasmes.

. . . **judaica** (id) ses capitules appelés *barbotine*, *semen-contra*, *grenette*, *semencine*, *graines de zéodaire*, sont vermifuges ; mais inopportuns dans les cas compliqués d'inflammation : on les donne aux enfants, à la dose de 1 à 6 gr. mélangées avec du miel et délayées dans un verre de lait tous les matins à jeun pendant trois jours.

. . . **maritima** (id.) *absinthe marine* ; est tonique et vermifuge ; on l'emploie en décoction à la dose de 4 gr.

. . . **pontica** (id.) d'Italie ; *absinthe pontique*, *romaine*, *petite absinthe*, *minor* ; ses feuilles et sommités sont toniques et stimulantes.

. . . **rupestris** (id.) ses fleurs sont toniques et stimulantes.

. . . **santonica** (id.) de la Perse ; ses feuilles et ses fleurs sont vermifuges.

. . . **spicata** (id.) est stimulante et tonique.

. . . **vulgaris** (id.) *armoise, couronne de Saint Jean, herbe à cent goûts, herbo dé sén Jon; fénouillas, ormouèso* ; est stimulante, tonique et surtout emménagogue ; on la prend en infusion à la dose de 4 à 10 gr., ou en poudre à celle de 2 à 4 gr. dans la journée : on récolte ses sommités et ses racines en juin ; ces dernières en poudre, à la dose de 4 à 6 gr. sont utilisées dans les névralgies et l'épilepsie.

Artocarpus heterophylla (ulmacées) du Brésil ; sa racine astringente est excellente dans la diarrhée.

. . . **hirsuta** (id.) des Antilles ; son écorce et sa racine sont efficaces dans les mêmes cas.

. . . **incisa** (id.) de l'Océanie et de l'Equateur ; *arbre à pain, rima, chataigne de la Guyanne, des Antilles* ; son fruit est excellent et meilleur que notre chataigne.

Arubajwain, plante de l'Inde, du genre *phychotis*, est carminative.

Arum dracunculus (aracées) *serpentaire commune ;* elle est vénéneuse ; sa racine utile dans les morsures des serpents est comestible quand elle est cuite.

. . . **esculentum** (id.) appelée *taro* à Taïti, *karo* aux îles Sandwich, *taya* au Brésil, *taka* à Madère, *chou caraïbe*; a des rhizômes qui grillés ou bouillis sont comestibles,

. . . **macrorrhizon** (id.) de Taïti ; *arum à grosses racinès*; ses racines sont comestibles.

. . . **maculatum ou vulgare**(id.) *gouet commun, pied de veau, religieuse, arum tacheté, manteau de la Sainte Vierge, cornet giron, herbe à pain, pain de crapaud, serpentaire, langue de bœuf, herbo del brullal, matomodouono*; ses bourgeons souterrains sont utilisés comme purgatifs et émétiques surtout dans l'hydropisie ; mais il faut en user avec prudence ; car la racine fraiche et non cuite est un poison. Ses feuilles vésicantes peuvent servir à raviver de vieux ulcères.

Arundo donax (graminées) *grand roseau, roseau à quenouille, canne de Provence, conobéro*; on donne sa racine en décoction, à la dose de 10 à 60 gr., pour diminuer le lait des nourrices.

. . . **phragmites** (id.) *roseau aquatique, roseau des marais, cannette, petit roseau*; sa racine en infusion est diurétique, sudorifique et fait perdre le lait aux nourrices.

Asarum europæum (aristolochiacées) *cabaret, oreillette, asaret d'Europe, oreille d'homme, nard commun et sauvage, girard-roussin, rondelle, rondelette*; elle est vénéneuse ; sa racine et ses feuilles fraiches machées en petite quantité sont vomitives ; on peut prendre les unes et les autres en poudre, à la dose de 1 à 2 gr. en trois fois à dix minutes d'intervalle, dans trois quart de verre d'eau sucrée, pour purger ; à la dose de 0,10 à 0,20 c. gr. elles sont excitantes et prises en guise de tabac elles sont sternutoires : elles constituent la base de la poudre de *St-Ange*. Tandis que les feuilles doivent être ramassées au printemps, les racines doivent l'être en automne.

Asclepias curassavica (apocynacées) de l'Amérique du Sud ; *faux ipecacuanha, herbe de madame Boivin, ipecacuanha bâtard, des Antilles ;* sa racine est émétique.

. . . **decumbens** (id) de la Virginie ; sa racine est bonne en infusion dans la dyssenterie.

. . . **gigantea** (id.) de l'Inde ; est vénéneuse; sa racine est bonne dans la sÿphilis.

. . . **procera** (id.) d'Alexandrie ; sa racine est émétique.

. . . **prolifera** (id) de l'Inde ; sa racine est émétique.

. . . **spiralis** (id.) de l'Arabie ; ses graines sont utiles dans les tranchées.

. . . **tuberosa** (id.) de l'Amérique du Nord ; sa racine en infusion est sudorifique et bonne contre la dyssenterie.

. . . **undulata** (id.) du Cap ; sa racine est bonne contre l'hydropisie.

. . . **volubilis** (id) de l'Inde ; sa racine a les mêmes propriétés.

Ascyrum hypericoïdes (hypericacées) de l'Amérique du Nord ; *ascyre* ; ses feuilles en décoction sont astringentes et résolutives ; ses graines sont purgatives.

Asimina triloba (annonacées) des Carolines; *asiminier, corrossollier, monin* ; la pulpe des fruits est usitée en topique sur les ulcères et ses graines en poudre, répandue sur la tête des enfants, les débarrasse des poux.

Aspalathus indica (papilionacées) des Indes ; est rafraichissante et adoucissante en décoction ; sa racine machée guérit les maux de dents et les aphthes.

Asparagus officinalis (smilacées) *asperge, ospèrjé, ospèrjo, espèrjo* ; ses racines et ses pointes mises dans l'eau bouillante à la dose de 15 à 30 gr. pendant demi-heure, donnent une infusion salutaire.

. . . **sarmentosus** (id.) de l'Inde ; *asperge sarmenteuse* ; sa racine est prise en infusion dans les cas de petite vérole, pour empêcher qu'elle devienne confluente.

Asperugo procumbens (borraginacées) *rapette, portefeuille* ; est utilisée comme *borrago officinalis*.

Asperula arvensis (rubiacées) *aspérule bleue*.

. . . **cynanchica** (id.) *herbe à l'esquinancie, petite garance, rubéole, garance de chien* ; toute la plante est utilisée en tisane et en cataplasmes contre l'esquinancie.

. . . **odorata** (id.) *aspérule odorante, reine des bois, petit muguet, muguet des bois, hépatique étoilée des bois*; cette plante séchée a plus de vertu que fraîche, pour combattre la jaunisse et stimuler les organes ; ses sommités fleuries sont diurétiques à la dose de 40 gr. en infusion.

Asphodelus luteus (liliacées) *bâton de Jacob* ; sa racine est comestible.

. . . **ramosus** (id.) *asphodèle mâle, blanc, bâton royal, luton, lunon, nunon, nunu, orédo, olédo, orouodo, orédou, olédou, ouguedier, bacou*; ses tubercules comestibles sont excitants, apéritifs et emménagogues.

Asplenium pellucidum (fougères) *asplénie transparente* ; elle est pectorale ; sa racine est vermifuge.

. . . **radiatum** (id.) d'Arabie ; *asplénie radiée* ; ses feuilles en topique sur les brûlures, sont bonnes.

. . . **ruta** (id.) *rue des murailles, doradille blanche, des murailles, capillaire blanc* ; est utilisée comme astringente ; ses feuilles sont béchiques.

. . . **serratum** (id.) de l'Amérique du Sud ; *asplénie dentée* : sa racine est bonne pour combattre les obstructions et les diarrhées chroniques.

. . . **trichomanes** (id.) *doradille dorée, aturion, capillaire rouge, faux capillaire, pouli-*

tric, polytric des boutiques, escoléto, herbo dé l'escolèto ; on prend ses feuilles en infusion dans les maladie d'estomac ; elles sont béchiques.

Aster amellus (composées) *œil de Christ* ; ses feuilles sont vulnéraires et résolutives.

. . . **chinensis** (id.) de Chine ; *grande marguerite* ;ses feuilles sont douées des mêmes propriétés.

Astragalus ammodytes (papilionacées) est utilisée comme *glycyrrhiza glabra.*

. . . **bœticus** (id.) ses graines torréfiées sont la meilleure contrefaçon du café.

. . . **exscapus** (id.) sa racine est efficace dans la syphilis, les ulcérations de la gorge, la goutte et le rhumatisme.

. . . **glycyphyllos** (id.) *fausse réglisse, réglisse sauvage, chasse vaches* ; est bonne contre les rétentions d'urine, les stranguries, les coliques, etc.

. . . **tragacanthoïdes** (id.) est employée chez les Kalmouks dans les fièvres intermittentes.

Astrantia major (ombellifères) *otruche noire, sanicle femelle, des montagnes* ; sa racine est purgative.

Astrocaryum vulgare (palmier) du Brésil ; *aouara, avoira* ; ses racines sont bonnes contre la syphilis.

Astronium fraxinifolium (térébinthacées) d'Amérique ; son bois est astringent.

Athamantha cervaria (ombellifères) *carotte de montagne* ; ses fruits sont diurétiques, stimulants et sudorifiques.

. . . **chinensis** (id.) *athamanthe* de Chine, et toutes les espèces suivantes ont les mêmes propriétés.

. . . **cretensis** (id.) *athamanthe de Crète*, id.

. . . **libanotis** (id).

. . . **pubescens** (id).

Atherosperma moscheta (monimiacées) de l'Australie ; *athérosperme musquée* ; son écorce est utilisée en infusion forte, comme tonique et antiscorbutique ; en infusion plus légère, elle est apéritive.

. . . **sempervirens** (id.) du Chili ; son écorce jouit des mêmes propriétés et son fruit est comme la *muscade*.

Atractylis gummifera (composées) *atractylide gommifère* ; dans le Maroc on mange ses feuilles et ses capitules après ébullition ; sa racine appelée *caméléon blanc*, est comme le reste de la plante, un poison narcotico-âcre ; quand elle est fraîche, elle est employée comme contro-stimulant, cardio-vasculaire et ténicide c'est-à-dire tuant le tænia.

Atractylode (composées) de la Chine et du Japon ; à laquelle on attribue des vertus merveilleuses pour réparer les excès de jeunesse et autres, en fortifiant les estomacs débilités.

Atragena alpina (ranunculacées) ses feuilles sont caustiques, ses graines purgatives.

. . . **flava** (id.) mêmes vertus.

Atriplex glauca (chénopodiacées) *arroche glauque* ; ses feuilles infusées dans le vin sont bonnes pour calmer les coliques.

. . . **halimus** (id.) *arroche en arbrisseau, soutenelle, pourpier de mer* ; ses feuilles sont émollientes ; sa racine en poudre, active la sécrétion du lait et calme les convulsions.

. . . **hortensis** (id.) *arroche des jardins, arroche épinard, arroche blanche, armol, arrode, arrouse, erode, belle dame* ; ses feuilles mangées comme les épinards sont laxatives ; ses graines purgent et font vomir : on les vante pour la guérison du rachitis.

. . . **portulacoides** (id.) *arroche pourpier* ; sa racine sert aux mêmes usages.

Atropa belladona (solanacées) *belladone, morelle marine, morelle furieuse, belle dame, bouton noir* ; 30 gr. de ses feuilles en décoction et appliquées en compresses, calment les douleurs nerveuses superficielles ; jointes à une décoction de farine de lin, elles calment les douleurs des abcès superficiels et des cancers ulcérés ; fumées en guise de tabac à la dose de 1 gramme, elles soulagent dans les accès d'asthme ; ses feuilles peuvent être prises à l'intérieur en poudre à la dose de 0,20 0,40 c. gr. par jour et en infusion à celle de 1,35 c. gr. ; on peut également employer sa racine en poudre à la dose de 0,15 à 0,50 c. gr. par jour. Elle est toute très vénéneuse.

Augia sinensis (guttiférées) de Chine ; sa résine torréfiée est résolutive, emménagogue et vermifuge.

Avena sativa (graminées) *avoine, gruau, sibado* ; on compose une excellente boisson rafraîchissante en faisant bouillir une cuillerée de grains dans un litre d'eau qu'on rejette pour en remettre un autre dans lequel on laisse crever les graines ; on ajoute alors un peu de miel ou du sucre et on passe à travers un linge.

Pour les maux des reins on fait rissoler un peu d'avoine et du vinaigre dans la poêle, et on en fait un cataplasme qu'on applique aussi chaud que possible, sur le point douloureux.

Avicennia tomentosa (verbénacées) de la Nouvelle Zélande ; *avicenne tomenteuse* ; sa résine est comestible et sa racine est aphrodisiaque.

Axia cochinchinensis (plumbaginacées) de la Cochinchine ; est stimulante, fébrifuge, emménagogue et tonique.

Azorelle (ombellifères) de Magellan ; on emploie la gomme qui coule de ses fruits dans le pansement des blessures et pour guérir certaines maladies des voies urinaires.

Azyma nova (aracées) de l'Inde, le suc des feuilles et celles-ci en poudre, sont utilisés dans la toux et la consomption.

B

Baccharis brasiliana (composées) du Brésil ; *trématée* ; ses feuilles pilées et appliquées sur les yeux, sont émollientes et résolutives.

. . . **indica** (id.) employée en bains aromatiques est stimulante.

. . . **ivœfolia** (id.) du Pérou ; ses feuilles donnent une infusion tonique et stimulante.

. . . **viscosa** (id.) de l'Ile Bourbon ; *baume des îles de France* ; est vulnéraire et bonne dans les catarrhes.

Bacopa aquatica (portulacées) de Cayenne *herbe aux brûlures* ; ses feuilles sont utilisées en cataplasmes sur les brûlures.

Bæckea frutescens (myrtacées) de l'Asie ; *bæckée* ; est employée comme le *vetiver* ; elle est insecticide, abortive et diurétique.

Bæomyces coccifera (lychens) *fausse cochenille, herbe du feu* ; béchique, elle est aussi efficace dans les fièvres intermittentes.

Balanites ægyptiaca (rutacées) d'Egypte ; *balanite d'Egypte* ; son fruit non mûr est utilisé sous le nom de *myrobolan d'Egypte, balanites* ou *dattes du désert.*

Balanti, nom d'un ricin des Philippines, dont les racines sont utilisées dans la dysenterie.

Ballota alba (labiées) *ballote blanche*; est bonne dans l'hydropisie.

. . . **fœtida** (id.) *ballote fétide, marrubin, marrube noir*; récoltée à la fin de l'été, elle jouit des mêmes propriétés que le *marrubium vulgare* ; 15 à 30 gr. de ses feuilles en infusion dans 120 gr. d'eau, donnent un bon remède contre la névrose et les vers intestinaux.

. . . **lanata** (id.) elle est conseillée dans l'hydropisie.

Balsamita suaveolens (labiées) voir : *Tanacetum balsamita*; *herbe au coq, menthe au coq, baume des jardins* ; ses graines sont bonnes contre les vers des enfants ; ses feuilles à la dose de 8 a 10 gr. macérées dans le vin, constituent un excellent stomachique dans les pays marécageux.

Bancoulier (euphorbiacées) des Tropiques ; son fruit appelée *noix de Bancoul*, produit une huile ayant les mêmes propriétés que celle de *ricin* ; à la Jamaïque on l'appelle huile de *noix d'Espagne* et dans l'Inde huile de *Belgaum*.

Banisteria leona (malpighiacées) d'A rique ; ses feuilles en décoction sont employées contre la fièvre.

Banksia asplenifolia (protéacées) de la Nouvelle-Hollande ; sa racine dite *ipecacuanha des antipodes*, est vomitive.

Baobab (malvacées) d'Afrique ; son écorce et ses feuilles émollientes, sont bonnes contre la dyssenterie et les maladies inflammatoires ; sèches, elles fournissent le *lalo* employé de même et servant autrefois à composer la *terre de Lemnos*, qui, dissoute dans l'eau de *plantago major*, servait à arrêter le crachement de sang et guérissait des fièvres graves et de la dyssenterie.

Baptisia tinctoria (papilionacées) de l'Amérique du Nord ; *baptisie tinctoriale* ; son écorce est antiseptique et bonne contre les fièvres ; on emploie aussi ses feuilles et sa racine.

Barbarea præcox (crucifères) *barbarée précoce, cresson des jardins, des vignes, roquette, cressonnette.*

. . . **vulgaris** (id.) *herbe de Ste-Barbe, aux charpentiers, de St-Julien, rondotte, cresson de terre, barbarée commune* ; ses feuilles sont utilisées dans le scorbut ; macérées dans l'huile, elles sont vulnéraires.

Barbatimao stryphnodendron (papilionacées) du Brésil ; on emploie l'écorce.

Barleria buxifolia (acanthacées) de l'Inde ;

barlerie à feuille de buis ; sa racine est apéritive.

. . . **prionitis** (id.) de l'Inde ; le suc et les feuilles en infusion, son bonnes dans les aphthes et les catarrhes des enfants.

Barraldeia corymbosa (rhyzophoracées) des Indes ; *barraldée* ; ses feuilles sont utilisées.

. . . **integerrima** (id.) id.

Barringtonia racemosa (myrtacées) *barringtonie* ; ses graines astringentes sont utiles dans les maladies de la peau, du foie et des intestins.

. . . **rubra** (id.) sa racine est bonne dans les fièvres intermittentes.

Basella nigra (chénopodiacées) des Philippines ; *brèdes d'Angole, épinard des Indes* ou *d'Amérique* ; ses fruits rafraichissants sont salutaires dans les fièvres ; ses feuilles comestibles servent à préparer des cataplasmes émollients.

. . . **rubra** (id.) est connue sous les mêmes noms, et possède les mêmes qualités.

. . . **tuberosa** (id.) de la Nouvelle Grenade ; ses tubercules comestibles, passent pour donner la fécondité.

Bassia (sapotacées) d'Afrique et des Indes ; *bassie* ; son écorce est vermifuge et on emploie le suc qui découle du tronc contre les rhumatismes.

. . . **butyracea** (id.) des Indes ; *fulwa, fulwara* ; donne le beurre appelé *ghée* ou *ghi*.

. . . **djavé** (id.) du Gabon ; fournit une graine comestible appelée *agali-noungou*.

. . . **longifolia** (id.) des Indes ; *yllipé* ou *yllipe à longues feuilles* ; le suc de l'écorce est bon dans les maladies de la peau ; ses feuilles et son suc sont rafraîchissants, pris en infusion.

. . . **parkii** (id.) du Sénégal ; ses graines produisent le beurre de *Galam, de Bambouc, de Bambara, de Shea*.

Batatas edulis (convolvulacées) *batate douce, patate douce* ; ses tubercules sont nutritifs.

. . . **jalapa** (id.) d'Amérique ; *batate purgative, rhubarbe blanche* ; sa racine est utilisée.

Bauhinia acuminata (papilionacées) de Malabar ; *bauhinie aiguë* ; ses fleurs sont laxatives ; sa racine en décoction est vermifuge et carminative.

. . . **forficata** (id,) du Brésil ; ses feuilles sont mucilagineuses.

. . . **inermis** (id.) de Sénégambie ; son écorce est utilisée dans la dyssenterie.

. . . **scandens** (id.) des Moluques ; est bonne contre les fièvres.

. . . **tomentosa** (id.) du Malabar ; *bauhinie cotonneuse* ; ses fleurs et ses boutons sont bons contre la dyssenterie ; ses graines produisent une huile également utilisée.

. . . **variegata** (id.) du Malabar ; sa racine est employée en décoction contre les vers.

Beatsonia portulacifolia (frankéniacées) de Ste-Hélène ; *thé de Ste-Hélène.*

Beccabunga voir : *Veronica beccabunga.*

Begonia grandiflora (bégoniacées) du Pérou ; tous les *bégonias* originaires de l'Amérique équatoriale ont le suc dépuratif et rafraichissant ; le *bégonia à grandes fleurs.* a une racine astringente utilisée dans les hémorragies.

. . . **obliqua** (id.) *rhubarbe sauvage* ; sa racine est un succédané de la *vraie rhubarbe.*

. . . **tomentosa** (id.) du Pérou ; sa racine comme celle de *begonia grandiflora* est bonne dans les hémorragies.

Bellis perennis (composées) *paquerette, petite paquerette, petite consyre, marguerite, petite marguerite, margarido, morgoridèlo, morgorido* ; ses fleurs en infusion sont laxatives ; toute la plante est vulnéraire, sa décoction peut servir à faire disparaître les loupes.

. . . **fistulosa, hortensis, integrifolia, prolifera** ; toutes jouissent des mêmes qualités.

Belonia aspera (rubiacées) des Antilles ; son écorce astringente est employée contre les fièvres.

Belutta amel-podi (apocynacées) du Malabar, est utilisée contre la morsure des serpents.

Benjoin odoriferum (lauracées) des Etats-Unis ; *benjoin odoriférant* ; on emploie l'écorce et la racine. Voir : *styrax benzoin*.

Berberis fruticosa (berbériacées) de la Jamaïque ; est employée dans les maladies vénériennes ; ses feuilles en infusion calment les coliques.

. . . **vulgaris** (id.) *vinettier, épine-vinette, chiva fou* ; ses fruits secs sont utilisés à la dose de 40 gr. ; les feuilles sont bonnes dans la dyssenterie. La deuxième écorce purgative et fortifiante est efficace dans l'hydropisie : on en fait tremper 4 gr. dans l'eau jusqu'à ce qu'elle commence à bouillir, on sucre alors et on laisse refroidir, pour en prendre le matin en trois fois, à une heure d'intervalle. Sa racine qui est très-amère est la base du *quinoïde Armand*, fébrifuge préconisé.

Berchemia lineata (rhamnacées) de Chine ; *berchemie* ; on emploie la racine.

Bergera kœnigii (citracées) de l'Inde ; ses feuilles en infusion sont stomachiques et astringentes ; son écorce et ses racines sont stimulantes ; on les emploie en cataplasmes dans les maladies de la peau, et contre les morsures des serpents venimeux.

Beta cycla (chénopodiacées) du Portugal ; *racine de disette, betterave champêtre, carde poirée, jotte, racine d'abondance* ; ses feuilles sont émollientes et laxatives.

. . . **vulgaris** (id.) *bette-rave, blette poirée, blèdo* ; on emploie les feuilles vertes et sèches.

Betonica officinalis (labiées) *bétoine, queue de renard* ; sa racine fraiche en décoction est émétique et purgative ; ses feuilles et ses fleurs sont stimulantes ; mais on ne doit en user qu'avec prudence ; ses feuilles sèches sont sternutoires.

Betula alba (castanéacées) *bouleau, bouillard, arbre de la sagesse, bés, bouès blanc* ; on emploie ses feuilles et son écorce à la dose de 30 à 60 gr. dans un litre d'eau ; sa sève obtenue au printemps par un trou de vrille pratiqué sur le tronc, prise à la dose de 100 à 200 gr. par jour, guérit les boutons, dartres, couperose, goutte et rhumatisme ; son écorce pilée avec partie égale de poudre de canon et quantité suffisante de crème pour faire un onguent dont on frictionne deux ou trois fois par jour les parties atteintes de la gale, en lavant ensuite avec du savon vert, est un remède efficace contre cette maladie.

. . . **nigra** (id.) *bouleau pubescent* ; son écorce est astringente.

Bidens cornuus (composées) *bidens* ; toute la plante est sialagogue, résolutive et sternutoire.

. . . **tripartitus** (id.) *chanvre d'eau, eupatoire aquatique, eupatoire femelle, herbe aux malingres, tête cornue* ; est employée de même.

Bignonia brasiliana (bignoniacées) du Brésil ; *bignone* ; son bois appelé *bois néphrétique,* est sudorifique et son fruit pectoral.

. . . **candicans** (id.) d'Amérique ; sa racine est vulnéraire, sudorifique et efficace contre les serpents.

. . . **catalpa** (id.) de l'Amérique du Nord ; ses fleurs sont employées dans l'asthme humide.

. . . **chenoloïdes** (id.) de l'Inde ; ses fleurs et sa racine en infusion, sont rafraîchissantes.

. . . **cœrulea** (id.) du Brésil ; ses feuilles sont astringentes.

. . . **copaïa** (id.) du Brésil ; *caroba, faux simarouba* ; son écorce est émétique et purgative ; on utilise encore ses feuilles.

. . . **echinata** (id.) d'Amérique ; sa racine est vulnéraire, sudorifique et efficace contre les serpents.

. . . **equinoctialis** (id.) du Brésil ; *liane à cordes, à crabes, à paniers, liane blanche* ; ses fleurs en infusion sont stimulantes ; on les emploie pour les tumeurs des pieds.

. . . **heterophylla** (id.) de la Guyane ; mêmes propriétés.

. . . **incarnata** (id.) de la Guyane ; id.

. . . **indica** (id.) des Indes ; ses feuilles appliquées sur les ulcères sont émollientes.

. . . **longissima** (id.) des Antilles ; *bois de chêne, chêne noir, chêne à silique* ; ses feuilles, son écorce et ses fleurs, sont astringentes et bonnes contre les fièvres.

. . . **ophthalmica** (id.) de la Guyane ; sa racine est bonne contre les ophthalmies.

. . . **pentaphylla** (id.) des Antilles ; *poirier des Antilles, des Iles* ; son écorce est employée dans les fièvres.

. . . **stans** (id.) des Antilles ; sa racine est diurétique.

Bixa orellana (bixinées) de l'Amérique tropicale ; *rocouyer, rocou, arnotto* ; est le contre-poison de la racine fraîche de *manioc*.

Blechnum spicant (fougères) *osmonde en épi* ; est vulnéraire.

Blitum capitatum (chénopodiacées) *blette à fleurs en tête, arroche fraise, épinard fraise* ; est émolliente.

Bocconia frutescens (papavéracées) d'Amérique ; *bocconie frutescente* ; est drastique et vermifuge.

Bœbera chrysanthemoides (composées) de l'Amérique du Nord ; vermifuge.

Boerhaavia diandra (myctaginacées) de Cayenne ; *patagone diandre* ; sa racine appelée *ipecacuanha de Cayenne*, est émétique et purgative.

. . . **diffusa** (id.) des Antilles ; *patagone diffus*, *patagonelle*, *herbe à patagon* : sa racine est légèrement purgative.

. . . **hirsuta** (id) des Antilles ; *patagone velu* ; le suc des feuilles est efficace dans l'ictère et les indurations du foie.

. . . **insularis** (id.) est purgative et émétique ; sa racine est comestible après cuisson.

. . . **peruviana** (id.) du Pérou ; est employée dans les maladies vénériennes ; sa racine appelée *patagone tubéreux*, est émétique et purgative.

. . . **scandens** (id.) des Indes ; *patagone grimpant*, *herbe à la purgation* ; sa racine en infusion ou en décoction est bonne dans la gonorrhée.

Boletus albus (champignons) sa racine aphrodisiaque est utilisée dans la phthisie.

Bombax ceiba (malvacées) de l'Inde ; *cotonnier mapou* ; le suc de la racine est apéritif ; la racine en poudre combat le tétanos ; l'écorce est vomitive et les fleurs en décoction, sont employées contre les céphalalgies.

. . . **pentandrum** (id.) de l'Inde ; *fromager* ; fournit une gomme utile dans les maladies des intestins.

Bonduc cœsalpinia (papilionacées) des

Antilles; *cniquier, niker-tree, ouaoua, ouaoui des Antilles* ; ses graines appelées *œil de chat*, sont toniques, fébrifuges et topiques dans l'hydrocèle commençante et dans la gonorrhée ; on se sert du suc de sa racine pour conjurer la morsure des serpents venimeux.

Bontia daphnoides (solanacées) des Antilles ; *olivier bâtard* ; ses feuilles en décoction sont émollientes ; les baies donnent une huile utilisée contre le tænia.

Borbonia cordata (papilionacées) du Cap ; *borbonie* ; ses capitules et ses fleurs font le thé du Cap.

Borrago officinalis (borraginacées) *bourrache, borrage, borraja, borragine, bourretché* ; on met une à deux pincées de ses feuilles et fleurs en infusion pendant demi-heure ; fraîches ses feuilles sont meilleures que sèches et son suc encore meilleur.

Borreria emetica (rubiacées) du Brésil ; *borrérie* ; sa racine est vomitive.

. . . **ferruginosa** (id.) du Brésil ; sa racine est deux ou trois fois plus faible que l'*ipecacuanha* : elle est tonique à petites doses.

. . . **perrotetii** (id.) de la Guyane ; est bonne dans la gonorrhée.

. . . **poaya** (id.) sa racine est vomitive et ses feuilles sont efficaces contre les coliques.

. . . **verticillata** (id.) des Antilles ; sa

racine jouit des mêmes propriétés que la *ferruginosa*.

Boswelia serrata (térébinthacées) de l'Inde ; sa résine en fumigation est utilisée dans les rhumatismes et en topique, sur les dents malades.

Botria africana (vitacées) sa racine en décoction est résolutive et diurétique.

Bowdichia, écorce d'un arbre d'Amérique, est employée comme astringente, fortifiante et curative de la phthisie à la Martinique.

Brachyris latania (composées) du Missouri ; *brachyre* ; en infusion elle est un excellent diurétique.

Brasiliastrum americanum (térébinthacées) de la Jamaïque ; *bresillet d'Amérique* ; son écorce est astringente et ses feuilles en infusion servent contre les coliques et la syphilis.

Brassica esculentus (crucifères) *navet-rave* ; on emploie sa racine en médecine comme pectoral ; ses feuilles sont laxatives.

. . . **napus** (id.) *navet* ; id.

. . . **nigra** (id.) *navet noir, moutarde noire* ; id.

. . . **rubra** (id.) *chou rouge* ; dont les fleurs sont expectorantes.

. . . **viridis** (id.) *chou cavalier* ; son suc est pectoral et diurétique ; ses feuilles vulnéraires sont utiles aux poitrines délicates.

Brayera abyssinica (rosacées) *coussotier* ; ses fleurs appelées *cousso*, sont souveraines contre le vers solitaire. Voici comment on l'emploie. Après avoir jeûné la veille et pris une purgation pour débarrasser les intestins, on prend le lendemain en une seule fois 15 à 20 gr. de ces fleurs en poudre délayée dans une tasse d'eau tiède, qu'on fait suivre d'un bol de thé, après une heure d'intervalle ; si ce moyen ne suffisait pas on pourrait recourir à 25 à 30 gr. de sulfate de magnésie dans un verre d'eau, après le thé.

. . . **anthelmintica** (id.) de l'Abyssinie ; ses fleurs et ses graines sont bonnes contre le tænia.

Brindonia indica (guttiférées) de l'Inde ; le suc de cet arbre est bon contre les fièvres.

Bromus purgans (graminées) du Canada ; *brome purgatif* ; sa racine est utilisée comme purgative et vomitive.

Browallia demissa (scrofulariacées) des Caracas ; *browallie* ; est bonne dans les maladies de la peau.

Bruccea antidysenterica (xanthoxylées) de l'Abyssinie ; toute la plante est utilisée en infusion dans la dyssenterie.

. . . **sumatrana** (id.) des Tropiques ; mêmes qualités.

Bruguiera gymnorrhiza, (rhizophoracées) *bruguière, palétuvier des Indes.*

Brunella vulgaris (labiées) *brunelle, charbonière, têto lach, chuchoraou, chuchorèlo* ; pilée fraîche en cataplasme, elle èst bonne sur les plaies récentes ; mangée en salade chaque jour, elle guérit les hémorroïdes douloureuses et trop fluentes ; sa racine en décoction à la dose de 30 à 60 gr. est utilisée dans les angines et les diarrhées. Il faut cueillir la plante en juillet-août.

Bryonia alba (cucurbitacées) répandue surtout en Allemagne, est appelée *bryone noire* à cause de la couleur de ses baies ; sa racine moins active que celle de *bryonia dioica* est purgative ; on la prend après l'avoir coupée en rouelles et séchée à l'étuve, en poudre, en plusieurs prises, à la dose de 0,50 cent. gr. à 1 gr. ou en décoction à celle de 16 à 30 gr. dans un litre d'eau.

. . . **africana** (id.) du Cap ; la racine est purgative et vomitive.

. . . **callosa** (id.) des Indes orientales ; *bryone calleuse* ; elle est vermifuge.

. . . **cordifolia** (id.) de Chine ; *solène* ; ses graines et sa racine sont résolutives et utiles dans la dyssenterie et la phthisie.

. . . **dioïca** (id.) *navet du diable, mors du diable, herbe aux femmes battues, vigne blanche, couleuvrée, coujorasse dé sèrp, trèno dé sèrp, goujo dé serp, tiro-bieillo* ; mêmes propriétés, mais plus actives que la *bryonia alba* La racine fraîche est vénéneuse ; 4 gr. de sa racine sèche en poudre, mêlée avec 120 gr. de miel et prise par cueillerées à café d'heure en heure, facilite l'expectoration ; 1 à 2 gr. dans un verre d'eau sucrée est un vomitif énergique ; 4 gr. prises en trois fois soit avec de l'eau sucrée, soit en pilules, à dix minutes d'intervalle, purgent violemment et font vomir ; à l'extérieur on l'applique à l'état frais comme dérivative et vésicante sur les engorgements lents des jointures après l'avoir pilée ; on peut dans ce cas en rendre l'effet moins actif, en mélangeant au cataplasme, de la mie de pain : ainsi appliquée sur le ventre elle purge. En mettant à infuser 60 gr. de sa racine fraiche dans 500 gr. de vin blanc, on prépare le vin de Cazin, qu'on prend à la dose de 30 à 100 gr. par jour dans l'hydropisie.

. . . **epigæa** (id.) de l'Inde ; sa racine est bonne contre les vers, dans la dyssenterie et les maladies vénériennes.

. . . **scabra** (id.) de l'Inde ; ses feuilles et ses jeunes pousses grillées et en infusion, donnent un apéritif.

Bryum triquetrum (mousse) *triquètre* ; est astringente et bonne dans les hémorragies.

Bubon galbanum (ombellifères) du Cap ; *galbanum, gomme en larmes* ; sa résine est tonique.

. . . **gummiferum**, (id.) *gomme d'Afrique* ; sa résine ainsi appelée est tonique, stomachique et résolutive.

. . . **macedonicum** (id.) *ache des rochers, persil de Macédoine* ; sa racine et ses feuilles sont vulnéraires ; ses graines diurétiques et carminatives.

Buchania (térébinthacées) des Tropiques ; *buchananie* ; on emploie l'écorce qui est résolutive et astringente.

Buchu, mélange appelé au Cap : *bocco, bucco* ; composé de feuilles de plusieurs espèces de rutacées, plus communément de *diosma crenata, betulina serratifolia*, et de l'*emplerum serrulatum* ; 30 gr. de ces feuilles fraiches mises à infuser dans un demi-litre d'eau, donnent une bonne tisane qu'on doit partager en doses de 20 gr. par jour.

Bucida erecta (éléagnées) des Antilles ; *manglier droit, manglier gris* ; son écorce en poudre insufflée sur la cornée, en détruit les taies.

Buena macrocarpa (rubiacées) *buéne à gros fruits* ; son écorce est utilisée sous le nom de *quinquina blanc*.

Bunias erucago (crucifères) *buniade, fausse roquette, masse à bedeau* ; est diurétique et bonne dans l'hydropisie.

Bunium bulbo-castanum (ombellifères) *terre noix, chataigne de terre, jarnote*: ses graines sont stomachiques et carminatives.

Buphtalmum salicifolium (composées) elle est narcotique, alexitère.

Buplevrum falcatum (ombellifères) *buplè-*

vre, oreille de lièvre ; sa racine est employée comme vulnéraire, astringente et fébrifuge.

. . . **petiolare** (id.) id.

. . . **rotundifolium** (id.) *perce feuille annuelle* ; sa racine jouit des mêmes propriétés.

Burkea africana (papilionacées) d'Afrique ; *burchée africaine* ; son écorce est tonique et astringente.

Bursera balsamifera (térébinthacées) de la Jamaïque ; *bois rouge, baume houmiri* ; elle est vulnéraire et utile dans les maladies du tube digestif.

Butea frondosa (papilionacées) de Malabar ; *butée feuillue, arbre à laque* ; de son tronc découle une gomme appelée *kino du Bengale* ou *maduga*, astringente qui est employée dans les maladies du tube digestif.

. . . **superba** (id.) de Coromandel ; mêmes propriétés.

Butomus umbellatus (alismacées) *butome ombellé, jonc fleuri, fluteau* ; ses feuilles sont diurétiques et apéritives et sa tige souterraine est efficace contre la morsure des serpents.

Buxus sempervirens (buxacées) *buis, bois bénit, ozanne, bouis* ; son bois diurétique est employé dans les gonflements goutteux et dans les éruptions dartreuses, en décoction à la dose de 30 à 60 gr. dans un litre d'eau ; c'est un succédané du *guayacum*. Ses feuilles prises en poudre à la dose de 4 à 5 gr. sont purgatives et fébrifuges : on doit en user avec prudence.

Byrsonima catinifolia (malpighiacées) du Mexique ; ses fruits astringents sont bons contre la dyssenterie.

. . . **crassifolia** (id.) de la Guyane ; son écorce appelée *chabarro*, *chapara*, *manteca*, est bonne dans les fièvres, les affections de la poitrine et contre la morsure des serpents.

. . . **chrysophylla** (id.) de l'Amérique du Sud ; ses fruits sont utilisés contre la dyssenterie.

. . . **verbascifolia** (id.) son écorce est employée contre les fièvres.

C

Cacalia bulbosa (composées) de Chine ; est émolliente, résolutive.

. . . **hastata** (id.) de la Sibérie ; est bonne dans la syphilis.

. . . **kleinia** (id.) des Canaries ; ses feuilles en décoction ou en poudre, sont bonnes dans les rhumatismes.

. . . **sarracenica** (id.) *cacalie écarlate* ; son suc adouci avec du sucre, convient dans les inflammations des intestins et les fièvres ; il est résolutif, vulnéraire et détersif.

. . . **viridis** (id.) *pas de cheval*, *tussilage des Alpes*, *adenostyle verte* ; les feuilles sont réputées pectorales.

Cacao sativa (bythnériées) de l'Amérique du Sud ; *cabasse, cacoyer* ; ses fruits sont analeptiques.

. . . **bicolor** (id.) ses graines ont la même propriété.

Cactus sepium (cactacées) de l'Amérique ; ses fruits sont bons dans les fièvres bilieuses.

. . . **triangularis** (id) *cierge lézard, liane à vers* ; le suc des branches est vermifuge.

Cadia purpurea (papilionacées) de l'Afrique, *cadie pourprée* ; ses feuilles appliquées sur le ventre, calment les coliques et guéris-les maladies des intestins.

. . . **varia** (id.) d'Afrique ; ses feuilles en cataplasme ont les mêmes propriétés.

Caïmitier à pulpes douces (sapotacées) du Brésil ; son écorce appelée de *Monesia*, de *guaranhem*, de *buranhem*, est astringente.

Caïnca : voir : *Chiococca racemosa*.

Cakile maritima (crucifères) *coquillier* ; toutes les espèces sont apéritives, diurétiques et les jeunes pousses en décoction ou en salade, sont utilisées contre le scorbut.

Caladium auritum (aracées) des Antilles ; *caladium doré* ; le suc de sa racine est bon contre la morsure des serpents, et à petites doses dans l'anasarque.

Calagéri (composées) ses graines pilées ou en décoction, sont meilleures que le *semen-contra* et moins falsifiées.

Calaguala rhizomes de *polypodium* et d'*aspidium coriaceum*, de l'Ile de France, à la dose de 10 à 30 gr. en décoction dans un litre d'eau jusqu'à réduction du tiers, ce remède constitue un sudorifique très puissant, excellent dans la syphilis, les rhumatismes et les vers.

Calamintha grandiflora (labiées) *calament à grandes fleurs*; on emploie les feuilles et les fleurs en infusion.

. . . **nepeta** (id.) *calament à petites fleurs*; sert en topique dans les rhumatismes.

. . . **officinalis** (id.) *calament des montagnes, baume sauvage, millespèle*; est employée en infusion comme la mélisse.

Calamus draco (palmiers) de l'Inde; *dragon*; son suc est un *sang-dragon* très-usité comme astringent.

Calceolaria inflexa (scrofulariacées) du Pérou; est vulnéraire.

. . . **pinnata** (id.) du Pérou; ses feuilles sont purgatives et émétiques.

. . . **trifida** (id.) du Pérou; est bonne contre les fièvres et encore antiseptique.

Calendula arvensis (composées) *fleurs de tous les mois, gauchefer, petit souci, souci des vignes*; ses fleurs sont stimulantes et emménagogues, prises en infusion. Ses feuilles fraîches, écrasées et appliquées sur les verrues et les durillons, les font disparaître.

. . . **officinalis** (id.) *souci officinal des jardins*; ses fleurs à la dose de 30 à 60 gr. prises en infusion, sont stimulantes, antispasmodiques, fébrifuges et emménagogues; ses feuilles appliquées en cataplasmes sont résolutives.

Calla palustris (aroïdées) *calla des marais*; sa racine appelée *radix dracunculi aquatici* est diaphorétique et alexipharmaque ; ses raisins sont vésicants.

Calliandra grandifolia (mimosées) d'Amérique ; *calliandre* ; astringente, elle est usitée dans les affections de la poitrine.

. . . **tetragona** (id.) de Caracas ; *calliandre tendre à caillou* ; son suc est astringent et tonique.

Callicarpa americana (verbénacées) d'Amérique ; ses fleurs et ses feuilles sont sudorifiques et purgent.

. . . **lanata** (id.) de l'Inde ; ses feuilles sont émollientes et diurétiques ; son écorce est mâchée comme le *bétel*.

Callithrix aquatica (euphorbiacées) *callitriche aquatique* ; émolliente en cataplasme, elle sert de cosmétique.

Calluna erica (ericacées) *bruyère commune*,

Calophyllum calaba (guttiférées) de l'Inde ; *bois canot* ; sa résine appelée *baume de Calaba, de Marie, bonne focot, tacamahaca*, est vulnéraire et pectorale.

Calotropis gigantea (asclépiadacées) des Indes-orientales ; sa racine connue sous le nom de *mudar*, *mador*, *akum*, est la partie la plus active ; elle est usitée en décoction et en liniment dans les maladies de la peau surtout dans l'éléphantiasis.

. . . **procera** (id.) de l'Inde, de la Perse, de l'Arabie et de l'Afrique, fournit le sucre de *mudar*.

Caltha bisma (ranunculacées) de l'Inde ; sa racine est usitée dans les fièvres.

. . . **palustris** (id.) *populage, souci des marais, d'eau, herbo dél mal foundomen, dé morfoundemén ;* sa racine et ses feuilles sont bonnes en tisane contre l'enrouement et le refroidissement causés par l'ingestion de l'eau froide.

Campanula cervicaria (campanulacées) *campanule cervicaire*.

. . . **glomerata** (id.) est employée contre la rage en Russie.

. . . **speculum** (id.) *miroir de Vénus, mirette* ; elle est vulnéraire et astringente.

. . . **trachelium** (id.) *herbe aux trachées, campanule gantelée, gant de Notre-Dame, ortie bleue* ; elle est astringente, détersive et vulnéraire.

Camphora officinarum (laurinées) *camphrier* ; son suc solidifié par l'ébullition, donne le *camphre* dont les vertus ont été vulgarisées par Raspail ; il est excellent dans la rétention d'urine, employé en frictions, après l'avoir fait dissoudre dans l'huile d'olive. A l'intérieur on le prend à la dose de 0,20 c. gr. à 1 gr. par jour ; on doit en user avec prudence ; car à la dose de 5 gr. il pourrait empoisonner.

Camphorosma monspeliaca (chénopodiacées) ses feuilles en infusion à la dose de 8 à 16 gr., sont excitantes, diurétiques et sudorifiques. Elles sont encore bonnes dans la coqueluche, l'asthme et les affections nerveuses, à la dose de 8 à 16 gr.

Canarium commune (térébinthacées) *canarion commun* ; produit un baume employé comme le *copahu* ; il est vulnéraire et résolutif.

Canavali cathartica (papilionacées) de l'Inde ; est purgative.

. . . **maritima** (id.) mêmes propriétés.

Canna edulis (cannacées) du Pérou ; *balisier comestible* ; ses graines torréfiées tiennent lieu de café.

. . . **indica** (id.) de l'Inde ; *canne de congo, petit balisier, faux sucrier, gingembre bâtard, safran marron* ; sa racine en cataplasmes sur les abcès est émolliente; en décoction elle est diurétique et bonne dans la gonorrhée.

Cannabis sativa (humulacées) *chanvre, cambouis, combé, cambi, conobou* ; ses graines sont employées en infusion ou en décoction à la dose de 30 gr. pilées avec du sucre dans 500 gr. d'eau bouillante. On peut les utiliser encore en émulsion, en mettant 50 gr. avec autant de sucre dans un litre d'eau.

Canthium parviflorum (rubiacées) de l'Inde; sa racine et ses feuilles sont employées contre la diarrhée et les vers.

Capparis ægyptiaca (crucifères) d'Egypte; *câprier d'Egypte*; sa racine est diurétique.

. . . **breyna** (id.) des Antilles; *fève du diable*; l'écorce de la racine est diurétique et ses siliques sont bonnes contre les spasmes.

. . . **dahi** (id.) d'Egypte; ses feuilles en en friction sont bonnes contre la morsure des serpents.

. . . **ferruginea** (id.) des Antilles; ses feuilles et ses fleurs sont utiles dans l'hystérie.

. . . **jamaïcensis** (id.) de la Jamaïque; ses feuilles sont vésicantes.

. . . **mithridatica** (id.) d'Egypte; ses feuilles sont employées en friction contre la morsure des serpents.

. . . **siliquosa** (id.) des Antilles; sa racine est apéritive et bonne dans l'hystérie.

. . . **spinosa** (id.) *câprier commun*; l'écorce de sa racine est diurétique.

Capraria biflora (scrofulariacées) du Mexique; *capraire biflore, thé d'Amérique, de la*

Martinique, de Lima, des Iles, des Antilles, du Mexique.

Caproxylon hedwigii (térébinthacées) des Antilles ; *bois cochon ;* sa résine est vulnéraire; l'huile de ses graines est bonne dans les maladies de poitrine.

Capsella bursa-pastoris (crucifères) *thlaspi, tabouret, bourse à pasteur, boursette*; est très-efficace dans les règles trop abondantes; on peut la prendre fraîche à la dose de 100 gr. dans un litre d'eau bouillante en demi-verre trois fois le jour, à trois ou quatre époques différentes.

Capsicum annuum (solanacées) des Antilles ; *piment, carive, corail des jardins, poivre du Brésil, d'Espagne, courals, couraoûs*; son fruit donne un excitant énergique ; il est employé contre l'atonie des veines.

Carapa guineensis (méliacées) de Guinée ; *carapa de Guinée, du Sénégal, touloucouma ;* son écorce est employée.

. . . **guyanensis** (id.) de la Guyane ; ses bourgeons verts et son écorce, sont utilisés dans les fièvres.

Cardamina amara (crucifères) est toute employée dans le scorbut.

. . . **pratensis** (id.) *cresson des prés, cressonnette, bec à l'oiseau, cresson élégant, creyssélous dès pratchs* ; ses feuilles fraîches, pilées et exprimées, donnent un suc excellent contre le scorbut ; ses fleurs séchées en infusion, sont encore bonnes dans ce cas.

Cardiaca vulgaris (labiées) *cardiaque vulgaire*.

Cardiospermum halicacabum (sapindacées) de l'Inde ; sa racine en décoction est mucilagineuse et bonne dans les affections de la vessie ; ses fruits sont apéritifs.

Carduus marianus (composées) *chardon Marie, artichaut sauvage, épine blanche, lait de Notre-Dame, chardon argenté* ; on emploie les capitules en infusion à la dose de 10 gr.

Carex arenaria (cypéracées) *laiche, laiche des sables, salsepareille d'Allemagne* ; sa racine est sudorifique et diurétique et ses graines sont sudorifiques ; on l'emploie en décoction à la dose de 15 à 30 gr.

Carica papaya (passiflorées) de l'Inde ; *papayer, figuier des Iles* ; le suc du fruit, la racine et les graines en poudre, sont bons contre les vers.

Carissa madagascariensis (apocynacées) *calacs de Madagascar*.

. . . **xylopicron** de l'île Bourbon : *calacs, bois d'absynthe, bois amer* ; son bois est utilisé pour faire des coupes dans lesquelles on verse du vin qui devient dès lors amer et stomachique.

Carlina acaulis (composées) *carline des Alpes, carline noire, grande carline, pigneuleu,* *cordouillo* ; sa racine est un violent purgatif et diurétique, à la dose de 15 à 25 gr. en décoction ou de 4 à 8 gr. en poudre.

. . . **achantifolia** (id.) *carline blanche, caméléon blanc, chardousse, ciardousse, loque* ; sa racine très amère est usitée dans les maladies pestilentielles.

. . . **gummifera** (id.) la résine produite entre les écailles de ses capitules, mâchée comme le *mastic*, passe pour le plus ancien remède contre le tænia : sa racine est vénéneuse.

Carragahen (algues) *le carragahen.*

Carthamus lanatus (composées) *chardon béni des Parisiens* ; sa racine sudorifique est employée dans les fièvres.

. . . **tinctorius** (id.) *carthame, safran bâtard* ; ses graines purgatives sont utilisées en Orient contre la morsure des serpents.

Carum carvi (ombellifères) *cumin des prés, anis des Vosges, carvi* ; on emploie ses graines de la 2e année ou en infusion à la dose de 30 à 60 gr., ou en poudre à celle de 1 à 4 gr., contre les coliques venteuses, la cardialgie et l'atonie des organes digestifs.

Caryophyllus aromaticus (myrtacées) des Moluques ; *girofle, bois de clou* ; sa fleur non épanouie se nomme *clou de girofle* qu'on emploie en poudre à la dose de 0,05 c. gr. à 5 gr.

Cascara sagrada, d'Amérique, fournit un purgatif et un laxatif doux. Voir : *rhamnus purshiana*.

Cascaria anavinga (samydées) de Malabar; ses feuilles en décoction servent à préparer des bains efficaces dans les douleurs des articulations.

Cassia absus (papilionacées) d'Egypte ; ses graines en poudre sont utiles dans les ophthalmies.

. . . **acutifolia, æthiopica, obovata** (id.) espèces exotiques appelées indistinctement *casse* ou *séné* ; dont les feuilles et les follicules purgatives sont employées à la dose de 10 à 15 gr. en infusion, avec 30 gr. de *manne* ou de *sulfate de Magnésie*.

. . . **biflora** (id) d'Amérique ; est utilisée dans la syphilis.

. . . **brasiliana** (id.) du Brésil ; *grosse casse* ; ses gousses sont purgatives.

. . . **fistula** (id.) *la casse* ; on emploie la pulpe des fruits.

. . . **fœtida** (id.) *casse puante* ; d'Amérique; elle est utile dans l'hystérie et les érysipèles.

. . . **javanica** (id.) de Java ; *casse de Java* ; les fruits sont purgatifs.

Cassina gonguba (iliacées) ses feuilles ont les mêmes propriétés que l'*ilex paraguajensis*.

Cassita filiformis (laurinées) de l'Inde ; au Sénégal un petit verre de son suc mêlé avec du beurre, pris matin et soir, calme les ardeurs d'urine et la gonorrhée.

Castanea vulgaris (castanéacées) on emploie son écorce.

Casuarina equisetifolia (casuarinées) de l'Océanie ; *casuarines, filaos* ; l'écorce est utilisée.

Catalpa syringifolia (bignoniacées) ; on prend les capsules en décoction.

Catananche cœrulea (composées) *catananche azurée*, *cupidone azurée* ; elle est apéritive et vulnéraire.

Caturus spiciflorus (euphorbiacées) de l'Inde ; en décoction elle est bonne contre la diarrhée et les relachements.

Caucalis daucoides (ombellifères) *gratteau* ; diurétique.

. . . **grandiflora** (id.) *giroville, mélinot, persillée* ; diurétique.

. . . **latifolia** (id.) *gratteau* ; mêmes propriétés.

Ceanothus americanus (rhamnacées) d'Amérique ; on emploie sa racine en décoction, spécialement dans la blennorrhée ; ses feuilles et son écorce dans la syphilis.

. . . **benghalensis** (id.) utilisée dans la dyssenterie.

. . . **bicolor** (id.) du Mexique ; son écorce est bonne dans les fièvres.

. . . **decumbens** (id.) sa racine est utilisée en décoction ainsi que ses feuilles et son écorce.

. . . **discolor** (id.) ses feuilles composent le *thé de New-Jersey*.

Cecropia peltata (urticacées) de Cayenne ; *bois canon, figuier de Surinam* ; le suc des bourgeons est astringent et vulnéraire ; le suc de l'arbre est employé dans les maladies de peau, les cors et les verrues.

Cedrela febrifuga (méliacées) du Nouveau Monde ; *bois de toon* ; l'écorce est utile.

. . . **roona** (id.) des Indes ; son écorce est mélangée à celle de *cæsalpina bonducella* dans les fièvres.

. . . **rosmarinus** (id.) de Cochinchine ; ses fleurs sont utilisées dans les maux de tête les obstructions, les rhumatismes et comme diurétiques.

Celastrus scandens (célastracées) de l'Amérique du Nord ; *célastre grimpant. mænche* ou *bourreau des arbres* ; on emploie l'écorce ; les baies sont vomitives.

. . . **senegalensis** (id.) du Sénégal ; l'écorce en décoction est bonne contre la dyssenterie chronique.

Celtis australis (celtiacées) *micocouiller*

on emploie les fruits, les feuilles et l'écorce, dans les fièvres.

. . . **occidentalis** (id.) *micocouiller de Provence, bois ramon* ; son écorce est bonne dans les fièvres.

. . . **orientalis** (id.) de l'Inde; est employée contre l'épilepsie.

Celosia paniculata (amaranthacées) de la Jamaïque ; ses fleurs et ses graines sont astringentes.

. . . **trigyna** (id.) du Sénégal ; ses feuilles mangées à jeun, guérissent des vers.

Cenchrus ægyptius (graminées) d'Egypte; *éleusine* ; en décoction elle est sudorifique.

. . . **granularis** (id.) de l'Inde ; *racle granulé* ; ses graines prises à l'intérieur avec de l'huile, sont bonnes contre la tuméfaction de la rate et du foie.

Centaurea behen (composées) de l'Asie Mineure ; *behen blanc, rhapontic blanc* ; sa racine tonique est considérée comme fécondante.

. . . **calcitrappa** (id.) *chausse trappe, chardon étoilé, pique queue, relâche, pignerolle* ; est un succédané du *quinquina* ; elle est toute tonique ; sa racine est diurétique et fortifiante à la dose de 30 à 40 g. dans un litre d'eau ; elle produit également un bon effet dans la gravelle, les maladies des reins et les coliques néphrétiques : dans les fièvres intermittentes on fait bouillir deux poignées de fleurs dans 1500 gr. de vin blanc et on en prend 180 à 240 gr. avant et pendant l'accès.

. . . cyanus (id.) *casse lunettes, bluet, barbeau, aubifoin, bluét, bluélo* ; 4 gr. de ses fleurs en poudre sont efficaces dans la jaunisse ; 2 gr. de ses graines purgent. Ses fleurs en infusion avec des graines d'*orties* sont diurétiques.

. . . jacea (id.) *centaurée jacée, rhapontic vulgaire, jacée des prés, tète de moineau* ; sa racine est astringente et détersive.

. . . montana (id.) *grand bleuet, centaurée bleue*.

. . . nigra (id) sa racine est pareillement employée.

. . . rhapontica (id.) *rhapontique vulgaire*; sa racine est bonne contre le scorbut.

Centaurium officinale (composées) *grande centaurée* ; sa racine est employée en décoction, à la dose de 60 gr.

Centhrantus ruber (valérianacées) *centhrenté des jardins, barbe de Jupiter*.

Centrolobium tomentosum (cisalpinées) fournit la poudre appelée *arabiba, araboba* ou *de Goa*.

Cephaëlis bearii (rubiacées) d'Amérique ; elle a des propriétés évacuantes et vomitives qui la rendent utile dans les bronchites et l'asthme.

. . . elata (id.) d'Amérique ; mêmes propriétés.

. . . ipecacuanha (id.) d'Amérique ; *ipecacuanha*, *ipéca*, *uragoga ipecacuanha* ; on emploie l'écorce de la racine comme vomitif et purgatif à la dose de 0,05 c. gr. à 1 gr. 50 pour enfant ou adulte ; employée à la dose de 0,03 c. gr. à 0, 20 c. gr. en infusion, dans 200 gr. d'eau, elle devient tonique et expectorante ; elle est héroïque dans l'état puerpéral, et dans les accouchements : à hautes doses elle empoisonne.

. . . muscosa (id.) d'Amérique ; mêmes propriétés.

Cephalanthus occidentalis (rubiacées) de l'Amérique du Nord ; *bois-bouton* ; elle est employée dans les maladies vénériennes et celles de la peau.

Cerasus avium (amygdalacées) *mérisier*.

. . . **virginiana** (id.) de Virginie ; son écorce tonique est employée dans les fièvres, la syphilis et la consomption ; ses feuilles sont vénéneuses.

. . . **vulgaris** (id.) *cérisier* ; ses queues sont diurétiques.

Ceratonia siliqua (cératoniées) *caroubier* ; son fruit est laxatif et peut être employé dans les maladies de la poitrine ; mais il ne doit l'être qu'avec prudence.

Cerbera allamanda (apocynacées) elle est purgative et émétique.

. . . **lactária** (id.) de l'Inde ; vénéneuse ; son écorce est purgative et son fruit émétique.

. . . **manghas** (id.) de l'Inde ; *manglier vénéneux* ; est vénéneuse et utilisée comme la précédente.

. . . **rauwolfia** (id.) de l'Inde ; mêmes dangers et mêmes propriétés.

. . . **thevetia** (id.) des Antilles ; son suc est vénéneux ; son écorce purgative.

Cestrum diurnum (solanacées) de l'Amérique tropicale ; *cestreau* ; est fébrifuge et résolutive en cataplasmes dans l'œdème des membres inférieurs.

. . . **laurifolium** (id.) de l'Amérique ; mêmes propriétés.

. . . **pseudoquina** et **undulatum** (id.) de l'Amérique tropicale ; sont employées comme fébrifuges.

Ceterach officinarum (fougères) *cetérach, doradille, doradille d'Espagne, daurade, herbe dorée, vraie scolopendre, herbo dé lo brosièyro, herbo doûrado* ; ses feuilles sont diurétiques, bonnes dans la gravelle, astringentes et béchiques.

Cetraria montana (lichens) *lichen des montagnes*.

Chamomilla matricaria (composées) *matricaire* ; ses fleurs en poudre à la dose de 1 à 4 gr. et en infusion de 4 à 8 gr., sont utiles dans la suppression des règles et dans les flueurs blanches.

. . . **nobilis** (id.) *camomille romaine* ; ses fleurs sont employées en infusion d'une heure,à la dose de 4 à 8 gr. dans un litre d'eau bouillante comme antispasmodiques. vulnéraires et résolutives. Voir : *Anthemis nobilis.*

Chantransia rivularis (algues) est employée dans l'asthme, la phthisie, les contusions et fractures.

Chasmanthera bakis (chasmantérées)d'Afrique est employée comme vermifuge.

. . . **flavescens** (id.) des Moluques ; est utilisée de la même manière.

. . . **palmata** (id.) d'Afrique, de Madagascar, de l'Inde ; fournit la racine appelée *columbo*, tonique non astringent, ne provoquant ni nausée, ni soif, ni maux de tête, ni fièvre, ni constipation ; on la prend en poudre à la dose de 1 à 4 gr. et en infusion à celle de 2 à 4 gr., dans 250 gr. d'eau.

. . . **peltatus** (id.) de Malabar ; sa racine est également utilisée.

Cheiranthus cheiri (crucifères) *giroflée des murailles, rameau d'or, violier jaune* ; ses feuilles et ses fleurs sont détersives et diurétiques ; elles calment les maux de tête et les spasmes.

Chelidonium majus (papavéracées) *grande chélidoine, éclaire, herbe à l'hirondelle, blonquéto, félougno, herbo dé lo blonquéto, dé los borrugos*; une goutte de son suc sur les taies des yeux, les fait disparaître; étendu d'eau il sert à déterger les vieux ulcères des jambes; il guérit les dartres vives, les cors et les verrues et purge à petites doses: 2 à 3 centimètres de sa racine mêlée à l'herbe qu'on donne aux animaux, les guérit de la météorisation. Son action violente la rend dangereuse.

Chenopodium album (chénopodiacées) *ansérine, drageline, grâgeline, grasseline, senousse*; elle est diurétique, sédative, rafraîchissante et bonne dans les hémorroïdes.

. . . **ambrosioïdes** (id.) *ambroisine, fausse ambroisie, thé du Mexique*; 8 gr. de ses feuilles en infusion et ses graines en poudre, sont bonnes contre les vers et contre la chorée.

. . . **anthelminticum** (id.) de l'Amérique du Nord; *chénopodée anthelmintique*; toute la plante est utilisée, les graines surtout elle est emménagogue et efficace contre les ascarides et dans l'hystérie, à la dose de 4 à 8 gr. en poudre.

. . . **bonus henricus** (id.) *bon henry, épinard sauvage, sarron, serron, patte d'oie, triangulaire*; elle est émolliente et vulnéraire.

. . . **botrys** (id.) *piment botrys, herbe à printemps, ansérine botride*; on prend ses sommités en infusion comme pectorales, dans l'hystérie et contre les vers.

. . . **scoparia** (id.) de Grèce; *belvédère*; toutes ses parties sont employées contre les vers.

. . . **vulvaria** (id.) *ansérine fétide, arroche puante, herbe de bouc, herbe puante, olivaire, sénicle, vulvaire*; ses fleurs sont employées en lavements, injections et infusion; dans l'hystérie on utilise toute la plante.

Chimaphila umbellata (pyrolacées) *chimaphile à ombelle;* on emploie ses feuilles.

Chiococca anguifuga (rubiacées) du Brésil; est utilisée contre les serpents.

. . . **racemosa** (id.) des Antilles; *petite brande, chiocoque à rameaux, chèvre-feuille des Antilles, jasmin bâtard*; sa racine est appelée *Kaïnca, Kaïnça, racine noire*; ses fleurs sont béchiques; ses feuilles émollientes en cataplasmes; l'écorce de sa racine est purgative, vomitive, diurétique, tonique, emménagogue; on l'emploie contre la morsure des serpents, dans les hydropisies et les engorgements; la dose est en décoction de 2 à 12 gr. par jour; et en poudre mêlée à la gomme ou au miel à celle de 4 gr.

Chionanthus virginica (jasminacées) d'Amérique du Nord; *arbre de neige*; l'écorce de la racine broyée est vulnéraire.

Chironia angularis (gentianacées) de Virginie ; ses sommités sont utiles dans les fièvres et contre les vers.

. . . **chilensis** (id.) du Chili ; sa racine est bonne contre les fièvres.

. . . **linearifolia** (id.) ses fleurs sont toniques et employées dans les fièvres et contre les vers.

Chlora perfoliata (id.) *centaurée jaune* ; est toute stomachique.

Chloranthus officinalis (pipéracées) de Java ; *cloranthe officinal* ; est fébrifuge.

Chondrilla juncea (composées) *duriou jaune, escoubette jaune* ; elle est apéritive et tempérante.

Chryphisospermum repens (composées) *oware* ; est bonne pour les plaies.

Chrysanthemum indicum (composées) de l'Inde ; est employée en fumigation dans les ophthalmies.

. . . **segetum** (id.) *marguerite dorée, souci des blés* ; est vulnéraire et diurétique.

Chrysobalanus icaco (rosacées) d'Amérique ; *chrysobalane, icaquier* ; sòn écorce astringente est utile dans la dyssenterie ; ses feuilles, ses fruits et sa racine sont bons contre les vers.

Chrysocoma linosyris (composées) *dorelle* ; est employée contre les vers et les obstructions.

Chrysophyllum caïnito (sapotacées) des Antilles ; *cahinitier, feuilles d'or.*

. . . **cœruleum, jamaicense, microphyllum** (id.) leurs feuilles appliquées par leur face supérieure, arrêtent les hémorragies, et par leur face inférieure, font suppurer les plaies.

Chrysosplenium alternifolium (saxifragacées) *dorine* ; ses feuilles sont apéritives et diurétiques.

. . . **oppositifolium** (id.) *cresson de roche* ; ses feuilles ont la même propriété.

Chuquiraga fruticosa (composées) du Pérou ; en infusion elle est bonne dans les fièvres calentures.

Cicer arietinum (papilionacées) *ciche, pois chiche, tête de bélier, césé, bécut* ; ses graines sont diurétiques, elles sont utilisées dans la gravelle, la pierre et contre les vers ; sa farine appliquée en cataplasme est maturative et résolutive : n'est-elle pas la base de la *Revalescière ?*

Cichorium intybus (composées) *chicorée sauvage, chicourèyo, cicourèyo ;* 30 à 60 gr. de ses feuilles en décoction sont toniques ; la même quantité de racines en décoction donne un laxatif et un dépuratif efficaces ; on les emploie pareillement dans les dyspepsies.

***Cicuta maculata et virosa** (ombellifères) *ciguë vireuse, maculée et aquatique ;* la plante fraîche appliquée sur les tumeurs et les engorgements, les résout ; pilée avec des carottes sur les cancers ulcérés, les guérit ou au moins les améliore ; 30 gr. de feuilles en décoction dans de l'eau, servent à laver deux fois par jour les dartres et obtiennent leur guérison : la *cigue maculée* d'Amérique produit les mêmes résultats. Elle est très-vénéneuse.

Cimicifuga fœtida (ranunculacées) de la Sibérie ; *cimicaire fétide* ; est antispasmodique.

. . . **racemosa** (id.) de l'Amérique du Nord ; *cimicaire rameuse* ; est employée dans la danse St-Guy et les rhumatismes aigus.

Cinchona (rubiacées) de l'Amérique ; *quina*, *quinquina* ; toute les espèces fournissent une écorce excellente dans les fièvres : elle est tonique et antiputride ; les meilleures sont les deux suivantes en décoction pendant 3 heures, à la dose de 15 gr. chacune.

. . . **calysaya** (id.) du Pérou ; *quinquina jaune*, *royal*, *calysaya* ; c'est le meilleur ; car il renferme une plus grande quantité de *quinine* et peu de *cinchonine*.

. . . **grandiflora ou nitida** (id.) *quinquina rouge* ; est devenu très-rare. Son écorce renferme autant de *quinine* que de *cinchonine*, ce qui le met au-dessous du précédent et au-dessus du suivant.

. . . **condaminea** (id.) *quinquina gris*, *de Loxa* ; dans celui-ci la proportion de *cinchonine* est beaucoup plus forte, ce qui le rend plus apte à prévenir le retour des fièvres, tandis que les autres en guérissent mieux.

Cineraria maritima (composées) *armoise blanche, jacobée blanche, maritime* ; elle est emménagogue et bonne dans l'hystérie.

Cinnamodendron axillare et corticosum (magnoliacées) leur écorce est substituée à celle du *drimys Winteri* ; elle est stimulante et bonne contre le scorbut et la diarrhée.

Cinnamosma fragrans (magnoliacées) de Madagascar ; mêmes propriétés dans son écorce que la précédente.

Circæa alpina (circéacées) *circée des Alpes* ; est résolutive, tonique et bonne dans les hémorroïdes.

. . . **canadensis** (id.) du Canada ; elle a les mêmes vertus.

. . . **lutetiana** (id.) *parisienne, enchanteresse, herbe aux sorcières, des magiciennes, tierce, de St-Etienne, de St-Simon* ; est plus efficace que les précédentes, quand on l'emploie cuite dans les hémorroïdes.

Cissampelos acida (cissampélidées) de l'Inde ; ses racines découpées en tranches et appliquées sur les hémoroïdes, sont résolutives.

. . . **caapeba** (id.) de l'Amérique du Sud ; sa racine est diurétique et utile contre la morsure des serpents.

. . . **digitata** (id.) de l'Arabie ; ses feuilles cuites sont utiles dans les fièvres.

. . . **ebracteata** (id.) du Brésil ; sa racine est bonne contre les serpents.

. . . **mauritiana** (id.) de l'Ile Maurice : ses feuilles sont rafraichissantes et sa racine tonique.

. . . **pareira** (id.) du Brésil ; *liane à cœur, à serpent* ; sa racine appelée *pareira brava*, est diurétique et ses feuilles sont vulnéraires.

Cissus pedala (vitacées) de l'Inde ; donne une tisane rafraichissante et bonne dans les ophthalmies.

. . . **quinquefolia** (id.) de l'Amérique du Nord ; *vigne vierge* ; ses feuilles vésicantes sont utiles dans les rhumatismes et la sciatique.

. . . **salutaris** (id.) de la Chine ; est utilisée dans l'hydropisie.

. . . **vitiginea** (id.) de l'Inde ; ses feuilles et ses racines en cataplasmes sont bonnes dans les contusions.

Cistus creticus (cistacées) produit avec les suivantes la gomme résine appelée *ladanum, labdanum*.

. . . **icrus, laurifolius, monspeliensis** (id.) id.

Citrus aurantium (citracées) *oranger* ; son écorce est tonique, ses feuilles sont bonnes contre l'épilepsie et ses fleurs excellentes contre les spasmes : on emploie les unes et les autres en infusion, à la dose de 4 à 6 gr. Ne pas user des fruits dans les maladies inflammatoires.

. . . **bigaradia** (id.) *bigaradier franc*; on emploie l'écorce de son fruit *orange amère* à la dose de 8 gr. en infusion de deux heures.

. . . **medica** (id.) *cedratier*; on utilise son fruit.

. . . . **limonium** (id.) *citron*, *limon*; le suc et l'écorce sèche des fruits sont utilisés.

Clematis dioica (ranunculacées) on emploie sa racine en décoction avec de l'eau de mer.

. . . **flammula** (id.) *clématite brûlante, odorante*; est vénéneuse; ses feuilles sont vésicantes.

. . . **viorna** (id.) de l'Amérique du Nord; mêmes propriétés.

. . . **vitalba** (id.) *clématite des haies, viorne, vigne blanche, berceau de la vierge, herbe aux gueux, traineau, aübobit, aübabic, regourtiol, beligas, beligasso, bligasse, birgasso, bi-lalbo*; ses feuilles fraîches pilées sont vésicantes; 30 gr. en décoction servent à déterger les vieux ulcères et les scrofules chroniques : elles sont vénéneuses.

Cleome dodecandra (capparidées) de l'Amérique; la racine est vermifuge.

. . . **felina** (id.) de l'Inde; toute pilée avec sucre et lait, elle est bonne dans l'épistaxis.

. . . **frutescens** (id.) de Cayenne; ses feuilles sont vésicantes.

. . . **icosandra** (id.) ses feuilles sont vésicantes.

. . . **pentaphylla** (id) de l'Inde; est sudorifique.

Clerodendrum phlomoides (gattiliers) de l'Inde ; le suc des feuilles est bon dans les douleurs qui accompagnent la syphilis négligée.

Clinopodium rugosum (labiées) de la Jamaïque ; *clinopode rugueux* ; ses feuilles détergent les vieux ulcères.

Clitoria ternatea (papilionacées) de l'Inde et du Brésil ; *clitorie de ternate* ; sa racine vomitive est utilisée contre le croup ; et ses graines sont purgatives et tuent les vers.

Clusia rosea (guttifères) de l'Amérique tropicale ; *clusier, figuier maudit* ; on emploie le suc.

. . . **venosa** (id.) des Antilles ; est bonne contre la fièvre.

Cneorum tricoccum (térébinthacées) *petit olivier* ; ses feuilles et son suc sont purgatifs et détersifs.

Cnicus benedictus (composées) *cnicaut, chardon béni* ; ses feuilles à la dose de 16 à 30 gr. servent à préparer une infusion qu'on prend en deux cueillerées avant le repas comme vulnéraire et résolutive.

. . . **casabonœ** (id.) sa racine en décoction est apéritive et sudorifique.

Coccoloba vinifera (polygonacées) des Antilles ; *raisinier à grappes, bois à baguettes, peuplier d'Amérique, faux Kino de la Jamaïque ;*

son suc donne le *Kinos d'Amérique*; sa racine et son écorce sont astringentes; son fruit appelé *mangle rouge* est astringent.

Cocculus bakis (ménispermées) de la Sénégambie; bonne comme diurétique, elle est utilisée dans les fièvres intermittentes et les écoulements blennorrhagiques.

. . . **cinerescens** (id.) du Brésil; sa racine est tonique et diurétique.

. . . **cordifolius** (id.) de l'Inde; sa racine est pareillement utilisée.

. . . **crispus** (id.) de l'Inde; sa racine id..

. . . **fibra aurea** (id.) de Cochinchine; sa racine et la partie inférieure de la tige, sont résolutives et diurétiques.

. . . **flavescens** (id.) même emploi.

. . . **peltatus** (id.) de Malabar; sa racine tonique est employée dans les fièvres.

. . . **platyphylla** (id.) du Brésil; sa racine a les mêmes propriétés.

Cochlearia armorica (crucifères) *raifort sauvage, cran des Anglais, cranson de Bretagne*; sa racine fraiche 15 à 30 gr. en infusion, est bonne dans le scorbut.

. . . **officinalis** (id.) *raifort officinal, herbe aux cueillers, au scorbut, herbq dél culié*; ses feuilles et fleurs à la dose de 30 à 60 gr. sont employées en infusion, hors les cas d'inflammation.

Cocos coronata (palmiers) de Bahia; son huile est utile contre les morsures venimeuses.

. . . **nucifera** (id.) de l'Inde ; *palmier cocotier, roi des végétaux* ; l'huile de ses amandes est purgative et vermifuge.

Cœlestis edulis (évonymacées) *catha edulis*, *gat*, *kat* ; on emploie les bourgeons.

Coffea arabica (rubiacées) et autres espèces ; les graines fraîches et crues en poudre sont utiles contre les fièvres ; torréfiées elles sont toniques, excitantes et aromatiques.

Coix gigantea (graminées) *coix gigantesque* ; ses graines sont diurétiques.

Colbertia obovata (dilléniées) de l'Inde le suc du fruit sert à laver la tête pour prévenir la chûte des cheveux.

Colchicum autumnale (liliacées) *colchique d'automne, tue chien, safran des prés, safran bâtard, veilleuse, veillote, bellayro, beilloyrouolo* ; est vénéneuse ; ses bulbes et ses graines en poudre à dose de 0,01 à 0,30 c. g. forcent la sécrétion de la muqueuse intestinale, du foie, des reins, de la peau, de la salive ; ramassées à un pied sous terre avant la floraison, les bulbes à hautes doses produisent une purgation, des nausées, des vomissements, rallentisent le pouls et donnent la mort ; on extrait l'oignon qui est à un pied dans la terre, avant la sortie de la fleur.

. . . **illyricum et variegatum** (id.) vénéneuses ; sont également employées.

. . . **vernum** (id.) *du printemps* ; est vénéneuse ; ses bulbes, ses fleurs et ses graines donnent un purgatif énergique et fort diurétique.

Coldenia procumbens (borraginacées) de l'Inde ; avec partie égale de *fænum græcum* en poudre, elle sert à faire suppurer les furoncles.

Collinsonia canadensis (labiées) du Canada; *guérit-tout* ; très excitantes, sa racine et ses fleurs sont toniques, astringentes et diurétiques.

Colutea arborescens (papilionacées) *baguenaudier commun*, *faux sené* ; on emploie les feuilles et les siliques qui, à la dose de 60 à 120 gr. en infusion donnent un bon purgatif.

Comarum palustre(rosacées)*comaret,quintefeuille à fleurs rouges* ; la racine et les feuilles sont employées dans les fièvres.

Combretum coccineum (combrétacées) *chigommier*.

. . . **grandiflorum** (id.)

Commelina communis (commélynées) de l'Amérique du Sud; *commeline commune* ; est employée à l'intérieur comme relachante et émolliente.

. . . **medica** (id.) de Chine ; les tubercules et la racine sont pectoraux, adoucissants et calmants.

Commia cochinchinensis (euphorbiacées) de l'Inde ; est employée en décoction dans les diarrhées et les relâchements.

Comptonia asplenifolium (amenthacées) de l'Amérique du Nord ; son écorce très-astringente est tonique et bonne dans les fièvres ; ses feuilles en infusion sont astringentes.

Conium maculatum (ombellifères) est vénéneuse ; *grande ciguë, ciguë tachetée, cocuasse, ciguë d'Athènes, ciguo, cigudo, ciguë des anciens, ciguë de Socrate* ; elle est employée à l'extérieur en cataplasmes à la dose de 50 gr. dans un litre d'eau avec de la farine de lin, dans les engorgements comme résolutive et calmante ; à l'intérieur dans les affections nerveuses on l'emploie en poudre à la dose de 16 gr. dans un litre d'eau.

Les feuilles doivent être cueillies fraîches à l'époque de la floraison et conservées après avoir été séchées, à l'abri de la lumière et de l'humidité. Toute la plante est vénéneuse.

Connarus africanus (térébinthacées) d'Afrique ; son écorce en décoction est bonne pour les blessures.

Conferva ægagrophylla (algues) *ægagrophylle marine, pelote de mer* ; en poudre ou torréfiée elle sert contre les vers et les scrofules.

Convallaria majalis (convallariacées) *lis des vallées, muguet de Mai, des Parisiens* ; est un succédané de la digitale dans les maladies de cœur : les fleurs fraîches sont employées en infusion à la dose de 8 à 20 gr.

Convolvulus althæoïdes (convolvulacées)

liseron à feuilles de guimauve ; elle est purgative comme la suivante.

. . . **arvensis** (id.) *petit liseron*, *vrillet*, *clochette*, *liseron des champs*, *bédille*, *liset*, *liseret*, *lisette*, *villée*, *vroncelle* ; elle est toute purgative ; ses fleurs sont prises en infusion.

. . . **calystegia** (id.) *chou marin*, *soldanelle* ; sa racine est purgative.

. . . **discolor** (id.) de l'Orénoque ; en décoction est bonne dans la gonorrhée on peut prendre ses graines en poudre à la dose de 0,20 c. gr. à 1 gr. par jour.

. . . **gemellus** (id.) de l'Inde ; ses feuilles en poudre, appliquées sur les aphthes, les guérissent.

. . . **grandiflorus** (id.) de l'inde ; est employée contre la morsure des serpents.

. . . **iticucu** (id.) *méchoacan blanc* ; on emploie sa racine.

. . . **jalapa** (id.) du Mexique ; *jalap*, *méchoacan noir* ; sa racine en tisane à la dose de 1 à 2 gr. est purgative ; sa résine est plus efficace, à la dose de 0, 30 c. gr. à 1 gr. en bol.

. . . **macrocarpus** (id.) de la Martinique ; sa racine est purgative.

. . . **macrorrhizon** (id.) de St-Domingue ; *liane à minguet* ; est également utilisée.

. . . **mecoacanha** (id.) de l'Amérique ; *bryone d'Amérique*, *fleur de quatre heures*, *jalap blanc*, *rhubarbe blanche*, *scammonée d'Amérique*, *méchoacan* ; sa racine est un faible purgatif.

. . . **officinalis** (id.) du Mexique ; *vrai jalap* ; sa racine est purgative.

. . . **operculatus** (id.) du Brésil ; sa résine est utilisée.

. . . **orizabensis** (id.) d'Orizaba ; *jalap mâle* ; sa racine purge doucement.

. . . **panduratus** (id.) de l'Amérique du Nord ; sa racine est purgative et bonne dans la gravelle.

. . . **paniculatus** (id.) du Malabar ; sa racine modère les règles.

. . . **papirus** (id.) du Pérou ; sa racine en infusion est bonne dans les diarrhées et la dyssenterie.

. . . **pentaphyllus** (id.) de l'Amérique ; *liseron des teinturiers* ; ses fleurs en topiques sont bonnes dans les ophthalmies.

. . . **pes capræ** (id.) de l'Inde ; *pied de chèvre, patate à durang* ; sa racine est purgative.

. . . **repens** (id.) des Antilles ; sa racine purgative est utile dans l'hydropisie.

. . . **scammonia** (id.) *scammonée d'Alep, diagrède* ; sa racine est très purgative ainsi que sa résine ; on les emploie à la dose de 0, 50 c. gr. à 1 gr.

. . . **sepium** (id.) *scammonée d'Europe, d'Allemagne, liseron des haies, grand liseron, boyaux du diable, grosse vrillée, manchettes de la Vierge* ; ses feuilles et ses fleurs vertes ou sèches en infusion à la dose de 6 à 12 gr. en ajoutant un peu de miel ou une décoction mucilagineuse, sont indiquées comme doux purgatif; le suc de sa racine est purgatif.

. . . **soldanella** (id.) *soldanelle* ; sa racine purgative est employée dans l'hydropisie.

. . . **speciosus** (id.) du Brésil ; ses feuilles en frictions ou en cataplasmes, sont émollientes et conseillées dans les maladies de la peau.

. . . **turpethum** (id.) de Ceylan ; *turbith végétal* ; sa racine en poudre est utilisée comme purgative à la dose de 0,25 c. gr. à 1 gr. par jour.

Conyza balsamifera (composées) de l'Inde ; ses feuilles sont pectorales ; on utilise la plante en bains chauds dans la paralysie.

. . . **odorata** (id.) des Antilles ; *grande sauge* ; ses feuilles et sommités sont toniques et stomachiques.

. . . **salicifolia** (id.) de l'Ile Bourbon ; est vulnéraire.

. . . **squarrosa** (id.) *conyse vulgaire, herbe aux moucherons, aux puces, aux mouches, aux punaises, œil de chien* ; est vulnéraire, carminative, emménagogue, sudorifique.

Copaifera officinalis (papilionacées) *copayer du Brésil* ; sa racine donne le *baume de copahu*, stimulant énergique, employé dans les maladies vénériennes, en bols ou capsules, 1 à 20 gr. par jour.

Toutes les autres espèces du Brésil jouissent des mêmes propriétés.

Corallina officinalis (algues) *coralline de Corse.*

. . . **mediterranea** (id.)

Corchorus capsularis et tridens (tiliacées) des Indes ; *corète à capsule* ; ses feuilles appelées *Kiré*, sont émollientes et mucilagineuses : on les prend en guise de thé.

. . . **japonicus** (id.) ses fleurs astringentes sont bonnes dans les hémorragies.

. . . **olitorius** (id.) d'Afrique ; *mauve des Juifs, mélochie, corète comestible* ; ses feuilles sont émollientes ; ses fleurs prises en poudre sont astringentes et salutaires dans les hémorragies nasales et les hémorroïdes.

Cordia myxa (borraginacées) *cordie, sébestier domestique* ; ses fruits sont légèrement laxatifs ; son écorce est fébrifuge et ses feuilles font disparaître les éphélides.

. . . **rotundifolia** (id.) du Pérou ; ses feuilles en décoction sont bonnes dans les ophthalmies.

. . . **sebestena** (id.) des Antilles ; son fruit est laxatif.

Coriandrum sativum (ombellifères) *coriandre* ; ses graines appelées *punaises mâles, mari de la punaise*, sont efficaces dans les maladies nerveuses de l'estomac ou en poudre à la dose de 2 à 4 gr., ou en infusion à celle de 4 à 8 gr.

Coriaria myrtifolia (coriacées) *corroyère, redoux* ; ses fruits sont employés.

Coris monspeliensis (primulacées) toute la plante est regardée comme un spécifique contre la syphilis ; en poudre sur les plaies elle est cicatrisante.

Cornicularia jubata (lychen) *la crinière* ; astringente, elle est bonne dans les excoriations.

Cornus alba (cornacées) de l'Amérique du Nord ; son écorce est fébrifuge.

. . . **canadensis** et **circinata** (id.) de l'Amérique ; ont les mêmes propriétés.

. . . **florida** (id.) *cornouiller de la Floride, cornouiller fleuri, bois de chien* ; son écorce est employée ; mais sa racine est plus active.

. . . **mas** (id.) *cornouiller mâle* ; ses drupes mûres sont employées.

Coronilla emerus (papilionacées) *coronille* ; ses feuilles sont purgatives.

. . . **legitima** (id.) *fève lupine* ; ses gousses sont purgatives.

. . . **varia** (id.) *variée, pied de grolle* ; ses feuilles, et son suc sont diurétiques ; elle est vénéneuse à hautes doses.

Coronopus vulgaris (crucifères) *ambroisie sauvage, corne de cerf d'eau* ; ses feuilles sont diurétiques et bonnes dans le scorbut.

Correa alba (rutacées) de la Nouvelle-Hollande ; ses feuilles servent de thé.

Cortusa mathioli (primulacées) elle est pectorale et antispasmodique.

Corrigiola littoralis (portulacées) *courroielle* ; est diurétique.

Coryllus avellana (castanéacées) *coudrier*, *noisetier*, *baysso*, *obaysso* ; son écorce est tonique et fébrifuge.

Corypha umbraculifera (palmiers) de Ceylan ; *palmier à ombelle*, *palmier talipot*, *talipot de Ceylan* ; les spathes de ses fleurs coupées, donnent une résine vomitive que les négresses emploient pour avorter.

Coscinium (ménispermacées) des Indes ; *coscinie*.

Costus arabicus (cannacées) d'Arabie ; sa racine appelée *costus arabique*, *costus indien* est tonique, stomachique et diurétique.

Cotula aurea (composées) d'Espagne ; ses sommités sont excitantes.

Cotyledon brasilica (crassulacées) du Brésil ; *cotylet du Brésil* ; ses feuilles sont vulnéraires.

. . . **laciniata** (id.) de l'Ile Bourbon ; ses feuilles pilées sont utiles dans les mauvais ulcères.

. . . **umbilicus** (id.) *cotylet ombilic*, *nombril de Vénus*, *herbe aux hanches*, *à l'hirondelle*, *écuelle*, *cymbalier*, *queues de rondelles*, *escudélou*, *capélou*, *capélét*, *couporelo*, *coucomèlo* ;

ses feuilles sont utilisées dans les maladies inflammatoires.

Coumarouna odorata (papilionacées) de Cayenne ; *Gaïac de Cayenne* ; son bois et son écorce sont sudorifiques.

Coutarea superba (rubiacées) de la Guyane ; son écorce nommée *quinquina de Cumana, de Rio de Janeyro, de Carthagène*, est tonique.

Coutoubea alba et purpurea (gentianacées) de la Guyane ; employées dans toutes leurs parties elles sont toniques, fébrifuges, vermifuges et emménagogues.

Crassula rubens (crassulacées) *crassule rouge*.

. . . **tetragona** (id.) du Cap ; une poignée bouillie dans du lait, est un bon remède dans la diarrhée.

Cratægus torminalis (voir : sorbus torminalis).

. . . **crus galli** (pomacées) du Canada ; ses feuilles en décoction sont efficaces dans la coqueluche.

Cratæva religiosa (capparidées) de l'Inde ; elle est stomachique et résolutive à l'extérieur.

. . . **tapia** (id.) le suc de l'écorce en décoction est tonique et bon dans les fièvres intermittentes et le typhus.

Crescentia cujete et minima (solanacées) *calebassier* ; son fruit appelé *calebasse*, *couis*, est utilisé comme astringent quand il est crû et comme émollient et pectoral quand il est cuit; son suc est apéritif, laxatif et résolutif en cataplasmes ou compresses.

Crinum asiaticum (narcissées) des Moluques ; le suc de ses feuilles constitue un bon liniment contre les engelures, les blessures vénéneuses et les douleurs d'oreilles ; le suc de ses bulbes est vomitif.

Criophorum (cypéracées) *linaigrettes* ; on emploie la moëlle.

Cristaria betonicœfolia (malvacées) du Chili ; est bonne et rafraîchissante dans la fièvre.

Crithmum maritimum (ombellifères) *criste-marine, fenouil marin, bacile, perce pierre* ; elle est aromatique et diurétique.

Crocus sativus (iriacées) *safran du Gâtinais, safran médicinal, sofro* ; à l'extérieur l'oignon est résolutif ; à l'intérieur séché au feu, il est emménagogue, carminatif, antispasmodique, bon contre l'asthme et anthelmintique ; à petites doses il est encore stomachique : à hautes doses c'est un poison narcotique. Les stigmates sont surtout efficaces dans ces cas divers, en poudre 1 à 2 gr.; ou 1 à 3 gr. en infusion ; ou en sirop en en faisant macérer 25 gr. dans du vin blanc et ajoutant du sucre.

Crotalaria angulosa (papilionacées) de l'Inde ; à l'intérieur et à l'extérieur le suc des feuilles et des jeunes pousses est utile contre la gale.

. . . **sagittalis** (id.) de la Virginie ; le suc des feuilles est émétique et purgatif ; sa racine et ses fleurs sont hydragogues.

Croton antisyphilitica (euphorbiacées) du Brésil ; ses feuilles sont utilisées en décoction.

. . . **camaza** (id.) des Philippines ; ses graines purgatives à petites doses deviennent vénéneuses à hautes doses.

. . . **campestris** (id.) du Brésil ; sa racine est utilisée dans la syphilis.

. . . **cascarilla** (id.) de l'Amérique méridionale ; *cascarille, canelle fausse, cascalote, quinquina gris aromatique* ; ses feuilles sont digestives ; son écorce est astringente, tonique et stimulante : on l'emploie en poudre à la dose de 0,05 c. gr. à 5 gr.

. . . **corylifolium** (id.) des Antilles ; est utile comme excitante et antispasmodique.

. . . **eluteria** (id.) des Antilles ; son écorce appelée *cascarille,* excite la secrétion du suc gastrique, réveille le système nerveux et l'atonie du tube digestif ; mêlée à la rhubarbe à la dose de 0,1 d. gr. à 0,2 d. gr. et prise avant le repas, elle active la digestion, à moins que l'estomac soit le siège de quelque irritation ; car dans ce cas elle serait inopportune. On l'appelle encore *thé du port de la paix.*

. . . **perdicipes** (id.) du Brésil; utilisée en décoction dans la syphilis et contre les serpents.

. . . **plicatum** (id.) d'Egypte; employée contre la lèpre.

. . . **tiglium** (id.) l'huile de ses graines, à la dose d'une goutte dans une tasse de bouillon est le spécifique des coliques de plomb : on peut en rendre l'effet plus sûr en en mettant une goutte dans 15 à 25 gr. d'huile de *ricin*, qu'on prend en une seule fois. C'est un vésicant très-violent.

Crucianella cynanchica (rubiacées) *crucianelle, étrangle chien, herbe à l'esquinancie.*

. . . **odorata** (id.) *crucianelle odorante, petit muguet des bois.*

Cubeba officinarum (pipéracées) *cubèbe officinal, piper cubeba* ; on emploie les fruits.

Cucubalus bacciferus (caryophyllées) est utilisée dans les pertes de sang.

. . . **suberosum** (id.) du Mexique; son écorce appelée *copalchi* est fébrifuge.

. . . **variegatum** (id.) sa racine est un violent purgatif.

Cucumis (cucurbitacées) *cucumères* en général ; en emploie leurs graines ou semences.

. . . **colocynthis** (id.) *coloquinte, alhandal, ayriolo, masclaoü* ; son fruit en poudre est fort irritant et emménagogue à la dose de 0,10 à 0,50 c. gr. par jour ; la pulpe est employée en frictions et en cataplasmes ; c'est un purgatif violent et dangereux, qu'on emploie en poudre à la dose de 0,20 à 0,30 c. gr.

. . . **melo** (id.) *melon* ; 30 à 60 gr. de ses graines en décoction ou émulsion, avec autant de sucre dans un litre d'eau, prises en tasse d'heure en heure, ou de deux heures en deux heures, sont très efficaces dans la diarrhée, la dyssenterie, l'hydropisie et les engorgements.

. . . **sativus** (id.) *concombre*, *cornichon*, *coucoumbré*, *councoumbré*, *coutoumbré*, *coudoumbré*, *coudoumé* ; la pulpe est employée en cataplasmes et la graine en infusion et émulsion à la dose de 50 gr. avec autant de sucre.

Cucurbita maxima (cucurbitacées) *courge*, *potiron* ; on emploie les fruits et les graines en émulsion de la même manière.

. . . **pepo** (id.) *pépion*, *citrouille* ; ses graines ont la propriété d'endormir le tænia pour s'en débarrasser ensuite. La veille on met le malade à la diète et on le purge avec 40 gr. d'huile de ricin ; le lendemain on pile 40 gr. de ces graines, préalablement dépouillées des pellicules, dans un mortier avec du sucre ; on délaie le tout dans une tasse de thé qu'on fait avaler au malade et deux heures après, on lui administre 40 gr. d'huile de ricin.

Cuminum cyminum (ombellifères) d'Orient ; son fruit stimulant, carminatif, soulage dans les flatuosités de l'estomac et des intestins ; on en prend une à trois graines dans une ou deux tasses d'eau bouillante ; en poudre, à la dose de 2 gr., il remédie aux pertes blanches. En emplâtre il résout les tumeurs scrofuleuses.

Cunila mariana (labiées) de Pensylvanie ; bonne contre les fièvres,

Cuphea antisyphilitica (salicariacées) de l'Amérique du Sud.

. . . **microphylla** (id.) de l'Amérique du Sud ; toutes les deux sont bonnes en décoction dans les maladies vénériennes.

Cupressus sempervirens (conifères) *cyprès* ; ses cônes frais appelés *noix de cyprès*, pris en poudre, sont stomachiques, toniques, fébrifuges et vulnéraires.

Curanga amara (scrofulariacées) de Java ; utilisée dans les fièvres tierces.

Curatella cambaïba (dilléniées) du Brésil ; la 2e écorce est astringente et sert à laver les plaies.

Curculigo orchioïdes (narcissées) de l'Inde ; *curculigo à feuilles d'orchis* ; sa racine est tonique.

Curcuma longa (balisiers) de l'Inde ; *safran des Indes, safran de terre, souchet des Indes, terra-merita* ; sa racine est tonique et stimulante ; on l'emploie en poudre à la dose de 0,05 c. gr, à 5 gr.

. . . **rotunda** (id.) de l'Inde ; *curcuma rond* ; la racine a les mêmes vertus et on l'emploie de même.

Cuscuta americana (cuscutacées) des Antilles ; *corde à violon* ; est apéritive, laxative et hydragogue.

. . . **corymbosa** (id.) *cuscute, barbe de moine, cheveux de Vénus, angourre, angure de lin, rache, raisin barbu, cheveux du diable, teigne, tourtouiro* ; son suc est purgatif ; toute la plante est apéritive.

. . . **minor** (id.) mêmes propriétés.

Cusparia galipea (rutacées) *angusture vraie*, appelée en Espagne *cascarilla de angostura* ; on emploie l'écorce.

Cyclamen europæum (primulacées) *cyclamen, arthanite, coquette, marron des cochons, pain de pourceau* ; ses racines torréfiées sont alimentaires ; fraiches elles sont très purgatives, hydragogues, vomitives, mais vénéneuses ; appliquées en onguent sur le ventre, elles purgent et sur l'estomac, elles font vomir.

Cyclanthus bipartites (cyclanthacées) du Brésil ; *cyclanthe* ; on emploie les spadices fleuris.

Cydonia vulgaris (pomacées) *coignassier* ; on emploie les fruits appelés *coings, coudouns* ; ses graines à la dose de 30 gr. font un mucilage excellent dans les ophthalmies.

Cynanchum arguel (apocinées) d'Egypte; sert à falsifier le *séné*.

. . . **extensum** (id.) de l'Inde ; ses feuilles en décoction purgent.

. . . **ipecacuanha** (id.) de l'Ile Bourbon ; *faux ipecacuanha ;* sa racine est émétique.

. . . **monspeliacum** (id.) *scammonée de Montpellier* ; sa racine purge énergiquement.

Cynara scolymus (composées) *artichaut, ortichdou, orchichdou* ; 15 à 30 gr. de ses feuilles ou de ses tiges fraîches en infusion, sont un bon remède contre les fièvres ; sa racine en décoction dans du vin blanc est diurétique et bonne dans l'hydropisie, la jaunisse et les engorgements abdominaux. 0,15 c. gr. du suc pris en 24 heures sont excellents pour rhumatismes.

. . . **albida** (id.) **italica** (id.) **viridis** (id.) jouissent des mêmes propriétés.

Cynodon dactylon (graminées) *gros chiendent, pied de poule* ; sa racine est apéritive et diurétique.

Cynoglossum angustifolium (borraginacées) ; mêmes vertus que la suivante.

. . . **officinale** (id.) *cynoglosse officinal, langue de chien, herbe d'antal* ; les feuilles sont utilisées ; mais ce sont surtout les racines ramassées à l'automne de la 2e année, qu'on administre en poudre à la dose de 4 à 8 gr.

en pilules ; l'écorce de la racine est encore plus efficace.

. . . **omphalodes** (id.) *herbe du nombril* ; est adoucissante quoique astringente.

Cynosurus domingensis (graminées) de St-Domingue ; elle est toute diurétique.

Cyperus esculentus (cypéracées) sa racine est diurétique.

. . . **longus** (id.) *souchet odorant, souchet long* ; sa racine est emménagogue et stomachique, prise en poudre à la dose de 1 à 4 gr., et en infusion à celle de 30 à 50 gr. Elle est encore bonne pour faire disparaître les ulcères de la bouche.

. . . **rotundus** (id.) *souchet rond* ; sa racine est emménagogue et stomachique.

. . . **viridis** (id.) *souchet verdâtre, d'Egypte* ; ses racines sont bonnes dans les coliques venteuses.

Cypripedium calceolus (orchidacées) *sabot de Notre-Dame, de Vénus, sabot de la vierge, soulier de la vierge, marjolaine bâtarde* ; est employée en décoction dans l'épilepsie.

Cytisus cajan (papilionacées) et **flavus** (id.) de l'Inde ; leurs fleurs sont béchiques ; leurs feuilles bouillies servent à panser les plaies et les cendres du bois donnent une bonne lessive pour nettoyer les ulcères.

. . . **laburnum** (id.) *cytise à grappes, faux*

ébénier, *bois de lièvre*, *aubours* ; on utilise ses jeunes pousses comme purgatif.

. . . **scoparius** (id.) *cytise* ; est diurétique, laxatif et hydragogue.

Tous les *cytises* en général sont vénéneux.

D

Dais octandra (thymélées) de Java ; *dais à huit étamines* ; ses graines sont purgatives.

Dalbergia arborea (papilionacées) de l'Inde ; le suc de la racine fraiche est bon pour les ulcères.

Daphne alpina (daphnacées) son écorce est vésicante.

. . . **altaïca** (id.) de Russie ; son écorce est vésicante.

. . . **cannabina** (id.) a les mêmes vertus.

. . . **cneorum** (id.) vénéneuse ; possède les mêmes propriétés.

. . . **cochinchine** (id.) de Cochinchine ; son écorce et sa racine sont purgatives.

. . . **gnidium** (id.) *garou*, *lin bâtard*, *camélée noir*, *bois d'oreilles*, *sain bois*, *thymélie de Montpellier*, *trintanelle*, *garouette* ; elle est toute vénéneuse ; ses baies sont purgatives ; son écorce en poudre remplace avantageusement les cantharides, quoique plus lentement, dans les douleurs d'oreille, et dans les maladies du système osseux ; elle avive les cautères.

. . . **laureola** (id.) *auriole*, *lauréole mâle*,

laurier des bois, purgatif, laurier épurge; est vénéneuse; ses baies sont purgatives et son écorce vésicante.

. . . **mezereum** (id.) *bois gentil, roumoni, joli bouès, faux garou, lauréole femelle, lauréole gentille*; son écorce qui sert comme celle du *gnidium*, est sudorifique et est employée à la dose de 4 à 8 gr. dans les *syphilis* anciennes et les maladies de la peau; on l'emploie en décoction avec réduction du tiers, à laquelle on ajoute 10 gr. de réglisse pour boire dans la journée. Ses baies sont purgatives.

. . . **thymelæa** (id.) *thymélée, herbe de Monserrat*; ses feuilles en poudre sont purgatives. Toutes ces espèces sont vénéneuses.

Datisca cannabina (datiscées) *datisque*; elle est nauséeuse, laxative et purgative.

Datura arborea (daturacées) du Pérou; ses feuilles sont bonnes sur les tumeurs.

. . . **ceratocaula** (id.) ses feuilles en cataplasmes sont bonnes dans la sciatique.

. . . **fastuosa** (id.) *manteau du Christ*; elle est bonne en décoction contre l'asthme.

. . . **stramonium** (id.) *herbe à la taupe, aux sorciers, chasse-taupe, pomme épineuse, endormie commune, herbe du diable*; très-vénéneuses, ses feuilles sont résolutives à l'extérieur; prises à l'intérieur ainsi que ses graines elles sont anti-nerveuses et bonnes dans l'épilepsie, contre le tic douloureux, les spasmes des voies respiratoires, et l'asthme, à la dose de 0,05 à 0,30 c. gr., en poudre et par jour. On les emploie encore au moment de la floraison en cataplasmes, lotions et fumigations ; en Chine on attribue à son fruit une efficacité souveraine dans la rage. Voici le remède tel qu'il a été communiqué par le R. P. Legrand. On prend trois poignées de la plante qu'on fait bouillir dans l'eau jusqu'à réduction de moitié et on fait prendre cette décoction en une seule fois au malade. Peu après une rage violente se déclare, mais de peu de durée, et une sueur abondante lui succède et procure la guérison dans 24 heures.

. . . **tatula** (id.) ses feuilles sont usitées en cataplasmes sur les tumeurs des jambes et la lèpre.

Daucus carota (ombellifères) *carotte sauvage* ; ses graines sont diurétiques et carminatives.

. . . **sativus** (id.) *carotte commune*, *carlotto*, *corouotto* ; on utilise les graines et la racine surtout, dont on emploie la pulpe en cataplasmes, pour calmer les douleurs causées par les ulcères et les inflammations.

Davilla rugosa (dilleniées) du Brésil ; bonne dans l'enflure des jambes et des testicules.

. . . **elliptica** (id.) du Brésil ; est astringente et vulnéraire.

Delphinium ajacis (ranunculacées) *pied d'alouette des jardins* ; toutes les plantes de cette espèce doivent être employées avec précaution : celle-ci peut l'être comme la suivante.

. . . **consolida** (id.) *petite consoude, dauphinelle, dauphinette, pied d'alouette des champs, herbe de Ste-Athalie, éperon de chevalier*; on l'emploie en décoction à l'extérieur comme insecticide ; 1 à 2 pincées de fleurs en infusion et en cataplasmes sont bonnes pour les yeux.

. . . **staphisagria** (id.) mêmes effets comme insecticide ; ses graines sont vénéneuses ; elles sont employées en poudre contre les poux et en décoction contre la gale, 30 gr. à l'extérieur.

Dentaria bulbifera (crucifères) de Russie ; sa racine est bonne contre l'épilepsie et les convulsions.

. . . **pentaphyllos** (id.) sa racine est astringente.

Dianthus arenarius (dianthacées) ses fleurs sont bonnes dans les maux de tête et des nerfs.

. . . **barbatus** (id.) *œillet de poëte* ; même usage.

. . . **caryophyllus** (id.) *œillet rouge* ; 8 à 12 gr. de ses fleurs en infusion, donnent un bon sudorifique.

. . . **moschatus** (id.) *mignardise des jardins* ; ses fleurs sont bonnes dans les maux de tête et l'épilepsie.

. . . **saxifragus** (id.) *œillet d'amour* ; elle est bonne dans la gravelle.

. . . **superbus** (id.) *œillet à plumes* ; bonne dans les maux de tête et l'épilepsie.

Dicentra formosa (papavéracées) des Etats-Unis ; *dicentre* ; est utilisée contre les dartres, la syphilis et les scrofules.

Dicrostachys cinerea (mimosées) de l'Inde ; *dicrostachys cendrée* ; ses jeunes pousses sont astringentes et émollientes.

Dictamnus albus (rutacées) *dictame*, *dictame blanc* ; on emploie sa racine qui a la même vertu que la suivante.

. . . **fraxinella** (id.) *fraxinelle*, *fraxinelle commune* ; ses feuilles donnent le *thé de Sibérie* ; en infusion elles sont digestives ; l'écorce de sa racine appelée *dictame*, est tonique, stimulante, vermifuge, sudorifique.

Diervilla acadiensis (lonicéracées) est astringente.

. . . **canadensis** (id.) ses tiges sont bonnes dans la syphilis.

. . . **lutea** (id.) est astringente.

Digitalis ambigua (scrofulariacées) d'Italie ; ses feuilles vénéneuses à hautes doses, sont sédatives, et diurétiques à petites doses.

. . . **epiglottis** (id.) d'Italie ; *épiglotte* ; mêmes propriétés.

. . . **lutea** (id.) *digitale jaune* ; même emploi.

. . . **purpurea** (id.) *digitale pourprée, doigtier, gandio, pavée, pétéraux, pétrole, gant de Notre-Dame, digitalo, caou d'asé, caou soûbaché, herbo dé los enfluros, herbo dé los companos, pétoyrolo ;* est utilisée par voie endermique en saupoudrant de ses feuilles sèches un vésicatoire sur le cœur; 0.25 c.g. de poudre de fleurs macérées pendant 6 à 12 heures dans 120 gr. d'eau, donnent un diurétique énergique ; les feuilles peuvent être employées en poudre à la dose de 0,30 c. gr. à 1 gr. par jour, les inférieures sont les meilleures; à forte dose elles purgent et font vomir : remède dangereux dont l'effet immédiat est de ralentir la circulation et d'activer la sécrétion des urines. Quand on en use, il faut en suspendre l'emploi au bout de 4 à 8 jours, pour le reprendre par intervalles, suivant son effet.

. . . **tomentosa** (id.) de Sardaigne ; ses feuilles sont sédatives et diurétiques ; mais vénéneuses à hautes doses.

Dioscorea sativa (asparaginacées) de l'Inde ; *igname cultivée, igname blanche, commune, cambar, liane à raves ;* sa racine est purgative pour ceux qui n'ont pas l'habitude d'en manger.

Diosma crenata (diosmées) du Cap ; ses feuilles appelées *bucchu* ou *bucco*, sont recommandées comme diurétiques et sudorifiques contre les spasmes, les rhumatismes, les affections des reins et de la vessie. Les autres espèces ont les mêmes propriétés.

Diospyros ebenum (plaqueminiers) de l'Inde ; *bois d'ébène, ébène* ; son bois en décoction est bon contre les rhumatismes.

. . . **virginiana** (id.) de la Virginie ; *plaqueminier d'Amérique, pishamin* ; son écorce est bonne dans les fièvres ; sa racine est purgative.

Dipsacus fullonum (dipsacées) *cardère des foulons, cardère à carder, des bonnetiers, chardon de Vénus, peigne, verge à berger, pénché dé sérp, penchénèlo, cordüs, cordomoù* ; sa racine et ses capitules sont utilisés comme toniques et apéritifs ; dans l'intérieur des capitules, à la maturité des graines, se trouve la larve de l'*ayapanthie*, qui écrasée avec le doigt qu'on passe ensuite sur les dents, guérit radicalement ce qu'on appelle la rage des dents. Ses feuilles fraîches pilées, sont appliquées sur les plaies gangréneuses.

. . . **pilosus** (id.) *verge à pasteur* ; est sudorifique.

Dodonæa angustifolia (sapindacées) de l'Inde ; *bois reinette, olivier de sable* ; son bois en décoction est utile contre les fièvres et laxatif.

Dolichos acinaciformis (papilionacées) de l'Inde ; sa racine est vomitive.

. . . **pruriens** (id.) de l'Inde ; *pois à gratter* ; ses gousses sont bonnes dans l'hydropisie.

. . . **soja** (id.) *soja d'Etampes* ; avec ses graines on fabrique un pain antidiabétique.

. . . **urens** (id.) des Antilles ; les poils des gousses tuent les vers.

Dorenia ammoniacum (ombellifères) de la Perse ; produit la résine appelée *galbanum* qui nous vient de la Perse et de l'Arménie ; c'est un stimulant du système nerveux et vasculaire, qnoique moins actif que sa-*fœtida*.

Dorstenia brasiliensis (aristolochiacées) du Brésil ; *contrayerva du Brésil* ; sa racine est utilisée.

. . . **arifolia** (id.) même usage.

. . . **caulescens** (id.) sa racine est diurétique.

Dorycnium hirsutum et incanum (papilionacées) *lotier hémorroïdal* ; bon dans les hémorroïdes.

Douma thebaïca (palmiers) d'Egypte ; *palmier de la Thébaïde* ; ses feuilles infusées dans l'eau avec des dattes, donnent une boisson tempérante dans les fièvres.

Dracæna draco (asparaginacées) de l'Inde ; *dragonnier, sang-dragon, arbre du dragon ;* sa résine est astringente.

. . . **terminalis** (id.) de l'Inde ; *dragonnier pourpre* ; sa racine appelée *Tii* est sudorifique.

Dracocephalum canariense (labiées) *mélisse*

des Canaries, thé des Canaries; est employée comme *mélissa officinalis.*

. . . **moldavica** (id.) *dracocéphale de Moldavie, tête de dragon de Moldavie, mélisse de Moldavie, de Constantinople, de Turquie*; elle est tonique, astringente et utile dans les maux de tête.

Dracuntium fœtidum (aracées) d'Amérique du Nord; *draconte fétide*; sa racine est bonne dans l'asthme; ses feuilles épispatiques sont utiles en cataplasmes sur les ulcères sanieux, les dartres et les vésicatoires.

. . . **pertusum** (id.) des Antilles; ses feuilles fraîches sont vésicantes; le suc de sa racine neutralise le virus des morsures venimeuses.

. . . **polyphyllum** (id.) de Surinam; bonne dans les plaies vénériennes; sa racine est un purgatif drastique et employée contre les hémmorroïdes chez les Indiens.

Dryas octopetala (rosacées) *dryas, herba chamædryas alpina.*

Drymis chilensis (magnoliacées) et toutes les espèces, ont l'écorce tonique et stimulante.

Dunrus moigra (urticacées) *mûres.*

Duvaua dependens (térébinthacées) du Chili; ses graines en infusion sont diurétiques.

E

Ecbalium agreste (cucurbitacées) *concom-*

bre sauvage ; le suc des graines est un purgatif violent.

Echinops multiflorus (composées) *grande boulette, oursin* ; est apéritive et sudorifique.

. . . **pauciflorus** (id.) *petite boulette, petit oursin* ; mêmes propriétés.

Echites antidysenterica (apocynacées) de l'Inde ; son écorce est utile dans la dyssenterie.

. . . **syphilitica** (id.) de Surinam ; ses rameaux en décoction guérissent la syphilis.

Echium vulgare (borraginacées) *vipérine, bourraché saûbaché* ; ses sommités sont béchiques et émollientes et sa racine a été utilisée contre l'épilepsie.

. . . **violaceum** (id.) mêmes usages.

Eclipta erecta (composées) de la Virginie ; est astringente et bonne dans les maladies de la peau et des poumons.

. . . **prostrata** (id.) de l'Inde ; elle est bonne pilée et en topique sur les parties affectées d'éléphantiasis.

Ehretia buxifolia (ehrétiacées) des Indes orientales ; sa racine en décoction est bonne dans la syphilis, la cachexie et dans les dépérissements causés par des maladies invétérées ; c'est un antidote contre les poisons végétaux.

Elœagia mariæ (rubiacées) du Pérou ;

éléagie de Marie; produit le baume appelé *aceita-maria* qui est tonique et stimulant.

. . . **utilis** (id.) de la Colombie; *arbor de cera*; produit un baume également utile.

Elæocarpus lanceolatus (éléocarpées) de Java ; ses fruits sont diurétiques.

Elæodendron croceum (célestracées) du Cap ; est alexipharmaque.

. . . **indicum** (id.) de l'Ile de France ; *olivetier*; cet arbre est pectoral.

. . . **roxburghii** (id.) des Indes ; donne un bon topique pour les brûlures et les blessures.

Elephantopus carolinianus (composées) d'Amérique ; mêmes propriétés que la suivante.

. . . **martii** (id.) d'Amérique ; *éléphantope de Mars*; est astringente, stomachique et fébrifuge.

. . . **scaber** (id.) de l'Inde ; *éléphantope rude, pied d'éléphant* ; ses feuilles sont sudorifiques ; sa racine en décoction est fébrifuge.

Empetrum nigrum (empétracées) *camarine*; ses fruits sont utilisés.

. . . **pinnatum** (id.) du Pérou ; en infusion elle arrête les hémorragies.

Ephedra distachys (éphédracées) *éphèdre, raisin de mer*; ses fruits sont utilisés dans les fièvres putrides et les maladies aiguës.

Epidendrum auriculatum (orchidacées) de l'Inde ; *épidendron auriculé* ; son suc est vermifuge.

. . . **caudatum** (id.) des Antilles ; *epidendron à fleurs en queue* ; on en fait une teinture alcoolique bonne dans les spasmes.

. . . **cochleatum** (id.) de St Domingue ; *épidendron en coquille* ; ses feuilles en infusion sont béchiques et bonnes contre les spasmes.

. . . **luteum** (id.) du Chili ; *épidendron jaune* ; son suc mêlé au bouillon, donne du lait aux nourrices.

. . . **obtusifolium** (id.) des Antilles ; *épidendron à feuilles obtuses* ; est vermifuge.

. . . **scriptum** (id.) de l'Inde ; *épidendron peint* ; sa racine pilée avec du riz et appliquée en cataplasmes sur les phlegmons, les fait percer.

. . . **tenuifolium** (id.) de Malabar ; sa racine a les mêmes propriétés ; à l'intérieur prise en poudre, elle est astringente.

. . . **vanilla** (id.) de l'Amérique méridionale ; *vanille, vanille odorante, vanille de Ley* ; ses gousses sont utilisées comme toniques et stimulantes.

Epilobium latifolium (œnothérées) *épilobe à larges feuilles* ; ses feuilles sont détersives et vulnéraires.

. . . **spicatum** (id.) *épilobe en épi, osier fleuri, laurier de St-Antoine.*

Epimedum alpinum (berbéridacées) *épimède* ; est préconisée comme pectoral.

Epipactis latifolia (orchiacées) *épipactis à larges feuilles, helléborine* ; employée à l'extérieur, elle est vulnéraire et détersive.

. . . **unilateralis** (id.) de l'Inde ; bonne dans les rétentions d'urine.

Equisetum (équisetacées) *prêle, queue de cheval, torche-pinte, frèto boyssèlo, curo coupos, escaro-coupo, escurèto, couo dé rat, dé rato, sonnouso, herbo d'èstan, dèl quint, torco pinto, frèto pinto* ; est astrigente et diurétique à l'état sec, à la dose de 16 à 24 gr.

Erica carnea (éricacées) *bruyère précoce* et **cinera** (id.) *cendrée, bregeotte, bucane* ; elles sont toutes diurétiques et diaphorétiques.

. . . **vulgaris** (id.) *bruyère commune, brumelle, brumaillo, brûgo, bûrgo, bruyéyro.*

Erigeron acre (composées) *érigeron acre* ; est toute béchique, incisive et légèrement excitante.

. . . **alpinum** (id.) des Alpes.

. . . **canadense** (id.) du Canada ; *vergette, vergerolle, queue de renard* ; est emménagogue, stimulante et renommée contre la goutte ; on emploie les tiges et les sommités en décoction pendant une demi-heure.

. . . **glutinosum** (id.) de l'Ile de France ; *baume de l'Ile plate* ; ses feuilles sont pectorales et vulnéraires.

. . . **philadelphicum** (id.) de Philadelphie ;

cette espèce et les suivantes sont diurétiques, vulnéraires et sudorifiques.

. . . **podolicum** (id.)

. . . **serotinum** (id.)

. . . **villarsii** (id.)

Eriocaulon setaceum (ériocaulées) *ériocaulon de Malabar* ; est antipsorique.

Eriocephalus africanus (composées) du Cap ; est bonne dans l'hydropisie.

Eriophorum polystachyum (cypéracées) *ériophore à larges feuilles, chenuelle, chevelu des pauvres, linaigrette, lin des marais* ; est bonne contre l'épilepsie.

Erithalis fruticosa (rubiacées) des Antilles ; *épanille, bois chandelle, bois citron, bois jaune, bois jasmin* ; sa résine est bonne dans les maladies de la vessie et des reins.

. . . **inodora** (id.) sa résine est employée dans les néphrites et maladies calculeuses.

Erodium gruinum (géraniacées) *bec de grue* ; en cataplasmes est astringente.

. . . **moschatum** (id.) *musquée* ; est antispasmodique et stimulante.

Eruca sativa (crucifères) *roquette cultivée* ; ses graines sont utilisées comme vésicantes ; toute la plante est stimulante, bonne dans le scorbut et aphrodisiaque.

Eryngium aquaticum (ombellifères) d'Amérique ; sa racine est diurétique et sudorifique.

. . . **campestre** (id.) *panicaut à cent têtes, chardon d'âne, chardon roland ou roulant, panicant, panicaoù, pounical, bobis, babis, calsotren*; sa racine est apéritive, diurétique et employée dans les maladies de foie à la dose de 40 à 50 gr. en décoction.

. . . **fœtidum** (id.) de la Guyane; est bonne contre les fièvres.

. . . **maritimum** (id.) sa racine est un excellent diurétique.

. . . **planum** (id.) est sudorifique.

. . . **tricuspidatum** (id.) sa racine est diurétique.

Erysimum sysimbrium; Voir : *sysimbrium officinale*.

Erythræa centaurium (gentianacées) *petite centaurée, gentianelle, herbe à la fièvre, fiel de terre, herbo dé los fièbrés, dé sént Honoré, dé sént olé, de sént Hélèno*; les sommités sont employées en infusion à la dose de 16 à 30 gr. et en poudre 2 à 4 gr.

Erythrina corallodendron (papilionacées) des Antilles; *arbre de corail*; sa racine est sudorifique, ses fleurs sont pectorales; ses feuilles en topique sont bonnes dans les maux de tête et dans les bubons vénériens.

. . . **indica** (id.) des Indes; *arbre immortel*; son écorce est bonne dans les fièvres; ses fleurs sont béchiques et ses feuilles sudorifiques.

. . . **monosperma** (id.) de l'Inde ; le suc des graines est bon contre les vers.

Erythronium americanum (liliacées) d'Amérique ; *erythrone d'Amérique* ; ses bulbes fraîches sont vomitives.

Erythroxylon areolatum (linacées) de l'Inde ; ses baies servent à composer un sirop purgatif et hydragogue.

. . . **coca** (id.) *coca, erythroxylon du Pérou* ; ses feuilles toniques, fortifiantes, sont utilisées dans les stomatites aphteuses, les fièvres intermittentes, l'anémie, et servent à combattre l'obésité : on les emploie à la dose de 3 à 5 gr. en infusion, ou de 2 à 8 gr. en poudre. A hautes doses c'est un poison.

Escallonia myrtylloides (éricacées) du Pérou ; les sommités des rameaux broyées et appliquées en cataplasmes sur les contusions, sont toniques et fortifiantes.

. . . **resinosa** (id.) mêmes vertus.

Escmbeckia altissima (malvacées) de Java ; est diurétique.

Eucalyptus globulus (myrtacées) on emploie les feuilles et l'écorce contre les fièvres intermittentes, en poudre de 4 à 15 gr. par jour en 4 ou 5 prises, et 20 gr. en infusion, par jour, ont guéri des fièvres rebelles à la quinine.

. . . **risinifera** (id.) son suc produit le *Kino de la Nouvelle-Hollande, de Botany Bey* ; il est excellent dans la dyssenterie.

Eugenia acutangula (myrtacées) de l'Inde ;

eugénie ; sa racine est astringente et bonne dans la gonorrhée.

. . . **jambos** (id.) son fruit est utile dans les fièvres bilieuses et la dyssenterie.

. . . . **malaccensis** (id.) de l'Inde ; son écorce est bonne dans la dyssenterie et les flueurs blanches.

. . . **racemosa** (id.) de l'Inde ; sa racine est diurétique et bonne dans les obstructions ; son écorce et ses graines sont employées dans les fièvres.

Eupatorium atriplicifolium (composées) des Antilles ; *herbe au chat, langue de chat* ; est emménagogue, apéritive et vulnéraire.

. . . **ayapana** (id.) des Tropiques ; *eupatoire ayapane* ou *triplinerve* ; est utilisée comme le thé au Brésil ; ses feuilles et ses fleurs à la dose de 5 gr. en infusion dans une tasse d'eau bouillante, sont diurétiques, toniques, pectorales et purgatives.

. . . **cannabinum** (id.) *eupatoire, origan des marais, pantagruelion sauvage, chanvrain, eupatoire d'Avicenne, herbe de Ste-Cunégonde* ; ses effets varient suivant les époques où on la ramasse ; sa racine est vomitive et purgative ; ses feuilles et ses fleurs à la dose de 5 gr. dans une tasse d'eau bouillante, purgent quand la plante est fraiche, et tonifient et guérissent du scorbut quand elle est sèche.

. . . **crenatum** (id.) du Brésil ; *herbe aux*

serpents; est employée à l'intérieur et à l'extérieur dans les morsures des serpents.

. . . **perfoliatum** (id.) des Etats-Unis; le *bœnesct* mêmes vertus et utilisée en décoction comme l'*ayapana*.

. . . **rotundifolium** (id.) de l'Amérique du Nord; *langue de vache*; ses feuilles en infusion sont efficaces dans la consomption.

. . . **sophiæfolium** (id.) de l'Amérique; ses feuilles astringentes et toniques sont utiles dans les maladies du foie.

. . . **teneriifolium** (id.) est un succédané du *quinquina*: on emploie les feuilles sèches.

Euphorbia antiquorum (euphorbiacées) de l'Inde; son suc est un violent purgatif comme toutes ces espèces en général, celle-ci est dangereuse.

. . . **canariensis** (id.) des îles Canaries; mêmes effets.

. . . **canescens** (id.) son suc est employé dans la gale, sur les verrues; il est sudorifique.

. . . **capitata** (id.) de l'Inde. *herbe à serpents*; on la broie et on l'applique sur les morsures des serpents.

. . . **corollata** (id.) de l'Amérique du Nord; sa racine est purgative, expectorante.

. . . **cyparissias** (id.) *grande euphorbe, euphorbe à feuilles de cyprès, petite ésule, rhubarbe du paysan*; sa racine purgative est vésicante.

. . . **esula** (id.) *grande ésule, ésule* ; son suc est émétique et purgatif ; il est dangereux.

. . . **helioscopia** (id.) *réveille-matin* ; son suc est utilisé contre les verrues.

. . . **heptagona** (id.) est employée contre la morsure des serpents.

. . . **ipecacuanha** (id.) *faux ipéca* ; sa souche est utilisée comme l'*ipéca*.

. . . **lathyris** (id.) *euphorbe, épurge, ginousèle, catapuce, catopuco, cévadille, cébodillo*. 12 à 15 de ses graines font vomir comme l'*ipéca* ; sa racine en poudre est émétique et purgative ; la plante peut être utilement employée en cataplasmes sur la poitrine dans les catarrhes ; mais son emploi est dangereux.

. . . **linearis** (id.) des Antilles ; son suc est bon sur les ulcères syphilitiques.

. . . **officinalis** (id.) des Antilles ; son suc est un purgatif violent ; à l'extérieur on l'emploie dans les rhumatismes et les paralysies.

. . . **palustris** (id.) son suc et sa racine sont purgatifs.

. . . **papillosa** (id.) du Brésil ; même usage.

. . . **peplis** (id.) même usage.

. . . **pithyusa** (id.) sa racine est émétique.

. . . **peplus** (id.) *omblette, petit réveille-matin* ; son suc est utilisé contre les verrues.

. . . **portulacoïdes** (id.) sa racine est émétique et purgative.

. . . **sylvatica** (id.) sa racine est émétique et purgative.

. . . **thymifolia** (id.) est bonne contre les vers.

. . . **tirucalli** (id.) de l'Inde ; son suc est sudorifique et utile dans la syphilis.

. . . **tortilis** (id.) son suc est un cathartique drastique ; on l'emploie à l'extérieur comme vésicant dans les paralysies et les rhumatismes.

. . . **tribuloïdes** (id.) des Canaries ; son suc est sudorifique.

. . . **verrucosa** (id.) sa racine est bonne dans les fièvres intermittentes.

. . . **villosa** (id.) en décoction est émétocathartique et bonne contre la rage.

N.B. Toutes les espèces sont dangereuses.

Euphrasia officinalis (scrofulariacées) *euphraise officinale, casse-lunettes, langcolé, luminet, herbe à l'ophtalmie* ; est bonne dans les maladies des yeux et les maux de tête.

Euscaphis staphyloïdes (staphyléacées) *euscaphis, faux staphylier* ; l'écorce de la racine est employée en infusion contre la dyssenterie et la diarrhée.

Evodia febrifuga (rutacées) du Brésil ; son écorce et son bois sont employés dans les fièvres.

Evolvulus (convolvulacées) de l'Inde ; *lise-*

rolle; elle est purgative dans toutes ses parties.

Evonymus europæus (evonymacées) *bonnet d'évêque, bois carré, fusain*; est vénéneux ; ses graines purgent.

. . . **latifolius** (id.) *bonnet de prêtre, aûbré dès copêlos, bounét dé copélo* ; ses graines purgent.

. . . **macrophyllus** (id.) ses graines ont la même vertu.

. . . **tenuifolius** (id.) même usage.

Exacum guyanense et **tenuifolium** (gentianacées) de la Guyane ; sont bonnes dans les fièvres.

Excœcaria hybernica, spinosa, sylvatica (euphorbiacées) qui produisent un *latex* sudorifique, dépuratif et très employé dans la syphilis.

. . . **cochinchinensis** (id.) de Cochinchine; ses feuilles en décoction sont utiles dans l'épilepsie

Exostomma (rubiacées) d'Amérique ; ses espèces ont l'écorce fébrifuge comme le *quinquina*.

F

Fabiana imbricata (solanacées) du Chili ; *pichi* ; elle est employée contre les inflammations des voies urinaires et pour désagréger les calculs de la vessie : on en prend une infusion de 30 gr. en quatre fois par jour : le matin, avant déjeûner, avant dîner et en se couchant.

Fagara capensis (rutacées) du Cap ; son fruit est utile dans les coliques venteuses et les paralysies.

. . . **octandra** (id.) d'Amérique ; sa racine appelée *tacamahaca* est excitante.

Ferraria cathartica (iridées) du Brésil ; et **purgans** (id.) du Brésil ; ses bulbes sont purgatives.

Ferula asa-fœtida (ombellifères) *assa-fétida, asa, merde du diable* ; on la prend en lavements ou en poudre à la dose de 0,50 c. gr. par jour en deux fois ; on peut la prendre en boulettes qu'on façonne avec les doigts, sans employer autre chose ; quand on la prend en lavement il est bon de la délayer dans un jaune d'œuf, de l'alcool ou du vinaigre. Elle est excellente comme antispasmodique, dans l'hystérie et contre les vapeurs.

. . . **persica** (id.) de Perse ; sa racine appelée *gomme séraphique* ou *le sagapenum* est emménagogue, sudorifique et antipasmodique à l'intérieur, et à l'extérieur elle est résolutive et maturative.

. . . **sylvatica** (id.) du Danube ; est préconisée contre la goutte et les scrofules.

Fevillea cordifolia (cucurbitacées) des Antilles ; *liane à calebasse* ; son fruit appelé *noix de serpent*, est utilisé contre les vers, comme vomitif et aussi comme contre-poison.

. . . **javilla** (id.) de la Nouvelle-Grenade ; est bonne dans les fièvres.

. . . **scandens** (id.) mêmes usages.

Ficaria ranunculoides (ranunculacées) *ficaire, éclairette, petite chélidoine, herbe aux hémorroïdes, lampaoûto, limpaûto, lempaûto, pissolliéch* ; on emploie la racine et les feuilles en poudre à la dose de 4 gr. contre les hémorroïdes.

Ficus benghalensis (ficacées) du Bengale ; *arbre des Pagodes* ; ses feuilles sont bonnes dans l'hydropisie.

. . . **carica** (id.) *figuier commun* ; son fruit sec en décoction dans du lait, donne un bon gargarisme ; 4 figues sèches bouillies avec une poignée de *Capillaire* et 23 gr. de miel, donnent un béchique excellent. Le lait des figues fraîches appliqué sur la piqûre des abeilles, prévient l'inflammation.

. . . **doliaria** (id.) ses feuilles sont bonnes contre les vers.

. . . **gamaleira** (id.) on utilise son suc laiteux.

. . . **septica** (id.) de Java ; ses feuilles sont bonnes contre les vers.

Fistulina buglossoides (champignons) *aga-*

ric foie de bœuf; bonne dans les maladies du foie.

Flacurtia cataphracta (tiliacées) de l'Inde ; ses jeunes pousses et ses feuilles sont stomachiques et astringentes.

. . . **ramontchi** (id.) de Madagascar ; son écorce en infusion est bonne contre la goutte.

. . . **sepiaria** (id.) de l'Inde ; sa racine en décoction est bonne contre les serpents.

Flaveria chilensis (composées) du Chili ; elle est employée contre les vers.

. . . **contrayerba** (id.) du Pérou ; bonne dans la morsure des serpents.

Fœniculum officinale (ombellifères) *fenouil, anis des vignes, anis de France, aneth* ; ses racines sont apéritives ; mais on utilise surtout ses graines qui sont aromatiques, excitantes et carminatives à la dose de 1 à 4 gr. en poudre et de 8 à 12 gr. en infusion : une décoction de 28 gr. de ses graines peut arrêter le hoquet.

Forskalea angustifolia (urticacées) de Madère ; est sudorifique.

Fragaria (rosacées) *fraisier* ; ses feuilles et ses racines à la dose de 6 gr. pour un litre d'eau, sont astringentes et diurétiques.

. . . **domingensis** (rhamnacées) de Saint-Domingue ; on emploie le suc.

Francisca uniflora (rubiacées) du Brésil

sa racine purgative est utilisée contre les serpents.

Francoa sonchifolia (saxifragacées) du Chili; *francoée* ; son suc et son marc sont utilisés dans les hémorroïdes.

Frangula vulgaris (rhamnacées) *bourdaine, bourgère, aulne noir* ; l'écorce moyenne de ses branches fraîches, fait vomir et purge : celle des sèches purge seulement : la dose en est de 15 à 30 gr. en infusion dans un litre d'eau, ou de 2 gr. en pilules et dans ce cas on doit triturer longtemps l'écorce avec un mucilage de graine de lin.

Frasera walterii (gentiannées) *colombo d'Amérique, de Mariette* ; sa racine appelée *faux colombo* est émétique et purgative ; on l'emploie comme tonique et dans les fièvres

Fraxinus excelsior (oléacées) *frêne commun, gayac des allemands, grand frêne ;* son écorce appelée *quinquina d'Europe*, est fébrifuge ; ses feuilles mises en infusion pendant trois heures sont diurétiques, sudorifiques, purgatives, fébrifuges et souvent efficaces dans les rhumatismes et la goutte : on peut les prendre en poudre à la dose de 1 gr. soir et matin. Ses feuilles distillent la *manne.*

. . . **heterophylla** (id.) d'Angleterre ; de ses feuilles et de son écorce découle plus abondamment encore la *manne.*

Fritillaria imperialis (liliacées) de Perse ;

fritillaire impériale, couronne impériale, impériale; ses bulbes vénéneuses sont diurétiques; à l'extérieur elles sont émollientes et résolutives.

. . . **meleagris** (id.) *clochette, cocage, cocetgrole, damier, gorgonne, pique, tulipe des prés*; elle a les mêmes propriétés.

Fucus dulcis (algues) en décoction est sudorifique et fébrifuge.

. . . **helmintocorton** (id.) *mousse de mer, varech vermifuge*; appelée encore *mousse de Corse*, quoique celle-ci soit plutôt un mélange avec plusieurs autres *varechs*. C'est un spécifique contre les vers lombrics, et il a l'avantage de ne pas causer d'irritation. En poudre la dose est de 1 gr. au-dessous de 6 ans et de 2 à 4 gr. au-dessus de cet âge; ou en décoction de 16 à 60 gr.

. . . **vesiculosus** (id.) on l'emploie à l'extérieur en cataplasmes.

Fumaria officinalis (fumariacées) *fumeterre, fiel de terre, fumoterre*; toute la plante et surtout la racine est utilisée en décoction à la dose de 8 à 15 gr.; son suc peut être employé pur ou avec celui de *cresson*, à la dose de 30 à 100 gr. par jour.

Funaria hygrometica (mousses) *funaire*; empêche la chûte des cheveux.

Fuschia coccinea (onagrariacées) de St-Domingue; son écorce tonique est bonne dans les fièvres.

G

Gaïacum officinale et sanctum (rutacées) d'Amérique ; *bois de gaïac* ; son bois en décoction à la dose de 30 à 50 gr. dans un litre d'eau, ou en poudre 2 à 4 gr. donne un bon diurétique et procure d'abondantes sueurs.

Galanthus littoralis (narcissées) des Antilles ; est toute vénéneuse ; le suc des feuilles est purgatif, le suc de la racine est caustique ; et la plante en poudre détruit la vermine des enfants.

. . . **nivalis** (id.) *galanthin, perce-neige, baguenaudier de printemps, d'hyver, galantine nivéole, pucelle, violette de février, de la chandeleur, violier bulbeux, cloche blanche, compono blonco* ; ses bulbes émétiques et fébrifuges sont encore utilisées en cataplasmes émollients et résolutifs.

Galega officinalis (papilionacées) *rue de chèvre, faux indigo, indigo bâtard* ; est diurétique et vermifuge.

. . . **purpurea** (id.) de l'Inde ; sa racine en décoction est un puissant vermifuge et sudorifique.

. . . **virginiana** (id.) de l'Amérique sa racine en décoction est un puissant vermifuge et diurétique.

Galeobdolon lamium et montanum (labiées

leurs feuilles et fleurs sont astringentes, diurétiques, emménagogues, fondantes et vulnéraires.

Galeopsis grandiflora (labiées) *galéope à grandes fleurs*; est toute entière utilisée comme la suivante.

. . . **ladanum** (id.) *chambreule, chanvre folle, crapaudine des champs, ortie rouge, sarriette sauvage*; a les mêmes propriétés.

. . . **ochroleuca** (id.) *galéope velouté*; est toute utilisée dans la phtisie.

. . . **tetrahit** (id.) *herbe de Hongrie, ortie épineuse, royale, ortie chanvre*; même propriété.

Galipea cusparia (cuspariacées) de l'Orénoque; *angusture vraie*; son écorce est employée comme stimulante, fébrifuge et dans la dyssenterie; *l'angusture fausse* est vénéneuse.

Galium aparine (rubiacées) *grateron, rièble, asprêle, capille à teigneux*; on prend chaque jour en décoction deux poignées de la plante fraîche dans un litre d'eau; si elle est sèche on en met 60 gr..

. . . **cruciatum** (id.) *croisette velue, croix de St-André, éperonelle*; elle est astringente et vulnéraire.

. . . **mollugo** (id.) *croisette noire, grosse croisette*; le suc des sommités est bon contre l'épilepsie.

. . . **uliginosum** (id.) a les mêmes propriétés.

. . . **vernum** (id.) *galium jaune, caille-lait jaune* ; son suc est épilatoire et bon contre les cancers ; sa racine est utilisée dans le rachitis ; ses fleurs et ses sommités se prennent en infusion de 8 à 16 gr.

Galvezia punctata (scrofulariacées) du Pérou ; ses feuilles sont carminatives, aromatiques, résolutives et stomachiques.

Garcinia cambogia (guttiférées) du Cambodge ; *gomme gutte de Ceylan* ; sa résine est un purgatif violent.

. . . **malabarica** (id.) du Malabar ; sa résine est purgative.

. . . **mangostana** (id.) de l'Inde ; son écorce astringente est bonne dans la dyssenterie et contre les vers.

. . . **moreilla** (id.) de Ceylan ; sa résine est purgative.

Gardenia grandiflora (rubiacées) de Cochinchine ; ses baies en décoction sont émollientes et pectorales.

. . . **spinosa** (rubiacées) de l'Inde ; sa racine en poudre est un bon émétique.

Gaultheria procumbens (apocynacées) du Canada ; ses feuilles sont employées en infusion ; on l'appelle *thé du Canada, de Terre-Neuve*.

Geissospermum levo (id.) *geissosperme* ; son écorce appelée *pao-pareira*, est astringente, tonique et fébrifuge.

Gelsemium nitidum ou sempervirens (id.) de la Caroline ; *jasmin jaune* ; sa racine est employée dans les fièvres intermittentes et les névralgies.

Gendarussa vulgaris (acanthacées) ses feuilles sont émétiques, bonnes dans la goutte, les rhumatismes chroniques et l'asthme ; sa racine est astringente.

Genista hispanica (papilionacées) *genêt d'Espagne*, *ginèsto* ; ses fleurs sont diurétiques.

. . . **purgans** (id.) *genêt purgatif* ; ses sommités fleuries sont diurétiques et purgatives.

. . . **scoparia** (id.) *genêt à balai*, *ginèst* ; 15 gr. des sommités fleuries en décoction dans un litre d'eau, qu'on prend en deux cuillerées à bouche toutes les deux heures, augmentent la sécrétion des urines et purgent légèrement ; les graines 4 gr. en poudre, macérées pendant douze heures dans un litre de vin blanc, font un purgatif et un vomitif.

. . . **sibérica** (id.) de Sibérie ; ses fleurs sont légèrement purgatives et ses graines émétiques.

. . . **tinctoria** (id.) *genêt des teinturiers*, *génestrolle*, *herbe à jaunir* ; ses fleurs sont légèrement purgatives et ses graines émétiques.

Gentiana amarella (gentianacées) *amarelle, gentianelle* ; sa racine est tonique et fébrifuge.

. . . **campestris** (id.) mêmes usages.

. . . **catesbæi** (id.) des Etats-Unis ; ses fleurs en décoction sont toniques, sudorifiques et bonnes dans les pneumonies.

. . . **chirayta** (id.) des Indes ; *chirayte* ; sa racine sèche en décoction est tonique, stomachique et fébrifuge ; mais fraiche, elle est un poison narcotique.

. . . **exaltata** (id.) de l'Amérique ; *petite centaurée maritime* ; elle est tonique et fébrifuge.

. . . **lutea** (id.) *grande gentiane, ginsono, sinsono* ; fraiche, sa racine est vésicante et toxique ; sèche soit en poudre à la dose de 1 à 2 gr., soit en décoction à celle de 8 à 16 gr. soit en macération 8 gr. pendant 4 heures dans l'eau froide, elle est tonique et fébrifuge. On fait le *vin de gentiane* en mettant 30 à 60 gr. de racine sèche dans 60 gr. d'eau-de-vie pendant 24 heures, puis on ajoute un litre de vin rouge et on laisse reposer huit jours ; après quoi on prend la liqueur par petit verre avant le repas: Il faut se garder de l'employer dans une maladie inflammatoire.

. . . **macrophylla** (id.) de Sibérie ; bonne dans les convulsions et le délire.

. . . **pneumonanthe** (id.) *gentiane des marais* ; bonne dans les fièvres et l'épilepsie.

. . . **punctata** (id.) est utilisée comme la *grande gentiane*.

. . . **purpurea** (id.) *gentiane pourprée* ; sa racine fraîche est vénéneuse ; sèche elle est employée comme la précédente.

. . . **rubra** (id.) *gentiane rouge* ; sa racine sèche est tonique.

. . . **verticillata** (id.) de l'Inde ; ses sommités fleuries sont utiles dans les fièvres intermittentes.

N. B. Toutes les racines des *gentianes* sèches sont utiles dans l'anémie, la chlorose, les scrofules et les rhumatismes, en poudre 0,50 c. à 3 gr. et en infusion 8 gr. dans un litre d'eau.

Geoffroya jamaïcensis (papilionacées) *geoffrée de la Jamaïque, bois palmiste des Antilles* ; son écorce vermifuge et fébrifuge détermine quelquefois des tranchées et des défaillances.

Geranium columbinum (géraniacées) *pied de pigeon* ; on l'emploie en cataplasmes et en gargarismes comme astringente.

. . . **hortense** (id.) *géranium* ; ses feuilles arrêtent les hémorragies.

. . . **maculatum** (id.) de l'Amérique du Nord ; sa racine employée en décoction est astringente et tonique ; arrête les hémorragies et guérit la dyssenterie et les aphtes de la bouche.

. . . **pratense** (id.) même emploi que *geranium columbinum.*

. . . **robertianum** (id.) *herbe à Robert, robertin, herbe à esquinancie* ; est employée en cataplasmes et en gargarismes à la dose de 15 à 30 gr. dans un litre d'eau.

Gerardia tuberosa (scrofulariacées) de la Martinique ; *herbe au charpentier* ; ses fleurs sont pectorales et ses feuilles résolutives.

Geum chamædrifolium (rosacées) ; ses feuilles sont employées comme le thé dans le Nord. Voir : *Dryas octopetala.*

. . . **montanum** et **rivale**, (id.) *benoite des ruisseaux* ; ont les mêmes propriétés que la suivante.

. . . **urbanum** (id.) *benoite commune, sanicle des montagnes, galiote, gariot recise, herbe de St-Benoit, herbe bénite, herbo dé sèn Bénouèt* ; toute la plante récoltée au printemps et séchée à l'ombre est employée en poudre à la dose de 2 à 4 gr. ; ou en décoction dans un litre d'eau à celle de 20 à 30 gr. : la racine est la partie la plus efficace ; quand elle est fraîche on peut l'employer en infusion à la dose de 60 à 100 gr., elle est surtout utilisée dans les diarrhées chroniques avec affaiblissement général et dans les fièvres. Pour la conserver sèche il faut la récolter en octobre.

Gigartina helmintocorton (floridées) *mousse de Corse* ; se prend en infusion dans du lait. Voir : *Fucus helmintocorton*.

Ginoria americana (silicariées) du Mexique; son suc diurétique et sudorifique, est utilisé dans les maladies vénériennes.

Githago segetum (dianthacées) *nielle des blés, œillet de Dieu, nielle bâtarde* ; en décoction elle est bonne pour guérir la teigne et la gale. Voir : *Agrostemma githago*.

Gladiolus communis (iriacées) *glayeul, iris nostras, glais, lis de la St-Jean, petite flambe, glaïeul, glaüjou* ; ses bulbes sont excitantes et maturatives à l'extérieur; excellentes dans les scrofules ; mais elles sont vénéneuses.

. . . **segetum** (id.) *glayeul des moissons* ; sa racine jouit des mêmes propriétés.

Glaucium luteum (papavéracées) *glaucienne jaune* ; est âcre et caustique.

Glaux maritima (primulacées) *glaux* ; en décoction elle fait revenir le lait aux nourrices.

Glechoma hederacea (labiées) *lierre terrestre, couronne de terre, courroie ds St-Jean, terrète, chamecisse à feuille de lierre, herbo dé jàn, rondoto* ; ses sommités fleuries prises en infusion à la dose de 10 à 15 gr. sont béchiques, stimulantes, vulnéraires et vermifuges.

Globba nutans et **uniformis** (balisiers) de l'Inde ; *globbée penchée et uniforme* ; leur racine en décoction est astringente.

Globularia alypum ou **frutex terribilis** (globulariacées) *globulaire turbith, turbith végétal, blanc, herbe terrible, alypon, séné des Provençaux* ; ses feuilles à la dose de 20 à 30 gr. en infusion, donnent un purgatif doux.

. . . **nudicaulis** (id.) *globulaire à tige nue* ; a les mêmes propriétés.

. . . **vulgaris** (id.) *globulaire commune, marguerite bleue* ; sa racine et ses feuilles jouissent des mêmes propriétés ; mais à des doses plus élevées, 40 à 45 gr.

Gluta benghas (térébinthacées) arbre de Madagascar et de Malacca ; l'écorce est vésicante.

Glycyne triloba (papilionacées) de l'Inde ; ses feuilles sont purgatives.

Glycyrrhiza glabra (papilionacées) *réglisse, bois doux, régolèncho* ; sa racine est employée en décoction et en macération à froid à la dose de 10 à 32 gr.

. . . **italica** (id.) d'Italie ; même emploi.

Gmelina asiatica (gattiliers) de l'Asie ; sa racine est adoucissante et dépurative et ses feuilles émollientes.

. . . **parvifolia** (id.) de l'Inde ; ses feuilles sont mucilagineuses, et utiles dans les affections aiguës.

Gnaphalium arenarum (composées) *perlière des sables* ; ses sommités sont bonnes dans la goutte et la dyspnée.

. . . **conglobatum** (id.) est employée comme la suivante.

. . . **dioïcum** (id.) *immortelle, pied de chat, hispidule, herbe blanche, piechatier, œil de chien* ; une poignée de ses sommités en infusion, donne un bon pectoral béchique.

. . . **fœtidum** (id.) *fétide* ; est astringente.

. . . **leontopodium** (id.) des Alpes et des Pyrénées ; excellent pectoral désigné communément par son nom allemand *edelweiss*.

. . . **maritimum** (id.) *armoise blanche* ; bonne en infusion dans la dyspepsie, la goutte et phtisie.

. . . **vira-vira** (id.) du Chili ; est sudorifique et vermifuge.

Gomfrena globosa (amaranthacées) de l'Inde ; *amaranthine globuleuse, immortelle* ; elle est toute employée comme rafraichissante.

. . . **macrocephala** (id.) du Brésil ; *amaranthine à grosse tète* ; sa racine est utile dans les coliques et contre la morsure des serpents.

. . . **officinalis** (id.) du Brésil; *amaranthine officinale*, *paratudo* ainsi appelée à cause de sa grande réputation médicinale; elle est stimulante et est surtout employée dans les fièvres intermittentes, la diarrhée et la morsure des serpents.

Gomphia hexasperma (ochnacées) du Brésil: son écorce en décoction est bonne dans les plaies venimeuses.

. . . **ovalis** (id.) du Brésil; son écorce en décoction est bonne contre le mal des dents.

Gonobulus condurango (apocynées) de l'Amérique; *condurango*; son écorce est préconisée dans les gastralgies et les cancers de l'estomac. On l'emploie à la dose de 40 gr. en décoction jusqu'à réduction de moitié, dont on prend 2 à 3 cuillerées par jour.

Gossypium arboreum (malvacées) de l'Inde et les autres espèces de l'Amérique, ont les fleurs pectorales et émollientes et leur racine est utilisée dans les maladie des voies urinaires.

Gouania domingensis (rhamnacées) son suc exprimé est stomachique.

Goupia glabra (célestracées) des Guyanes; ses feuilles sont astringentes et son suc est utilisé dans les maladies inflammatoires.

Grangea adansonii (composées) de l'Inde; est stomachique et apaise les spasmes.

Gratiola monniera (scrofulariacées) de l'Inde; sa racine est apéritive et diurétique.

. . . officinalis (id.) *gratia Dei*, *herba Dei*, *gratiole*, *herbe au pauvre homme*, *hyssope de haie*, *séné des prés*, *petite digitale* ; elle est toute vénéneuse ; c'est un purgatif énergique et irritant qu'il faut bien se garder d'administrer quand il y a inflammation des intestins ; une infusion de 12 gr. dans 2 verres d'eau bouillante, cause des selles abondantes et sans colique ; la même dose peut être donnée en lavement. On emploie une infusion de 3 gr. de feuilles en lavement, pour détruire les petits vers qui siègent dans l'intestin au voisinage de l'anus. Sa racine est émétique à la dose de 0,50 à 1 et 2 gr , en poudre ; ses feuilles pulvérisées le sont également à la dose de 0,60 c. gr. à 2 gr. par jour.

. . . peruviana (id.) du Pérou ; est employée comme la précédente.

Gronovia scandens (cucurbitacées) du Pérou ; sa racine est bonne dans les maladies vénériennes invétérées.

Guajacum officinale (rutacées) des Antilles ; *gayac*, *gaïac* ; la rapure du bois est un excellent dépuratif, à cause de ses propriétés diurétiques et sudorifiques ; elle est aussi utile dans la goutte et les rhumatismes ; on l'emploie en poudre à la dose de 2 à 4 gr., ou en décoction à celle de 50 gr. pour un litre d'eau. Sa résine est utile dans la syphilis.

. . . sanctum (id.) d'Amérique ; *bois de vie*, *bois saint* ; son bois est également employé.

Guarea aubletii et spicœfolia (méliacées) d'Amérique ; est utilisée comme la suivante.

. . . **purgans** (id.) de l'Amérique tropicale; *guarea purgative, bois rouge, bois à balle* ; est vénéneuse ; son écorce éméto-cathartique est astringente et vermifuge.

Guazuma polybothra (bythnériées) des Antilles ; *orme d'Amérique, orme pyramidal* ; l'écorce interne du tronc est dépurative, sudorifique et bonne dans les maladies de la peau et la gonorrhée. On l'emploie en décoction à la dose de 30 gr. dans 1250 gr. d'eau qu'on fait réduire jusqu'à 1000 gr. et qu'on prend ensuite avec sirop, par 2 à 4 verres par jour.

Guettarda sempervirens (annonées) de Malabar ; ses feuilles sont bonnes dans les douleurs rhumatismales.

Guilandina bonduc (papilionacées) de l'Inde ; *queniquier bonduc* ; sa graine, appelée *cadoque, pois quénique*, est vomitive et bonne dans les fièvres intermittentes ; sa racine est utile contre les serpents.

. . . **bonducella** (papilionacées) de l'Inde ; *crête de paon* ; son écorce et ses graines sont toniques et fébrifuges.

Gunnera chiliensis (onagrariacées) on emploie les feuilles et la racine.

Gustavia angusta (myrthacées) de Cayenne ; *bois puant* ; son fruit est apéritif et fondant ; ses feuilles appliquées en topique sont bonnes dans les maladies du foie.

. . . nuga (id. de l'Inde ; elle est toute utilisée comme apéritive et diurétique.

Gymnocladus canadensis (papilionacées) de l'Amérique du Nord ; *chicot, gros févier* ; ses graines appelées *gourganes* sont purgatives.

Gynema balsamica (composées) de la Louisiane ; est sudorifique et stomachique.

H

Hæmatoxylum campechianum (papilionacées) des Antilles ; *bois de campêche* ; son bois est astringent et tonique.

Hagenia abyssinica (azédéracées) de l'Abyssinie ; appelée encore *brayera anthelmintica*, plus communément *cousso* ; ses feuilles et ses fleurs sont préconisées contre les vers et surtout contre le tænia. Guérin les conseille en poudre en infusion ou en dilution froide : dans le 1er cas il emploie les feuilles et fleurs en poudre à la dose de 16 à 20 gr. pour un adulte ; dans le 2e il emploie à la même dose les feuilles entières ; et dans le 3e cas il emploie la même quantité de feuilles sèches en poudre. Le docteur Bouchardat fait observer que pour favoriser l'expulsion du tænia, il faut jeûner la veille et le lendemain prendre en une seule fois l'une des doses indiquées ci-dessus, dans 250 gr. d'eau après l'avoir l[illegible] infuser un quart d'heure.

Hamamelis androgyna (urticacées) de la Virginie ; son écorce est astringente, sédative et calmante ; en cataplasmes elle est employée sur les tumeurs inflammatoires et sur les yeux ; elle est encore utilisée dans les hémorragies et les maladies de retour d'âge.

Hamelia coccinea (rubiacées) d'Amérique du Sud ; *bois corail, herbe à plomb, mort aux rats, sanguine.*

. . . **erecta** (id.) ses fruits en bains sont utilisés contre la gale, dans la dyssenterie et le scorbut.

Hancornia pubescens (apocynacées) du Brésil ; son écorce est utilisée dans les obstructions du foie, dans la jaunisse et les maladies de la peau.

Hebradendron cambogioïdes (guttifères) du Cambodge ; *guttier* ; sa résine appelée *gomme-gutte* est employée en poudre, à la dose de 0,30 c. gr. à 1 gr. par jour.

Hedera helix (hédéracées) *lierre rampant, grimpant, à cautère, lénno, d'énno* ; ses baies au nombre de 8 ou 10, constituent un purgatif très-usité dans les campagnes ; ses feuilles macérées dans l'eau bouillante peuvent servir dans le pansement des ulcères ; macérées dans du vinaigre et appliquées sur les cors préalablement coupés, elles les déracinent ; dans le cas d'aliénation mentale, causée par un accident, cinq poignées de feuilles mises sur le feu dans un pot vernissé, avec un kilog. d'huile d'olive et un demi litre de vin blanc, jusqu'à réduction de la moitié du vin, et appliquées sur la tête, après avoir coupé les cheveux, en guérissent.

Hedyosmum granizo (pipéracées) de l'Amérique ; est sudorifique et antisyphilitique.

. . . **arborescens** et **nutans** (id.) des lentilles ; sont antipasmodiques.

Hedyotis auricularia (rubiacées) de Java ; est utile dans la surdité.

Hedysarum alhagi (papilionacées) de l'Asie ; produit la *manne* appelée *alhagi*, dont la propriété est purgative.

. . . **hamatum** (id.) de la Jamaïque ; est bonne contre les coliques.

. . . **lineare** (id.) de la Cochinchine ; sa racine est stomachique et emménagogue elle est utilisée dans les fièvres et les paralysies.

Helianthemum fumana et **guttatum** et **latifolium** (cistacées) elles sont utilisées comme la suivante.

. . . **vulgare** (id.) *hélianthème vulgaire*; ses feuilles et racines sont vulnéraires, astringentes et bonnes dans la phtisie.

Heliconia caribæa (musacées) des Antilles; *balanier marron* ; sa racine est diurétique.

Helicteres isora (bombacées) de l'Inde ; le suc de la racine est bon dans la cardialgie et l'inflammation de la peau ; ses fleurs et ses fruits en décoction sont stimulants et toniques.

. . . **sacarolha** (id.) du Brésil ; sa racine en décoction est utile dans les maladies vénériennes.

Heliotropium europæum (borraginacées) *héliotrope, herbe au verrues, verrucaire, herbe au soleil, aux chancres, tournesol* ; on utilise le suc de ses feuilles ; et on la donne comme succédané du *quinquina*.

. . **indicum** (id.) de l'Inde ; *crête de coq, herbe St-Fiacre*; sa racine est astringente et vulnéraire.

. . **odoratum** (id.) du Pérou ; *herbe de vanille* ; les fleurs cordiales sont bonnes dans les maux de tête.

Helleborus fœtidus ou **helleboraster** (renonculacées) *herbe au fic, fere de loup* ; sa racine vénéneuse purge violemment.

. . **hyemalis** (id.) *fleur d'hiver, tue-loup* ; a les mêmes propriétés que la suivante.

. . . **niger** (id.) *hellébore noir ou à fleurs roses, rose de Noël, bragos dè loup, pisso-co, morsieulé, marsieuré, morsioûré, pied de griffon, herbe à retour* ; ses racines donnent un purgatif très-puissant, hydragogue, qu'on emploie avec succès dans l'hydropisie et les dartres rebelles et étendues, à la dose de 2 à 8 gr. en infusion. Leur décoction déterge les ulcères.

. . **officinalis** (id.) *hellébore d'Hippocrate* ; sa racine est un purgatif violent.

. . **viridis** (id.) *hellébore à fleurs vertes* ; ses racines à odeur fétide, sont utilisées comme celles de l'*helleborus niger* ; à l'intérieur cette plante est purgative et vomitive, à l'extérieur elle est vésicante. C'est un poison narcotique très-violent qu'on peut combattre par d'abondantes boissons émollientes et après, par le **café noir.**

Hemidesmus indicus (asclépiadacées) de l'Inde ; *hémidesme Indien*, *salsepareille de l'Inde* ; sa racine appelée *munnari*, a les mêmes propriétés dépuratives que la *salsaparilla* et les colons la regardent comme un sudorifique des plus puissants.

Heracleum lanatum (ombellifères) des Etats-Unis ; *berce laineuse* ; sa racine est diurétique, expectorante, stomachique, bonne dans la dyspepsie venteuse et aussi dans l'épilepsie ; ses feuilles sont également employées.

. . **sphondylium** (id.) *berce la grande*, *acanthe d'Allemagne*, *branche ursine*, *panais de vache*, *angélique sauvage*, *patte d'oie* ; l'écorce de la tige et la racine sont vésicantes ; cette plante est employée en médecine dans la dyssenterie et la blennorrhagie comme substitutif ; on emploie sa racine sèche 30 gr. ou fraîche 60 gr. en décoction.

. . **tuberosum** (id.) du Chili ; ses racines sont comestibles.

Hernandia ovigera (laurinées) d'Orient ; *porte-œuf* ; son fruit est purgatif.

. . **sonora** (id.) de l'Inde ; *myrobolanier bâtard* ; son fruit est purgatif ; ses feuilles en lavements et en décoction sont irritantes.

Herniaria glabra (paronychiacées) *herniaire*

glabre, herniole glabre, turquette glabre, herbe de Turc; on utilise la plante en topique, dans les hernies et le suc diurétique est très bon dans les maladies des voies urinaires.

. . . **hirsuta** (id.) a les mêmes propriétés.

Herpestis colubrina (scrofulariacées) du Pérou ; *herpestis à serpents* ; est vulnéraire et bonne en topique sur la morsure des serpents.

Herreria stellata (asparaginacées) du Chili ; *hérrérie étoilée* ; sa racine sudorifique est employée dans la syphilis.

Hesperis matronalis (crucifères) *cassolette, julienne des dames, girarde* ; ses feuilles sont incisives et sudorifiques.

Heuchera américana (saxifragacées) de l'Amérique du Nord ; *racine alumineuse, d'alun, sanicle d'Amérique* ; sa racine est appliquée en poudre sur les vieux ulcères.

. . . **villosa** (id.) de l'Amérique du Nord ; jouit des mêmes propriétés.

Hibiscus abelmoschus (malvacées) de l'Inde ; *herbe musquée* ; ses graines sont stimulantes et bonnes dans les spasmes.

. . . **alba** (id.) de l'Inde ; *oseille blanche* ; est utilisée comme l'*hibiscus sabdarifa*.

. . . **esculentus** (id.) de l'Inde ; *ketmie, bamia, gombo* ; ses fruits sont comestibles.

. . . **mutabilis** et **populneus** (id.) de l'Inde ; le suc et l'écorce sont bons dans les maladies de la peau.

. . . **praecox** (id.) du Brésil ; elle est émolliente et mucilagineuse.

. . . **sabdarifa** (id.) de l'Inde ; *oseille rouge, de Guinée, ketmie acide* ; ses feuilles servent à faire des cataplasmes émollients ; ses racines sont toniques et son écorce est rafraîchissante.

Hieracium murorum (composées) *épervière des murs.*

. . . **pilosella** (id.) elle est astringente, on en frotte les dartres.

. . . **sabaudunum et umbellatum** (id.) elles sont vulnéraires et pectorales.

Hippocratea comosa (acérinées) des Antilles ; *amandier des bois* ; ses fleurs sont fébrifuges.

. . . **volubilis** (id.) des Antilles ; elle est béchique et incisive.

Hippocrepis comosa (papilionacées) toute la plante est astringente et vulnéraire.

Hippomanum mancinella (euphorbiacées) de l'Inde ; *mancenillier* ; le fruit et le bois sont diurétiques ; l'ombre de cet arbre est dangereuse.

. . . **spinosa** (id.) des Antilles ; le fruit très-vénéneux est employé en extrait dans les fièvres quartes rebelles.

Hippophae rhamnoides (éléagnacées) *argousier à forme de nerprun* ; c'est un insecticide.

Homalium spicatum (rosacées) de la Guyane ; est bonne dans la gonorrhée.

Homeriana ; plante de la Sibérie, classée par quelques auteurs dans les *polygonacées* et préconisée dans ces derniers temps, comme souveraine dans la phtisie.

Hordeum vulgare (graminées) *orge* ; ses graines sont utilisées en décoction rafraîchissante. Voici la manière de la préparer : on lave à l'eau tiède 20 gr. d'orge, puis on fait bouillir jusqu'à ce que les grains soient crevés et on décante.

. . . **hexasticon** (id.) *orge anguleuse*, *escourgeon*, *orge d'hyver* ; sert à préparer *l'orge mondé* ou *perlé* qu'on emploie en faisant bouillir 20 gr. pendant une heure.

Hortia bresiliana (rutacées) du Brésil ; son écorce est utile dans les fièvres.

Hugonia mystax (linacées) de l'Inde ; *mystax* ; sa racine est diurétique, sudorifique et anthelmintique.

Humulus lupulus (cannabinées) *houblon grimpant*, *oùgloun*, *oùbloun*, *oploun*, *ospergé saùbaché* ; ses cônes sont employés en poudre 1 gr. et en infusion 16 à 30 gr. dans un litre d'eau bouillante ; sa racine en décoction est diurétique, stomachique, dépurative et fondante. La poussière qui s'échappe de ses cônes et appelée *lupulin*, calme les désirs vénériens et fait cesser l'incontinence d'urine chez les enfants : on leur en donne de 0,30 c. gr. à 1, gr. en plusieurs fois.

Hura crepitans (euphorbiacées) des Antilles ; *sablier, arbre du diable* ; ses graines très-vénéneuses sont purgatives à petites doses ; ses feuilles vertes sont employées en topique sur les douleurs.

Hyacinthus muscari (liliacées) du Midi ; *musqué, jacinthe musquée, oignon musqué ;* ses fleurs sont cordiales et antispasmodiques.

Hybanthus ipecacuanha et **microphyllus** et **paxviflorus** (violacées) du Brésil ; toutes ces espèces ont une racine appelée *ipéca blanc*, purgative et vomitive, qu'on prend en poudre.

Hydrastis canadensis (ranunculacées) du Canada ; *queue de souris* ; elle est vulnéraire et astringente.

Hydrocharis morsus ranæ (hydrocharidées) *morrène aquatique ;* elle est tonique, calmante et aphrodisiaque.

Hydrocotyle asiaticus (papilionacées) d'Asie ; *pes esquinus, kuta-kan, codagen de Malabar* ; elle est diurétique et vantée dans les maladies de la peau.

. . . **umbellatus** (id.) du Brésil ; le suc frais de la racine à haute dose est émétique ; à petite dose il est utilisé dans les maladies du foie et des reins.

. . . **vulgaris** (id.) *hydrocotyle commun*,

écuelle d'eau, gobleau vulgaire; elle est vulnéraire, apéritive et détersive.

Hygrophila obovata et ringens (acanthacées) de l'Australie et de l'Amérique; elles sont astringentes.

Hymenæa courbaril (papilionacées) *le courbaril*; son écorce est purgative et carminative; ses feuilles anthelmintiques; sa résine appelée *animé d'Orient*, employée en fumigation est efficace dans les douleurs, les catarrhes et les blessures.

. . . **martiana** (id.) du Brésil; sa résine appelée *animé des Indes occidentales*, est bonne dans les maladies de poitrine, les plaies et les maux de tête.

Hyoscyamus alba (solanées) *jusquiame, blanche, fève de porc*; est employée comme la suivante.

. . **niger** (id.) *jusquiame noire, hannebane, porcelet, potelet, mort aux poules, herbe aux engelures, à la teigne, herbo dé los dens, jusclano, dé lo coreillado, endoumirdougro, herbo dé loubét, dél coyssál*; elle est vénéneuse; sa racine vomitive est employée en guise de collier dans les convulsions des enfants; ses feuilles fraiches en cataplasmes sont bonnes pour les cancers; sèches et en fumigations elles calment les maux de dent; calmantes et résolutives à l'extérieur, à l'intérieur elles sont narcotiques et un poison à hautes doses: on peut les employer en poudre à la dose de 0,01 c. gr. à 0,50 c. gr.; et en infusion à celle de 1 gr. dans 100 gr. d'eau pour la guérison des névralgies et dans le tétanos. On peut les utiliser en cigarettes dans l'asthme et les toux nerveuses.

Hyoseris hedypnois (composées) *dormeuse*; est apéritive, détersive et vulnéraire.

Hypericum perforatum (hypéricacées) *millepertuis, herbe à mille trous, aux piqûres, de St-Jean, chasse diable, troscolan*; 8 à 15 gr. de ses sommités fleuries dans un litre d'eau, sont excitantes, astringentes, vermifuges, vulnéraires et bonnes dans la mélancolie, la dysenterie et la rage. Elle est précieuse dans la phtisie et les maladies des poumons et des voies urinaires; ses sommités servent à composer avec de l'huile d'olive, un liniment efficace dans les blessures et les contusions.

. . . **lanceolatum** (id.) de l'Ile de France; *amblaville*; sa résine est employée dans la syphilis.

. . . **latifolium** (id.) de la Guyane; *bois à la fièvre, bois de sang*; ses feuilles en décoction sont bonnes contre la fièvre; sa résine est purgative.

. . . **quadrangulum** (id.) est employée comme l'*hypericum perforatum*.

Hyssopus myrtifolius (labiées) *hyssope à feuilles de myrthe*; est employée comme la suivante.

. . . **officinalis** (id.) *hyssope officinale* ; ses sommités fleuries en infusion d'une demi-heure, sont béchiques et stimulantes, à la dose de 8 à 16 gr.

I

Iberis amara (crucifères) *ibéris amer* ; est dépurative et antiscorbutique ; ses graines à la dose de 0,05 c. gr. à 0,15 c. gr., ont la propriété de modérer et de régulariser les battements du cœur.

If baccata (conifères) ses baies délayées dans l'eau sont purgatives ; ses feuilles sont vénéneuses.

Ilex aquifolium (iliacées) *houx*, *griffoul*, *grifoulas*, *agrifous*, *agriou*, *agrèvou*, *agriou*, *agrèfoul* ; ses baies sont purgatives et éméto-cathartiques ; ses feuilles sont sudorifiques ; sèches en poudre 4 à 8 gr., dans un verre de vin blanc, ou en décoction 10 à 15 gr, prises trois heures avant les accès de fièvres, elles sont très-salutaires ; 10 à 12 baies macérées pendant ving-quatre heures dans un demi-litre d'eau, sont purgatives comme celles de nerprun; mais plus irritantes.

. . . **paraguariensis** (id.) *houx du Paraguay*, *houx maté*, *ilex maté*, *herbe ou thé du Paraguay*, *des Jèsuites*, *de St-Barthélemy*, *azvore do mate*, *da congonha* ; ses feuilles et rameaux sont stomachiques.

. . . **vomitiva** (id.) *houx apalachine*, *thé*

des Apalaches ; ses feuilles sont diurétiques et excitantes ; à hautes doses elles sont vomitives.

Illecebrum lanatum (amaranthacées) de l'Inde ; sa racine adoucissante est bonne dans la strangurie.

Illicium anisatum (magnoliacées) de Chine ; *badiane, anis étoilé* ; on emploie ses fruits en poudre 1 à 2 gr., ou en infusion 10 gr., dans un litre d'eau.

. . . **floridum** et **parviflorum** (id.) de la Floride ; elles ont les mêmes propriétés, moins actives.

Impatiens noli-me-tangere (balsaminacées) *impatiente, merveille, herbe de Ste-Catherine.*

Imperatoria ostruthium (ombellifères) *impératoire otruche, ostrute, benjoin français, du pays* ; sa racine ramassée en hiver est employée en poudre à la dose de 1 à 4 gr., ou en infusion à celle de 4 à 8 gr. ; elle est bonne à l'intérieur contre l'hystérie, les coliques venteuses et les fièvres intermittentes. Tonique et stimulante, elle sert encore à déterger les ulcères et à guérir la teigne.

Indigofera angustifolia (papilionacées) de l'Inde ; *indigotier* ; sa racine est tonique et fébrifuge.

. . . **anil** (id.) de l'Inde ; *indigotier anil* ; sa racine est pareillement utilisée.

. . . **arcuata** (id.) des Indes orientales ; même emploi.

. . . **enneaphylla** (id.) son suc est utile dans le scorbut et les maladies vénériennes.

. . . **oblongifolia** (id.) de l'Arabie ; toute la plante est employée fraîche et en décoction dans les coliques.

Inula conyza (composées) *aunée conyza, conyze des prés, conyze moyenne* ; elle est stimulante carminative et bonne dans la dyssenterie.

. . . **crispa** (id.) d'Egypte ; est stimulante et tonique.

. . . **helenium** (id.) *aunée* proprement dite, *grande aunée, aromate germanique, œil de cheval, de chiron, aillaume, quinquina indigène, luna campana, lunlo compono, luno compano* ; sa racine seule employée est stimulante, tonique, sudorifique, diurétique et emménagogue ; en poudre à la dose de 2 gr., en décoction 16 à 30 gr. : on prépare un vin similaire de *quinquina*, en mettant 60 gr. à infuser dans un litre de vin blanc pendant 24 heures ; sa décoction peut servir encore à laver les plaies blafardes et la poudre mêlée avec de l'axonge, à préparer un onguent excellent contres les dartres et la gale. On emploie la racine de 2e et 3e année.

Inga bigemina (papilionacées) de Malabar ; ses feuilles en décoction conservent les cheveux noirs et sont utilisées dans la lèpre.

Ionidium. Voir : *viola calcealoria*.

Ipomæa bicolor (convolvulacées) d'Amé

rique ; *étoile du matin* ; sa racine est purgative.

. . . **cathartica** (id.) de St-Domingue ; *liane à médecine, liane purgative, rue purgative* ; on emploie la racine comme purgatif.

. . . **quamoclit** (id.) de l'Inde ; *fleur cardinale* ; sa racine est sternutoire ; le suc de ses feuilles est bon dans le coryza et les feuilles pilées sont appliquées sur les ulcères atoniques.

Iris dichotoma (iriacées) de la Sibérie ; sa racine est bonne dans les maux de dents.

. . . **flavescens** (id.) *iris jaunâtre* ; sa racine est purgative et bonne dans l'hystérie.

. . . **florentina** (id.) *iris de Florence* ; sa racine fraîche purge énergiquement ; sèche elle est béchique et sert à faire les pois à cautères ; en poudre mêlée à un sirop elle peut être administrée aux enfants à la dose de 0,50 c. gr..

. . . **germanica** (id.) *iris des Jardins, flambe d'Allemagne, glayeul bleu, flamme* ; sa racine fraiche est comme la précédente, un purgatif drastique et un vomitif ; à haute dose elle est vénéneuse.

. . . **longifolia** (id.) *iris à longues feuilles* ; sa racine vénéneuse est un éméto-cathartique violent.

. . . **martinicensis** (id.) de la Martinique ; sa racine est tonique, astringente et emménagogue ; le suc en est sternutoire.

. . . **pseudoacorus** (id.) *iris des marais, glaïeul jaune des marais, acorus bâtard, iris jaune, flambe d'eau* ; sa racine est bonne pour purger.

. . . **versicolor** (id.) *glaïeul bleu, bigarré, de la Caroline* ; sa racine est émétique, diurétique et purgative.

N. B. Toutes les racines d'*iris* sont plus ou moins dangereuses.

Isatis tinctoria (crucifères) *pastel, herbe de St-Philippe* ; ses feuilles en infusion sont anti-scorbutiques ; pilées et appliquées sur les poignets elles sont fébrifuges.

Isertia coccinea (rubiacées) de la Guyane ; ses feuilles sont toniques. On les emploie en décoction, en fomentation et en lotion.

Iva frutescens (composées) de l'Amérique du Nord ; *quinquina, quinquina du Mexique* ; elle est fébrifuge.

Ixora bandhuca (rubiacées) sa racine est excellente pour arrêter le crachement de sang et couper les fièvres intermittentes.

. . . **coccinea** (id.) de Java ; est stimulante.

. . . **paniculata** (id.) de Malabar ; sa racine est bonne dans la dyssenterie, les érysipèles et les obstructions.

J

Jasione montana (campanulacées) *herbe d'*

midi, scabieuse fausse ; est astringente et vulnéraire.

Jasminum angustifolium (jasminacées) *jasmin de l'Inde, à feuilles étroites* ; sa racine est bonne pour les dartres.

. . . **officinale** (id.) *jasmin commun, blanc* ; ses fleurs sont emménagogues et antipasmodiques.

Jatropha curcas (euphorbiacées) du Cap ; *gros ricin* ; son huile est purgative.

. . . **glandulosa** (id.) d'Arabie ; ses feuilles en décoction sont purgatives.

. . . **glauca** (id.) de l'Inde ; ses graines sont utiles dans les rhumatismes.

. . . **maniot ou plutôt manihot aïpi** (id.) du Brésil ; sa racine fraîche est vénéneuse ; mais cuite, elle est bonne et fournit le *tapioca*.

. . . **multifida** (id.) de l'Amérique du Sud ; les graines purgent : une seule suffit.

Jeffersonia diphylla (berbéridacées) de l'Amérique du Nord : est dépurative.

Juglans regia (juglandacées) *noyer* ; ses feuilles sont prises en infusion à la dose de 10 gr. et en décoction à celle de 40 gr.. Prises en infusion de 20 gr. et par grand verre, le soir et le matin, elles produisent un excellent résultat dans le diabète. Pour guérir la pustule maligne, on commence par l'étêter avec des ciseaux recourbés et on la recouvre ensuite avec des feuilles fraiches dont on a enlevé la côte médiane et qu'on renouvelle toutes les trois heures ; il faut avoir soin de bien appliquer la feuille sur la plaie.

. . . **cathartica** (id.) de l'Amérique du Nord ; ses feuilles sont vésicantes ; son écorce est exutoire ; la 2e écorce de la racine est purgative et bonne dans les spasmes.

Juncus conglomeratus (joncacées) *jonc à tête.*

. . . **effusus** (id.) *jonc à mèche, petit jonc creux, étalé* ; en infusion elle est bonne dans les calculs de la vessie.

. . . **glaucus** (id.) *jonc jaune.*

Juniperus communis (junipéracées) *genévrier, cadé, ginièbré, ginièbrié, ginèbré* ; on utilise son bois, ses sommités et ses baies ; les baies 15 à 30 gr. dans un litre d'eau sont employées en infusion comme stimulantes vulnéraires, résolutives et toniques dans le scorbut et les débilités d'estomac ; en infusion dans du lait bouillant de chèvre et prises pendant plusieurs jours, elles sont excellentes dans la gravelle et les maladies des reins ; son bois en décoction 60 gr. dans un litre d'eau, est préconisé dans la syphilis et autres maladies de la peau, dans la goutte, le rhumatisme et les ulcères ; les baies peuvent être encore prises en poudre à la dose de 8 à 10 gr.

. . . **oxycedrus** (id.) *cade, genévrier oxycèdre* ; de son bois on extrait l'huile de *cade* qu'on emploie à l'extérieur dans les maladies de la peau.

. . . **sabina** (id.) *sabine* ; plante vénéneuse à hautes doses ; ses feuilles prises en poudre à la dose de 1 gr. à 1 gr. et demi dans 24 heures ou en infusion à celle de 4 gr. si elles sont fraîches et de 2 gr. sèches, constituent un des plus puissants emménagogues ; elles servent souvent à cacher un crime par un crime plus grand encore. Comme vermifuge on emploie les feuilles à la dose de 0,50 gr. en poudre ou 1 à 8 gr. en infusion.

. . . **virginiana** (id.) *cèdre de Virginie* ; comme la précédente elle est vénéneuse et efficace dans les mêmes cas ; elle est bonne contre la goutte, les fièvres intermittentes, les vers, la gale et les maladies vénériennes.

Jussiæa peruviana (onagrariées) du Pérou ; on se sert de ses feuilles, pour préparer des cataplasmes émollients.

. . . **suffruticosa** (id.) de l'Inde ; dans la dyssenterie on emploie cette plante, après l'avoir faite infuser dans du petit lait.

Justicia biflora (acanthacées) d'Egypte ; ses feuilles en cataplasme sont émollientes.

. . . **echioïdes** (id.) du Cap ; sa racine et ses feuilles sont diurétiques.

. . . **gendarussa** (id.) de l'Inde ; ses feuilles en décoction sont émétiques.

. . . **malabarica** (id.) de Malabar ; *car-*

mantine bicaliculée ; la plante macérée dans de l'eau de *riz* est bonne contre la morsure des serpents.

. . . . **nasuta** (id.) de l'Inde ; sa racine fraîche et ses feuilles pilées sont employées en topique sur les dartres.

. . . **paniculata** (id.) de l'Inde ; ses sommités et surtout la racine sont stomachiques et bonnes dans les fièvres.

. . . **parviflora** (id.) de l'Inde ; le suc des feuilles est apéritif et rafraîchissant ; les feuilles pilées sont bonnes dans les contusions.

. . . **pectoralis** (id.) des Antilles ; *herbe aux charpentiers* ; ses feuilles en topique sont vulnéraires et résolutives.

. . . **peruviana** (id.) du Pérou ; ses feuilles servent à composer des cataplasmes émollients.

. . . **procumbens** (id.) de Ceylan ; ses feuilles en infusion, sont utilisées dans les ophthalmies.

. . . **trifolia** (id.) d'Arabie ; ses fleurs en décoction, donnent une vapeur qui, aspirée, est pectorale.

. . . **viridis** (id.) de l'Inde : ses racines et ses fleurs sont diurétiques.

K

Kæmpferia galanga (balisiers) de l'Inde ;

faux galanga ; sa racine est tonique, stomachique et carminative.

. . . **longa** (id.) de l'Inde ; *herbe à Kæmpfer, au mal d'estomac ;* sa racine appelée *zeodaire ronde ou longue*, est stimulante, sudorifique et antiscorbutique ; toute la plante sert à faire un onguent vulnéraire.

Kalmia latifolia (rosages) de l'Amérique du Nord ; en infusion à l'intérieur elle est bonne dans la syphilis, et les dartres ; à l'extérieur en poudre ou en décoction elle est efficace contre la gale et la teigne ; la poussière en est sternutoire.

Karatas plumieri (broméliacées) son suc est purgatif.

Krameria ixina (polygalacées) des Antilles ; sa racine appelée *ratanhia des Antilles*, possède les mêmes vertus que la suivante.

. . . **triandra** (id,) du Pérou ; sa racine appelée *ratanhia*, sèche ou fraiche, fournit un astringent et tonique très-puissants dans les hémorragies et les dévoiements muqueux, en décoction de trois heures, à la dose de 10 à 30 gr.

Kunthia montana (palmiers) de l'Amérique du Sud ; *Kunthia des montagnes, canne des vipères* ; le suc du tronc est un spécifique contre la morsure des serpents.

L

Lactuca canadensis (composées) du Canada ; *chicorée blanche* ; est rafraichissante, et un peu laxative.

. . . **sativa** (id.) *laitue commune, lotchuo, lotchugo* ; une incision faite sur la tige au moment de la maturité des graines, laisse couler un suc appelé *thridace, lactucarium*, suc concentré de *laitue* montée, qui se solidifie à l'air et qui est employé comme l'*opium* sans en avoir les inconvénients ; en pilules à la dose de 0,10 c. gr. à 0 20 c. gr. par jour. Ce suc est excellent dans les maladies des voies respiratoires,et dans la phtisie ; il facilite la digestion et guérit parfois la mélancolie.

. . . **virosa** (id.) *laitue vireuse, laitue pavot*; comme la précédente ses feuilles sont calmantes et son suc estégalement employé.

Lagenaria vulgaris (cucurbitacées) *calebasse* ; ses graines sontutilisées.

Lagœcia cuminoides (ombellifères) *cumin sauvage, nid de lièvre* ; est apéritive, digestive, incisive et résolutive.

Laminaria saccharina (algues) *laminaire sucrée* ; elle ests comestible.

Lamium album (labiées) *lamier blanc, lamier archangélique, marachemin, pied de poule, ortie blanche, ourtic* ; elle est astringente ;

ses feuilles à l'extérieur sont vulnéraires et résolutives.

. . . maculatum (id.) *lamier tacheté* ; est un léger astringent.

. . . purpureum (id.) *ortie morte, pain de poulet* ; est astringente ; ses feuilles sont vulnéraires et résolutives.

Lampsana communis (composées) *lampsane commune, herbe aux mamelles, grageline, poule grasse, saune blanche, éstonissou, gros capou, herbo dé sént Anno* ; ses feuilles sont émollientes.

Lantana aculeata (verbénacées) de l'Amérique du Sud ; ses feuilles en infusion sont bonnes contre les rhumes et les faiblesses d'estomac.

. . . camara (id.) des Antilles ; *herbe à plomb* ; même emploi.

. . . involucrata et lanuginosa (id.) des Antilles ; elles sont également employées.

. . . macrophylla et pseudo-thea (id.) du Brésil ; *faux thé, thé de piéton* ; sont employées comme le *thé*.

. . . odorata et sellowiana (id.) des Indes et de l'Uruguay ; elles produisent les mêmes effets.

Lapageria rosea (asparaginacées) du Pérou ; *lapagérie rosée* ; ses racines sont dépuratives, rafraîchissantes et sudorifiques.

Lappa edulis (composées) du Japon ; *bardane comestible ;* on utilise sa racine.

. . . **major** (id.) *grande bardane, bouillon noir, napolier, herbe aux teigneux, oreille de géant, grateau, grippe, peignerolle, poire de vallée, grofforot, gafarots, galofot, pèsoul, péot, lambourdo, lompoudro, empoudro* ; on l'appelle encore *pololaffo, pelolaffo, loporasso, herbo dé lopos, empoudrié, cordus, cdou dé bordano* ; sa racine 1 à 2 gr. en poudre ou 30 à 60 gr. en décoction, est dépurative et anti-syphilitique : il faut la ramasser à la maturité ; ses graines sont purgatives ; ses feuilles en cataplasmes servent à panser les ulcères et leur suc mêlé à l'huile d'olive donnent l'onguent de *Percy*. Ses feuilles en décoction calment le prurit dartreux ; légèrement froissées et appliquées du côté de leurs revers sur les tumeurs blanches elles soulagent ; également appliquées aux pieds elles sont utiles dans les affections catarrhales ; posées entre les épaules et sur la poitrine elles remplacent l'emplâtre de *poix de Bourgogne* dans les affections des voies respiratoires ; bouillies dans du lait et appliquées sur les plaies elles les cicatrisent.

. . . **minor** (id.) *petite bardane* ; elle a les mêmes propriétés.

. . . **tomentosa** (id.) *bardane cotonneuse* ; elle jouit des mêmes propriétés que la *grande bardane*.

Laserpitium gallicum (ombellifères) sa racine est diurétique et tonique.

. . . **latifolium** (id.) *centaurée blanche, faux turbith*; sa racine purgative est bonne contre la gale.

. . . **siler** (id.) sa racine est vulnéraire; ses graines sont stomachiques, diurétiques et carminatives.

Latania chinensis (palmiers) de Chine; *latanier de Chine*; ses fruits sont astringents; ses amandes servent à préparer une émulsion bonne dans le scorbut.

Lathræa squamaria (orobanchacées) *lathrée écailleuse*; est recommandée contre l'épilepsie.

Lathyrus ocrus (papilionacées) ses graines sont astringentes, résolutives et détersives.

. . . **sativus** (id.) *pois gourmand*; ses graines sont apéritives et diurétiques; réduites en farine elles servent à faire des cataplasmes émollients.

Laurelia sempervirens (monimiacées) du Chili; *laurélie*; ses feuilles sont sudorifiques et stomachiques.

Lauro cerasifolia (amygdalacées) *laurier-cerise*; 3 ou 4 feuilles fraîches par tasse d'eau bouillante, donnent une infusion sédative dans les affections nerveuses et les palpitations du cœur; elles servent également de topique pour cicatriser les ulcères et les brûlures. Ses feuilles doivent être récoltées avant la floraison.

Laurus borbonia (lauracées) de Bourbon; *laurier de Bourbon, laurier rouge*; son écorce et sa racine sont astringentes.

. . . **camphora** (id.) du Japon; *camphrier*; l'extrait des branches et des racines est appelé *camphre*: on l'emploie en poudre ou en grains, comme sédatif et antinerveux dans les crampes d'estomac à la dose de 0,50 gr. à 1 gr.: c'est un antiseptique puissant est un préservatif bien connu contre les mites et les microbes.

. . . cassia (id.) de Malabar; *cannelier de Malabar, cannelle de Chine, de Coromandel, cannelle plate, aromatique, casse en bois, odorante*; les feuilles appelées *Indiennes*, sont excitantes et aromatiques.

. . . **cinnamomum** (id.) de Ceylan; (id.) *laurier cannelle, cannelle de Ceylan*; son écorce connue sous le nom de *cannelle* est excitante et aromatique; on l'emploie en poudre et en infusion à la dose de 5 gr.

. . . **cubeba** (id.) de Cochinchine; *cubèbe*; son fruit en décoction est carminatif et stomachique.

. . . **culilaban** (id.) de l'Inde; son écorce est tonique et fortifiante.

. . . **cupularis** (id.) de l'île de France; *bois cannelle*; son écorce est tonique.

. . . **cylindrica** (id.) des Antilles; ses feuilles en décoction sont astringentes dans la leucorrhée.

. . . **fœtens** (id.) des Canaries; *laurier fétide*; son écorce est tonique.

. . . **involucrata** (id.) de Ceylan; son écorce fraîche mêlée avec du poivre, avive les plaies.

. . . **massoy** (id.) de la Nouvelle Guinée; son écorce est stomachique, digestive et cordiale.

. . . **myrrha** (id.) de Cochinchine; son écorce est tonique, stimulante et antiputride.

. . . **nobilis** (id.) *laurier commun, laurier sauce, à jambon, laurier franc, loûrié*; ses feuilles sont toniques et ses baies produisent une huile grasse utilisée comme vulnéraire et résolutive.

. . . **parvifolia** (id.) des Antilles; *laurier à petites feuilles*; ses feuilles sont aromatiques et toniques.

. . . **persea** (id.) des Antilles; *laurier avocatier, poirier avocatier, bois d'anis, poirier de la Nouvelle Espagne*; ses feuilles et ses bourgeons sont stomachiques, emménagogues, résolutifs et ses fruits astringents, apéritifs et emménagogues.

. . . **pichurim** (id.) du Brésil; son fruit renferme une fève appelée *pichurim, muscade* *de Java, noix de sassafras, pichurine de Maranhon*, qui est bonne contre les coliques, les diarrhées, les flueurs blanches et les fièvres.

. . . **porrecta** (id.) de Népaul ; *laurier étendu, bois de camphre* ; sa racine et son écorce sont excitantes et diurétiques.

. . . **quixo** (id.) du Pérou ; *arbre à cannelle* ; son écorce est tonique et aromatique.

. . . **sassafras** (id.) de l'Amérique du Nord ; *laurier des Iroquois, laurier sassafras* ; sa racine son bois et son écorce sont excitants et sudorifiques, à la dose de 10 gr. en décoction.

Lavandula latifolia (labiées) *lavande femelle* ; ses sommités fleuries sont stimulantes.

. . . **spica** (id.) *lavande officinale, mâle, badase, aspic, lobando, lovando, bando, alebandro, bounto, éspic* ; on prend 4 à 8 gr. de ses sommités en infusion ; en poudre une à trois pincées. On ne doit pas en user dans les maladies inflammatoires.

. . . **stæchas** (id.) d'Arabie ; *stæchas arabique* ; ses sommités fleuries sont stimulantes dans l'asthme et le catarrhe.

Lavatera (malvacées) est employée comme toutes les *malvacées*.

Lawsonia alba et **spinosa** (salicaires) de Malabar ; *alcana, henné* ; le suc des feuilles est bon dans les maladies des voies urinaires et de la peau.

Leöythis (myrtacées) des Tropiques ; ses graines sont toniques et vermifuges.

Ledum latifolium (rhodoracées) du Labrador; *ledon à larges feuilles*; ses feuilles sont bonnes en infusion dans les toux violentes.

Leonurus cardiaca (labiées) *cardiaire, agripaume, cheneuse, cardiaque, mélisse sauvage*; on l'emploie en infusion comme tonique, stimulante, diurétique; en décoction elle donne un spécifique contre les palpitation de cœur; fraîche et déposée dans les galeries des taupes, elle les met en fuite.

. . . **nepetæfolius** (id.) de l'Inde; est sudorifique et bonne dans les rhumatismes.

Lepidium iberis (crucifères) *petite passerage, chasse-rage*; ses feuilles et ses racines prises en infusion, détruisent les graviers de la vessie et guérissent le scorbut.

. . . **latifolium** (id.) *grande passerage, moutarde des Anglais*; elle jouit des mêmes propriétés.

. . . **ruderale** (id.) *nasitor sauvage*; toute la plante est bonne en infusion dans les fièvres intermittentes et les névralgies.

. . . **sativum** (id.) *passerage, nasitor, granitor, cresson alénois*; ses graines fournissent la *nasitorine*, souveraine pour guérir la rate et rallentir la circulation: l'usage habituel de cette plante guérit les fièvres intermittentes et les névralgies.

Leptospermum scoparium (myrtacées) d'Australie : *leptosperme* ; ses feuilles et fleurs en infusion sont stimulantes, aromatiques et astringentes.

. . . thea (id.) de la Nouvelle-Hollande ; *thé de la Nouvelle-Hollande, de la mer du Sud* ; elle est utilisée comme le *thé*.

Leucanthemum vulgare (composées) *grande marguerite, grand œil de bœuf, grando margarido* ; elle est regardée comme tonique, détersive et vulnéraire.

Leucas leonurus (labiées) du Cap ; elle est bonne en bains, contre les douleurs et les contractures.

Leucolium æstivum (amaryllidacées) *nivéole d'été* ; ses bulbes sont âcres et vomitifs.

. . . **vernum** (id.) *nivéole du printemps, perce-neige* ; elle produit les mêmes effets.

Lichen islandicus (lichens) *lichen d'Islande* ; on le prend en sirop, en infusion ou en décoction. Pour cette dernière manière de l'employer, on verse 100 gr. d'eau bouillante sur 18 gr. de lichen qu'on laisse infuser une demi-heure ; on jette ce liquide et on fait bouillir encore pendant une demi-heure dans une quantité d'eau suffisante pour qu'il en reste un litre après l'ébullition. On passe le tout avec expression pour le boire dans le jour.

. . . **pulmonaria** (id.) *lichen de chêne, pulmonaire*; on l'utilise également.

Ligusticum ajawain (ombellifères) de l'Inde; ses graines sont utiles dans les coliques flatueuses.

. . . **officinale** (id.) *livèche, ache, séséli commun, des montagnes, méon bâtard*; ses racines et ses fruits sont utilisés comme stimulants, toniques et diurétiques.

Ligustrum vulgare (oléacées) *troëne, trougne, frézillon, puine blanche, sauvillot, truflier, verzelle, boun oübret*; ses feuilles et fleurs sont astringentes: ses baies sont un poison dont il faut garder les enfants.

Lilac vulgaris (oléacées) *lilas*; ses capsules séchées convenablement, donnent un excellent succédané du *quinquina*, qu'on les prenne en poudre,en infusion ou en décoction. Vertes, mises en décoction et réduites au bain marie ou à l'étuve, jusqu'à consistance d'une pâte molle, elles fournissent un extrait qu'on administre en pilules à la dose de 3 à 4 gr dans l'intervalle des accès de fièvres. Ses feuilles sont encore utilisées. Voir: *Syringa vulgaris*.

Lilium candidum (liliacées) *lis blanc, lidé, liré, coulliré, eli, li, lis, flour dé sén Jan*; ses oignons cuits sous la cendre, ou dans l'eau ou le lait, sont calmants et maturatifs ; cuits dans l'huile d'olive ils calment les douleurs d'oreille et arrêtent la suppuration ; ses pétales macérées dans de l'eau-de-vie sont excellentes dans les coupures, les écorchures et les contusions.

. . . japonicum (id.) du Japon; les squames désséchées sont utiles dans les maladies de poitrine.

Linaria arvensis (scrofulariacées) est toute détersive.

. . . **cymbalaria** (id.) est toute astringente et bonne dans le scorbut.

. . . **elatine** (id.) *linaire auriculée*; elle est purgative, détersive et vulnéraire.

. . . **minor** (id.) elle est bonne dans l'hystérie et est apéritive.

. . . **spuria** (id.) *linaire bâtarde, femelle, velvotte*; ses feuilles sont vulnéraires, apéritives et astringentes.

. . . **vulgaris** (id.) *linaire commne, urinaire, chasse-venin, lin sauvage;* à l'intérieur ses feuilles et fleurs sont un diurétique excellent; à l'extérieur elles sont émollientes et résolutives.

Linnæa borealis (lonicéracées) *linnée boréale*; sa tige et ses feuilles sont diurétiques et diaphorétiques; elles sont encore bonnes en infusion, fomentation et cataplasmes, dans les rhumatismes, la goutte et la sciatique.

Linum usitatissimum (linacées) *lin cultivé, li*; on emploie ses graines en infusion de deux heures 7 à 15 gr. par litre d'eau ; en décoction 30 à 60 gr. ; et en cataplasmes avec la farine dans les maladies inflammatoires.

Liquidambar orientale (amenthacées) d'Orient ; *copalme* ; sa résine appelée *copalme du Canada, liquidambar, styrax liquide,* est excitante, cordiale, stomachique et sudorifique.

. . . **styraciflua** (id.) de l'Amérique ; on l'emploie comme la précédente.

Liriodendron tulipifera (magnoliacées) et autres espèces ; leur racine et leur écorce sont toniques et excellentes dans les fièvres.

Lisianthus alatus (gentianacées) de la Guyane ; toute la plante en décoction est tonique, stomachique et fébrifuge. Les autres espèces de la Guyane et du Brésil, fournissent par leurs racines, quand ces plantes sont vivaces, et par toutes leurs parties, quand elles sont annuelles, une excellente décoction amère, tonique et fébrifuge.

Lithospermum camporum (borraginacées) *grémil des champs* ; sa racine est utilisée.

. . . **officinale** (id.) *grémil, millet perlé, millet d'amour, perlière, herbe aux perles, aux pierres* ; 15 gr. de ses graines triturées dans un mortier avec 30 gr. de sucre et 500 gr. d'une décoction émolliente quelconque, fournissent une tisane excellente pour les vieillards atteints de quelque maladie à la vessie ou aux reins.

Littorella lacustris (plantaginacées) *plantain de moine ;* ses feuilles vulnéraires et astringentes sont utilisées dans les ophthalmies.

Lobelia campestris (lobéliacées) *aurône mâle des champs* ; il faut en user avec prudence.

. . . **cardinalis** (id.) de l'Amérique du Nord ; *lobélie cardinale de la Virginie, cardinale, rouge* ; ses racines sont vermifuges ; mais il faut aussi en user avec prudence.

. . . **inflata** (id.) *lobélie enflée, indian tabacco* ; des Etats-Unis ; ses feuilles et ses graines sont employées en poudre ou en teinture dans l'asthme, la coqueluche et la leucorrhée : comme vomitives, diaphorétiques et expectorantes, on les emploie aux mêmes doses que la suivante. C'est une plante dont l'usage impose une grande prudence.

. . . **syphilitica** (id.) de l'Amérique du Nord ; *lobélie bleue* ; sa racine est âcre et sudorifique ; à hautes doses elle est émétique et dépurative ; voici ces doses : en poudre comme expectorante 0,05 c. gr. à 0,30 c. gr. ; comme vomitive 0,50 c. gr. à 2 gr. ; en infusion on double les doses. Comme de toutes les lobélies, il faut en user avec prudence.

Lonicera caprifolium (lonicéracées) *chèvrefeuille, patte de loup, saûbo mayré, tiro biéillo, trèno* ; ses feuilles en décoction sont astringentes, ses baies fort diurétiques et ses fleurs mucilagineuses.

. . . **xylosteum** (id.) *chèvre-feuille xylostéon, camérisier des bois* ; les baies sont laxatives, elles fournissent un huile bonne dans la syphilis, les tumeurs froides, le scorbut et la rage.

Lontarus domestica (palmiers) de l'Inde ; *cocotier de mer, cocotier lontar, rondier en éventail* ; son suc est rafraichissant et résolutif.

Loranthus americanus (caprifoliées) de l'Amérique ; ses feuilles et ses fleurs en décoction sont résolutives et vulnéraires ; fraîches en cataplasmes elles sont maturatives.

. . . **rotundifolius** (id.) du Brésil ; ses feuilles bouillies avec du lait et du sucre sont excellentes dans les maladies de poitrine.

Lotus corniculatus (papilionacées) *lotier, petit sabot de la mariée, pied du bon Dieu* ; elle est vulnéraire.

Lucuma keule (sapotacées) du Chili ; ses feuilles sont astringentes.

Ludia heterophylla (tiliacées) de l'île de France ; *bois sans écorce* ; l'écorce caduque est émétique.

Ludwigia alternifolia (onagrées) de la Virginie ; sa racine en décoction fournit un émétique doux.

Lunaria annua (crucifères) *bolbonach, monnaie du pape, lunaire* ; ses feuilles, fleurs et graines sont apéritives, diurétiques, incisives, vulnéraires et bonnes dans le scorbut.

Lupinus albus (papilionacées) *lupin blanc, pois loup*; ses graines appelées *lupins*, en décoction, sont bonnes dans les maladies de la peau; réduites en farine et en cataplasmes, elles sont résolutives.

Luxemburgia polyandra (violacées) du Brésil; on la prend en infusion comme le thé.

Lychnis alba (dianthacées) *compagnon blanc, saponaire blanche, la trompe*; est apéritive et fondante.

. . . **flos cuculi** (id.) *fleur de coucou, centaurée des prés*; est bonne contre les morsures venimeuses.

Lycium obtusum (solanacées) de la Nouvelle Grenade; *lyciet ombragé*; elle est bonne dans les érysipèles.

Lycoperdon (champignons) *vesse de loup, bessino dé loup, bouffo dé loup*; qu'on utilise dans sa jeunesse en guise d'amadou.

Lycopersicum esculentum (solanacées) *tomate, pomme d'amour*; son fruit est extérieusement utilisé dans les ophthalmies et les otites.

Lycopodium cernuum (lycopodiacées) des Antilles; à l'intérieur elle est diurétique; à l'extérieur on l'applique sur les tumeurs goutteuses, et en poudre elle est carminative.

. . . **clavatum** (id.) *lycopode commun*; dont la poudre très-inflammable est employée pour cicatriser les plaies et en pharmacie pour saupoudrer les pilules : on l'emploie encore à l'intérieur à la dose de 4 gr. dans 125 gr. d'eau de fenouil sucrée, contre la dyssenterie et la diarrhée fébrile.

. . . **complanatum** (id.) elle est un puissant aphrodisiaque.

. . . **phlegmaria** (id.) de l'Inde ; elle à la même vertu.

. . . **selago** (id.) *herbe au porc* ; prise en décoction elle est émétique.

Lycopus europæus (labiées) *chanvre d'eau, crumène, lance de Christ, marrube aquatique, marrube d'eau, patte de loup, pied de loup.*

. . . **laciniatus** (id.) elle est toute astringente et bonne dans les fièvres.

Lycopsis arvensis (borraginacées) *face de loup, grippe des champs, petite buglosse* ; ses fleurs sont pectorales et sudorifiques.

Lysimachia ephemerum (primulacées) d'Espagne ; elle possède les mêmes vertus que la suivante.

. . . **nummularia** (id.) *lysimaque nummulaire, monnoyère, herbe aux cent maladies, aux cent maux, aux écus* ; ses feuilles en décoction sont astringentes et vulnéraires.

Lysurus mokusin (champignons) de Chine; ses cendres sont bonnes sur les ulcères cancéreux.

Lythrum hyssopifolia (lythracées) elle est également employée comme la suivante.

. . . **salicaria** (id.) *salicaire* ; ses feuilles en poudre à la dose de 1 à 10 gr. et en décoction à celle de 50 à 100 gr. sont astringentes et vulnéraires.

M

Macrocnemum corymbosum (rubiacées) d'Amérique ; son écorce amère est fébrifuge.

Madia sativa (composées) du Chili ; de ses graines on extrait une huile bonne contre les douleurs.

Magnolia fragrans (magnoliacées) de la Virginie ; son écorce est tonique et bonne dans les fièvres.

. . . **grandiflora** (id.) de la Floride ; ses graines sont bonnes dans la paralysie ainsi que son écorce,en poudre à la dose de 4 à 6 gr. par jour.

. . . **plumieri** (id.) d'Amérique *; bois cachiman, bois pin* ; ses feuilles et racines sont stomachiques et astringentes ; ses bourgeons sont utiles dans le scorbut ; sa résine est vantée dans les catarrhes et la leucorrhée.

. . . **yulan** (id.) de Chine ; *magnolia yulan* ; son fruit est sternutoire et en infusion il est béchique ; ses graines sont fébrifuges et ses feuilles stomachiques comme le thé.

Malacoxylon pinnatum (vitacées) de l'Inde ; le suc de cette plante est utilisé comme caustique.

Malpighia crassifolia (malpighiacées) de Cayenne ; *quinquina des savanes* ; son écorce est tonique, astringente et fébrifuge ; en décoction elle déterge les ulcères.

. . . **latifolia** (id.) des Antilles ; *faux simarouba* ; on emploie l'écorce.

. . . **punicifolia** (id.) des Antilles ; *cérisier des Antilles* ; sa racine est pectorale et bonne dans les catarrhes de la vessie.

. . . **spicata** (id.) des Antilles ; *bois de tam* ; son écorce tonique est bonne dans la dyssenterie ; son fruit est laxatif.

. . . **urens** (id.) ses feuilles sont urticantes ; ses fruits, son écorce et sa racine sont astringents et bons dans la diarrhée, la leucorrhée et les hémorragies.

Malus reinette (pomacées) *pomme reinette* ; elle est rafraîchissante en décoction.

Malva moschatella (malvacées) *mauve musquée, moscatelle* ; elle est antipasmodique.

. . . **sylvestris** (id.) *mauve commune, malbo, màoùho, mdoüo, balmos, baùmos* ; toute la plante est utilisée : ses fleurs en infusion à la dose de 15 gr. ; ses feuilles et sa tige en décoction à celle de 30 gr.. Toutes les espèces sont également employées.

Malvaviscus arboreus (malvacées) des Antilles ; ses fleurs et sa racine en décoction sont émollientes.

Mandragora microcarpa (solanacées) de Sardaigne ; a les mêmes propriétés que la suivante.

. . . **officinalis** (id.) *mandragore, herbe aux magiciens, baccine, main de gloire* ; cette plante est utilisée comme la *belladone* ; ses fruits appelés *pomme de chien, de mandragore*, sont vénéneux ; sa racine en poudre agit énergiquement comme somnifère ; son écorce est purgative et vomitive.

. . . **vernalis** (id.) *mandragore femelle* ; vénéneuse comme la précédente, elle a les mêmes propriétés.

Manettia cordifolia (rubiacées) du Brésil ; l'écorce de sa racine en poudre est émétique.

. . . **lanceolata** (id.) est bonne contre la morsure des serpents.

Mangifera indica (anacardiacées) *manguier Indien* ; ses feuilles sont utilisées dans les maux de dents ; sa résine est sudorifique et bonne dans la syphilis ; on utilise encore les graines.

Mapouria guyanensis (rubiacées) de la Guyane ; *mapou blanc* ; ses feuilles sont résolutives dans les ophthalmies.

Maranta arouma (balisier) de la Guyane ; sa racine écrasée est vulnéraire.

. . . **arundinacea** (id.) d'Autriche ;*à feuilles de balisier, herbe aux flèches, digne dame* ; elle jouit de la même utilité.

. . . **cachibou** (id.) du Pérou ; elle est bonne dans la strangurie.

Marcgravia umbellata (ternstrœmiées) des Antilles ; *marcgravie* ; sa racine est utilisée dans la syphilis et comme diurétique.

Maprounea brasiliensis (euphorbiacées) du Brésil ; sa racine est utilisée en lavements ; en boisson elle est bonne dans les maux d'estomac.

Marchantia polymorpha (hépatiques) *marchantie polymorphe, herbe du foie* ; en décoction elle est diurétique et efficace dans l'hydropisie ; on l'emploie aussi en cataplasme.

Marrubium pseudo-dictamnus (labiées) *marrube de Crète, faux dictamne* ; elle possède les mêmes vertus que la suivante.

. . . **vulgare** (id.) *marrube blanc, herbe vierge, bonhomme, grand bonhomme, herbo dé lo morrubo, dé lo morruo* ; ses feuilles et ses sommités fleuries, sont stimulantes, fébrifuges, emménagogues et bonnes dans la jaunisse et les maladies du foie ; on la prend en infusion d'une heure, 1 à 2 pincées dans un litre d'eau bouillante :on en prépare un vin salutaire en mettant 40 gr. à macérer pendant 48 heures dans du vin blanc.

Martynia angulosa (bignoniacées) de la

Nouvelle-Espagne ; *bicorne, cornaret anguleux, griffe de chat* ; elle est utilisée dans toutes ses parties comme la *guimauve*.

Matourea guyanensis (scrofulariacées) de la Guyane ; *matouri* ; elle est bonne dans les fleurs blanches.

. . . **pratensis** (id.) de la Guyane ; écrasée et en décoction, elle est vulnéraire.

Matricaria capensis (composées) du Cap ; elle donne un antispasmodique et un emménagogue énergiques.

. . . **chamomilla** (id.) *matricaire camomille* ; elle a les mêmes vertus.

. . . **parthenium** (id.) *matricaire officinale, malherbe, espargoutte, matricaire, herbe à vers, œil de soleil, herbo de lo motriço* ; ses fleurs et sommités sont toniques et utilisées comme les précédentes en poudre 1 à 4 gr., en infusion 5 à 8 gr. et en lavements 15 à 20 gr.

. . . **suaveolens** (id.) elle est employée comme la précédente et dans les mêmes cas.

Maximillanea regia (ternstrœmiées) du Brésil ; sa racine en décoction est bonne dans les douleurs internes causées par des chûtes ou des contusions.

Medeola virginica (asparaginacées) des Etats-Unis ; *médéole de Virginie* ; sa racine est un diurétique actif.

Medicago arborea (papilionacées) d'Orient ; ses feuilles sont purgatives et ses fleurs pectorales.

. . . **maculata** (id.) *luzerne tachée, herbo dé lo taco*; pilée avec de l'huile d'olive et appliquée sur les yeux, elle fait disparaître les taches qui viennent à la suite de coups reçus sur eux.

. . . **sativa** (id.) *luzerne*.

Melaleuca cajeputi (myrtacées) des Moluques ; *cajéputier* ; ses feuilles contiennent une huile qui est considérée comme une panacée universelle ; à l'intérieur on la prend en potion ou dans de l'eau chaude par 10, 20 et 30 gouttes ; à l'extérieur on l'emploie pure ou ajoutée à un autre huile on graisse, contre toutes douleurs névralgiques et autres.

. . . **genistifolia** (id.) de l'Australie ; *thé de la Nouvelle Grenade* ; ses feuilles stimulantes sont prises en infusion.

Melastoma alata (mélastomacées) de la Guyane ; elle est utilisée en décoction sur les vieux ulcères.

. . . **grandiflora** (id.) des Antilles ; ses fleurs sont bonnes dans la toux, comme l'espèce *aspera* de la Guyane.

. . . **malobathricum** (id.) des Indes orientales ; ses feuilles sont utiles dans la dyssenterie et les flueurs blanche.

. . . **pauciflora** (id.) ses feuilles sont appliquées sur les ulcères avec succès.

. . . **succosa** (id.) de la Guyane ; elle a le même emploi.

. . . **theezans** (id.) et popayan (id.) espèces qui ont la vertu stimulante des *thés* divers.

Melia azederach (méliacées) des Indes; *margousier*, *pater noster*, *mélie*; est un purgatif dont il ne faut user qu'avec prudence; ses feuilles sont astringentes; ses fruits, sa racine et l'écorce intérieure sont vermifuges.

. . . **sempervirens** (id.) *lilas des Indes*; ses feuilles en décoction sont astringentes et stomachiques; son écorce, ses fruits et sa racine sont vermifuges comme la précédente.

Melianthus major (rutacées) du Cap; *pimprenelle d'Afrique*, *arbre cordial*; elle est stomachique.

Melilotus cœrulea indica et macrorhiza (papilionacées) ses fleurs sont aromatiques, carminatives et résolutives.

. . . **officinalis** (id.) *mélilot*, *couronne royale*, *trèfle des mouches*, *de cheval*; ses sommités fleuries sèches, peuvent servir à faire des collyres et des cataplasmes adoucissants et résolutifs; en infusion la dose est de 15 à 30 gr.

Melissa officinalis (labiées) *mélisse*, *céline*, *citronnelle*, *poincirade*, *thé de France*, *abeliana*, *citrounèlo*; 1 ou 2 pincées de ses feuilles cueillies avant la floraison donnent une infusion stimulante, emménagogue et vulnéraire; 4 gr. de ses feuilles en poudre prises par jour pendant un mois, guérissent l'hypocondrie ; l'eau de mélisse doit être donnée avec réserve aux personnes bilieuses et sanguines. On ne doit pas user de cette plante dans les maladies inflammatoires.

Melittis melissophyllum (labiées) *mélitte, mélitte des bois.*

Melochia corchorifolia (hermaniées) de l'Inde ; elle est émolliente et bonne contre les morsures des serpents.

Melothria pendula (cucurbitacées) du Brésil ; son fruit est un purgatif drastique.

Menispermum cocculus (ménispermées) de l'Inde ; sa racine est tonique.

. . . **palmatum** (id.) du Sud de l'Afrique ; sa racine appelée *columbo*, est tonique et employée dans la dyssenterie, le choléra-morbus, la dyspepsie et les fièvres intermittentes, en poudre 0,50 c. gr. 1 gr. à 4. gr., ou en infusion ou macération.

Mentha auricularia (labiées) de l'Inde ; elle est bonne pour combattre la surdité.

. . . **piperita** (id.) *menthe poivrée, menthe anglaise* ; on ramasse les fleurs et les feuilles à l'époque de la floraison ; elles sont toniques, stomachiques, carminatives et antispasmodiques, en infusion 1 à 2 pincées et en poudre 4 à 8 gr.

. . . **pulegium** (id.) *dictamne de Virginie, menthe pouillot, menthe aquatique, baume, herbe* *aux puces, de St-Laurent*. Toutes les *menthes* en général, jouissent des mêmes propriétés; mais celle-ci a été prônée contre la goutte et le hoquet.

Mentzelia aspera (onagrées) de l'Amérique Tropicale; sa racine purgative est antisyphilitique.

Menyanthes trifoliata (gentianacées) *menyanthe, trèfle d'eau, de castor, de chèvre, des marais*: ses tiges, sa racine et ses feuilles astringentes, diurétiques et antiscorbutiques, sont employées en poudre 1 à 4 gr.; en infusion ou en décoction 30 gr. Eviter son emploi dans les maladies inflammatoires.

. . . **indica** (id.) de Malabar; elle a les mêmes propriétés.

Mercurialis annua (euphorbiacées) *mercuriale annuelle, foirolle, foirande, cagarelle, ortie bâtarde, mercuriale, mourtoïrol, vignoblé, vignétto, samburgo*; est un purgatif actif; on en prend 20 gr. pour une infusion ou 1 à 4 gr. en poudre; on prend une poignée de ses feuilles vertes pour un lavement ou un cataplasme.

. . . **perennis** (id.) purgatif actif; mais vénéneux.

Mesembryanthemium cristallinum (mésembryanthémées) *ficoïde glaciale*; elle est adoucissante et émolliente.

. . . **edule** (id.) du Cap; *figuier des Hottentots*; son suc est utilisé à l'intérieur et à l'extérieur dans la dyssenterie des enfants.

Methonica superba (liliacées) de Malabar; ses feuilles sont astringentes; son oignon est un purgatif violent et vénéneux.

Metrosideros vera (myrtacées) des Moluques; *nani*; on emploie l'écorce.

Meum athamanticum (ombellifères) *fénouil des Alpes*; sa racine et ses graines sont diurétiques, expectorantes et carminatives.

Mikania contrayerba (composées) du Brésil; elle est bonne contre les serpents; on emploie le suc de la plante à l'intérieur et à l'extérieur.

. . . **guaco** (id.) de la Nouvelle Grenade; *herbe aux serpents, huaco*; elle est tonique, stimulante; ses feuilles fraîches sont bonnes contre la morsure des serpents; ses feuilles sèches sont stomachiques et bonnes contre les vers, le choléra et la fièvre jaune.

. . . **officinalis** (id.) du Brésil; elle est tonique et fébrifuge.

. . . **opifera** (id.) du Brésil; tonique, stimulante, elle est utilisée contre la morsure des serpents.

Milium eflusum (graminées) *millet épars, aromatique.*

Mimosá cochliocarpos (mimosées) du Brésil; son écorce appelée *écorce de jeunesse, et de virginité*, est employée; sa racine est émétique.

. . . **pudica** (id.) est également employée.

. . . vaga (id.) du Brésil ; son écorce en infusion est bonne dans les maladies des voies urinaires.

Mirabilis dichotoma et inusitata et lutea (nyctaginacées) du Mexique ; leurs racines purgent.

. . . **jalapa** (id.) du Pérou ; *belle de nuit, faux jalap, herbe triste, fleur admirable, merveille du Pérou* ; sa racine est moins active que celle de *Convolvulus jalapa*, toutefois à la dose de 2 à 4 gr. en poudre, ou de 4 à 8 gr. en décoction, prise avec un bouillon de veau, elle est efficace contre les vers intestinaux et purge.

. . . **longiflora** (id.) du Mexique ; *nyctàge* ; sa racine jouit des mêmes propriétés.

Modecca integrifolia (passiflorées) ses feuilles cuites avec du beurre sont utiles dans les hémorroïdes.

Molucella lævis (labiées) de Syrie ; *mélisse de Constantinople* ; bonne contre les maux de tête, elle est encore cordiale et vulnéraire.

. . . **spinosa** (id.) des Antilles ; *mélisse des Moluques* ; mêmes propriétés.

Momordica balsamina (cucurbitacées) de l'Inde ; *pomme de merveille* ; toute la plante en décoction est vomitive, son fruit est vulnéraire mais vénéneux.

. . . **charantia** (id.) des Indes ; *momordique des Indes, pandipave, papareh* ; ses feuilles sont bonnes contre les vers ; infusées dans l'huile elles deviennent un excellent vulnéraire.

. . . **elaterium** (id.) *elaterium, concombre sauvage, d'âne* ; le suc de ses graines est vénéneux ; mais il sert de violent purgatif dans l'hydropisie et comme diurétique.

. . . **purgans** (id.) du Brésil ; son suc est purgatif.

. . . **zeylanica** (id.) de Ceylan ; ses feuilles sont utilisées contre les vers.

Monarda didyma (labiées) de Pensylvanie ; *thé de Pensylvanie, d'Oswego* ; ses feuilles prises comme le *thé* sont excitantes, diurétiques et bonnes dans les spasmes.

. . . **fistulosa** (id.) du Canada ; elle est tonique, fébrifuge et antispasmodique.

. . . **lutea** (id.) de l'Amérique du Nord ; elle calme les vomissements.

Mounina polystachya (polygalacées) du Pérou ; *masca, yallhoy* ; sa racine en infusion et en lavements est bonne dans la dysenterie.

. . . **pterocarpa** (id.) du Pérou ; elle est semblablement utilisée.

. . . **salicifolia** (id.) du Pérou ; elle est utilisée pour la conservation des cheveux.

Monneria trifolia (rutacées) de l'Amérique du Sud ; sa racine est sudorifique et diurétique.

Morinda citrifolia (rubiacées) de l'Inde ; son fruit cuit sous la cendre est bon contre les vers et dans la dyssenterie.

. . . **royoc** (id.) de l'Amérique du Sud ; *rhubarbe des Caraïbes* ; le suc de la racine est purgatif.

. . . **umbellata** (id.) de l'Inde ; la pulpe des fruit est vermifuge ; les feuilles en décoction sont antidyssentériques.

Moræa chinensis (iridacées) de Chine ; sa racine en décoction ou contuse sert dans les morsures des serpents.

Morus nigra (moracées) *mûrier noir* ; l'écorce de sa racine ramassée avant la maturité complète des fruits, en décoction pendant une demi-heure dans un litre d'eau à la dose de 20 à 30 gr., est utilisée contre le tænia.

Cueillies avant leur maturité, ses mûres servent à composer un sirop astringent qui est recommandé contre les maux de gorge.

. . . **norwegica** (id.) de Suède ; ses feuilles et ses racines sont astringentes et détersives.

Munchausia superba (lythracées) de l'Inde ; sa racine en décoction est employée dans les aphthes de la bouche ; sa pulpe est utilement appliquée sur les phlegmons ; ses feuilles en décoction sont diurétiques et bonnes dans les obstructions.

Muntingia calabura (tiliacées) de la Jamaïque ; *bois de soie, bois ramier* ; ses fleurs sont antispasmodiques.

Muricia cochinchinensis (cucurbitacées) de la Cochinchine ; ses graines et ses feuilles sont apéritives et détersives.

Murucuja ocellata (passiflorées) des Antilles ; est anthelmintique, diaphorétique et antihystérique.

Musa troglodytarum (musacées) des Moluques ; *bananier à grappes droites* ; le suc du tronc est astringent.

Mussænda landia (rubiacées) de l'Ile de France ; *quinquina indigène* ; ses fleurs sont pectorales.

Myginda uragoga (rhamnacées) de l'Amérique du Sud ; ses feuilles et ses racines en décoction, donnent un diurétique puissant.

Myoschilos oblunga (éléagnées) du Pérou ; ses feuilles sont purgatives comme le *séné*.

Myosotis scorpionis (borraginacées) de la Sibérie ; est utilisée dans la syphilis, et en cataplasmes dans les ophthalmies.

Myosurus minimus (ranunculacées) *queue de souris* ; elle est toute astringente et vulnéraire.

Myrica gale (amenthacées) *miolane, romarin du Nord, thé de Simon-Pauli* ; ses feuilles fraîches en infusion, sont employées comme le *thé*.

Myricaria germanica (tamariscinées) d'Allemagne ; son écorce est bonne contre la jaunisse.

Myristica moschata (myristicées) des Moluques ; *muscadier* ; ses *noix muscades, noix des Moluques, de Banda, muscade femelle*, contiennent un principe stimulant ; mais vénéneux. On les emploie comme l' *arille* qu'on appelle *macis*, ou *fleur de muscade*, en poudre, à la dose de 0,05 c. gr. à 5 gr. dans les coliques, cours de ventre et vomissements.

. . . **tomentosa** (id.) de l'Inde ; sa graine appelée *muscade mâle, oblongue, sauvage*, a les mêmes propriétés.

Myroxylon peruanum (papilionacées) sa résine appelée *baume du Pérou*, est sudorifique et cicatrisante : elle est employée utilement dans les bronchites, les phtisies commençantes et les pourritures de poitrine, à la dose de 0,02 c. gr. à 1 gr..

. . . **toluiferum** (id.) sa résine appelée *baume de Tolu*, a les mêmes propriétés ; mais elle est plus suave. On l'emploie de même.

Myrsina tatzé (myrsinacées) de l'Abyssinie ; *myrsine tatzé* ; son fruit à la dose de 15 gr. à 25 gr. est employé contre le tænia.

Myrtillus. Voir : *Vaccinium myrtillus*.

Myrtus caryophyllata (myrtacées) *girofle* ; sa 2e écorce appelée *bois de clou, de girofle*, est tonique et stomachique et peut remplacer la *cannelle* et le *clou de girofle*..

. . . **communis** (id.) *myrte* ; ses feuilles et ses baies sont astringentes ; elles conviennent en gargarisme dans les maladies de la bouche.

. . . **cumini** (id) de l'Inde ; son écorce en décoction est astringente, tonique, stimulante et bonne pour déterger les ulcères.

. . . **guineensis** (id.) de Guinée : est bonne dans les rhumatismes.

. . . **luma** (id.) sa racine est bonne dans la dyssenterie.

. . . **pimenta** (id.) des Antilles ; *piment de la Jamaïque, toute-épice* ; on l'emploie comme excitant et aromatique en poudre, à la dose de 0,05 c. gr. à 5 gr.

. . . **tarentina** (id.) ses feuilles et son écorce sont aromatiques et stimulantes.

. . . **gni** (id.) du Chili; sa racine est astringe. .e ; ses feuilles sont employées comme le *thé*.

N

Nandina domestica (berbéridées) du Japon ; ses baies sont rafraîchissantes.

Napæa levis (malvacées) de l'Amérique du Nord ; sa racine est mucilagineuse et émolliente.

Narcissus pseudonarcissus (amaryllacées) *coucou, narcisse des prés, narcisse jaune, sauvage, jeannette, chaudron, aiault, porillon, narcisse feuille de poireau, beryèyro* ; séchées en poudre à la dose de 2 à 4 gr. ses fleurs calment les convulsions, les attaques d'épilepsie, et coupent les accès des fièvres intermittentes. On peut les donner fraîches en infusion, à la dose de 1 à 2 gr. dans 125 gr. d'eau. Ses bulbes sont vomitives comme l'*Ipéca* ; mais il faut user de cette plante avec prudence.

Nardostachys jatamensis (valérianacées) des Indes ; elle est utilisée comme la *valériane officinale*.

Nardus celtica (id.) *nard celtique, valériane celtique* ; sa racine est employée.

. . . **indica** (id.) *nard des Indes, spica nard, nardus jatamensis* ; elle est stimulante.

. . . **stricta** (graminées) *nard raide* ; elle est employée comme cordial.

Nasturtiastrum latifolium (crucifères) *grande passerage* ; ses racines et ses fleurs sont utilisées en infusion.

Nasturtium officinale (crucifères) *cresson de fontaine, santé du corps, cresson, creyssélou, creyssélou négré* ; en nourriture, en tisane, elle est tonique, dépurative, apéritive, etc.

Nauclea africana (rubiacées) d'Afrique ; en décoction et en bains elle est bonne contre les fièvres.

. . . **gambir** (id.) son suc produit le *kinos* que d'autres attribuent au *petro-carpus erinaceus*.

Nelumbium speciosum (nymphéacées) *nelumba rose*; ses rhizômes sont utilisés.

Nectandra puchury (lauréacées) du Brésil; *fève de pichurine, noix de sassafras.*

Neottia nidus avis (orchidacées) *nid d'oiseau*; sa racine est vulnéraire et détersive.

. . . **ovata** (id.) *à double feuille*; elle a le même emploi.

Nepenthes distillatoria (aristolochiacées) des Moluques; sa racine est astringente et ses feuilles humectantes et rafraîchissantes.

Nepeta cataria (labiées) *cataire, grande cataire, herbe aux chats, menthe des chats*; elle est excitante et bonne dans l'hystérie; on utilise les sommités fleuries en infusion à la dose de 4 gr. ou d'une petite poignée.

. . . **malabarica** (id.) du Malabar; ses feuilles sont excitantes, toniques et fébrifuges.

Nerium oleander (apocynacées) *laurier-rose d'Europe, fleur de St-Joseph, laurelle, laurose, rosage, rosagine*; elle est vénéneuse; ses feuilles et son écorce sont utilisées à l'intérieur comme purgatives et vomitives et contre la gale; à l'extérieur elles sont astringentes et sternutoires; mais on doit en user avec prudence à cause de l'*oléandrine* qu'elles renferment et qui est très-vénéneuse.

Nespilus germanica (pomacées) *nèflier*; les fruits sont astringents.

Niaouli, arbre de la Nouvelle Calédonie, dont les feuilles par la distillation donnent un produit appelé *gomenol*, efficace dans les maux de gorge et les maladies des voies respiratoires.

Nicotiana rustica (solanacées) *tabac rustique* ; elle est vénéneuse à cause de la *nicotine*.

. . . **tabacum** (id.) *tabac commun* ; ses feuilles sont employées à l'extérieur en liniment ou à l'intérieur en lavements à la dose de 0,15 c. 0,60 c. gr. par jour. ; mais on doit en user avec prudence ; car elles sont vénéneuses.

Nigella damascena (ranunculacées) *nigelle, nigelle de Damas, barbiche, cheveux de Vénus* ; ses graines sont fortifiantes, carminatives, diurétiques et emménagogues.

. . . **sativa** (id.) *toute-épice, nielle* ; ses graines sont stimulantes et emménagogues ; mais elles demandent de la prudence.

Nissolia ferruginea (papilionacées) de la Guyane ; sa résine est très-astringente.

Nonatelia officinalis (rubiacées) de Cayenne ; *azier à l'asthme* ; ses feuilles sont prises en infusion dans l'asthme.

Nostoc communis (algues) *crachat de la lune, salive de chien, de coucou* ; l'eau qu'on en retire sert à déterger les ulcères et à faire disparaître les taches de la peau ; on l'emploie encore en cataplasme dans les ophthalmies et les enflures des pieds.

Nyctanthes arbor tristis (jasminacées) de Malabar ; sa racine en décoction est bonne contre la toux, l'asthme et la consomption.

Nymphæa alba (hydrocharidées) *baratte, blanc d'eau, cruchon, crugeon, lis d'eau, d'étangs, lune d'eau, lunette d'eau, nénuphar blanc, grand nénuphar, plateau à fleurs blanches, volant d'eau, volet blanc* ; elle est toute calmante, tonique et antiaphrodisiaque ; ses racines sont employées en infusion à la dose de 30 gr.

. . . **lotus** (id.) de l'Inde et de l'Egypte ; ses racines appelées *colocases* et ses graines désignées sous le nom de *fèves d'Egypte*, servaient à faire du pain.

. . . **lutea** (id.) *jaunet d'eau, lis jaune des étangs, nénuphar jaune, petit nénuphar, plateau à fleurs jaunes, ribarde, ribar, volet jaune* ; elle a les mêmes propriétés que la première.

. . . **malabarica** (id.) de Malabar ; ses fleurs mêlées au sucre arrêtent la toux et le vomissement de sang.

. . . **nelumbo** (id.) de l'Inde ; *fève d'Egypte lis rose du Nil, nénuphar de la Chine* ; sa racine est adoucissante, diurétique ; ses fleurs sont astringentes.

. . . **odorata** (id.) des Etats-Unis ; sa racine est employée en cataplasmes émollients.

Nymphanthus squamifolia (euphorbiacées)

de Cochinchine ; ses feuilles, fleurs et fruits, sont émollients et résolutifs.

O

Ochroma lagopus (bombacées) des Antilles ; *ouattier, bois de liège* ; le suc et les fleurs sont émollients ; l'écorce de la racine est vomitive.

Ocotea amara (laurinées) du Brésil ; *ocotée amère* ; son écorce est aromatique et stimulante.

. . . **cujumary** (id.) du Brésil ; ses graines sont toniques et stimulantes dans les affaiblissements des voies digestives.

. . . **guianensis** (id.) de la Guyane ; ses feuilles en cataplasmes sont émollientes et maturatives.

Ocymum americanum (labiées) elle a les mêmes propriétés que la suivante.

. . . **basilicum** (id.) *grand basilic, basilic des cuisiniers, herbe royale, basilic aux sauces* ; elle est aromatique, carminative, emménagogue, stimulante ; on prend 4 à 8 gr. de ses sommités fleuries en infusion, en deux tasses par jour ; le suc de ses feuilles dans les oreilles, guérit parfois la surdité ; les feuilles sèches prises en poudre, en guise de tabac, rétablissent l'odorat.

. . . **bulbatum** et **fimbriatum** et **lignosum** (id.) produisent les mêmes effets.

. . . **crispum** (id.) du Japon ; elle est bonne pour les rhumatismes.

. . . **gratissimum** (id.) de Ceylan ; elle est diurétique et sudorifique.

. . . **guineense** (id.) de Guinée ; elle est bonne dans les fièvres bilieuses.

. . . **incanescens** (id.) *basilic blanchâtre* ; du Brésil ; elle est sudorifique après refroidissement, et diurétique.

. . . **minimum** (id.) de l'Inde ; *petit basilic* ; produit les mêmes effets que le *basilicum*.

. . . **sanctum** (id.) de l'Inde ; elle est bonne dans les fièvres et catarrhes.

. . . **tenuifolium** (id.) de Java ; elle est stimulante et aromatique.

Œnanthe crocata (ombellifères) *pain-pain, parsacre, œnanthe safranée* ; sa racine est très-vénéneuse ; rapée on l'emploie pour les hémorroïdes.

. . . **fistulosa** (id.) *chervi des marais, jonc odorant* ; elle est vénéneuse ; sa racine est bonne dans la gravelle, les scrofules et pour faire fuir les rats et les taupes.

Œnothera biennis (œnothéracées) *onagre, herbe aux ânes* ; elle est détersive et vulnéraire.

Oldenlandia corymbosa (rubiacées) de l'Amérique du Sud ; ses sommités et ses graines sont bonnes contre les vers.

. . . **umbellata** (id.) sa racine appelée *chayaver* est fortifiante en décoction.

Olea chrysophylla (oléacées) d'Abyssinie ; *olivier aux feuilles d'or* ; ses feuilles sont utilisées.

. . . **europæa** (id.) *olivier* ; ses feuilles sont astringentes ; son écorce prise en poudre à la dose de 4 à 20 gr. par jour est tonique, et coupe les fièvres quand on la prend entre les accès ; son huile est émolliente et laxative.

Omphalea diandra (euphorbiacées) de la Jamaïque ; *liane à l'anse* ; ses feuilles en décoction sont utilisées sur les ulcères vieux.

Onobrychis biserata (papilionacées) elle a les mêmes propriétés que la suivante.

. . . **sativa** (id.) *sainfoin commun, esparcette, bourgogne, eparette, fénasse* ; est apéritive et sudorifique.

Ononis arvensis (papilionacées) *ononis des champs* ; est utilisée comme l'*ononis spinosa*.

. . . **repens** (id.) *bugrane rampante, arrête-bœuf, tendon, bougrane, tonco buoü, estonco buoü, orrésto bioü, ogoroussés, agarous, tropétos* ; l'écorce de la racine est utilisée comme la suivante ; en décoction on en prend 30 à 45 gr. qu'on fait bouillir un quart d'heure dans un litre d'eau, pour prendre en 3 ou 4 verres dans la journée.

. . . **spinosa** (id.) *bugrane épineuse* ; l'écorce de sa racine est administrée en poudre à la dose de 2 à 4 gr. ; ou en décoction à celle de 8 à 10 gr. par litre d'eau.

Onopordum acanthium (composées) *pet d'âne, chardon bâtard, chardon acanthe, vêlu, pédane, artichaut sauvage* ; sa racine en décoction est bonne dans la leucorrhée commençante et son suc dans les affections squirrheuses.

Onosma echioïdes (borraginacées) sa racine est utilisée.

Ophioglossum vulgatum (fougères) *ophioglosse commune, herbe à daucune, herbe sans couture, lance de Christ, langue de Christ, de cerf, de serpent, lucciole, petite serpentaire* ; elle est vulnéraire.

Ophiorrhiza mitreola (gentianacées) de l'Inde ; sa racine appelée *racine de couleuvre*, est bonne contre les serpents.

. . . **mungos** (apocynacées) de l'Inde ; *bois de couleuvre* ; elle est employée contre les serpents.

Ophioxylon serpentinum (apocynacées) de l'Inde ; *arbre aux serpents* ; sa racine et son bois sont usités dans les fièvres, contre les vers et sont purgatifs.

Opoponax chironium (ombellifères) *opoponax* ; son suc et sa résine sont employés comme emménagogues et antispasmodiques.

. . . **pastinaca** (id.) ses graines sont carminatives, emménagogues et toniques.

Opuntia reticulata (cactacées) sa racine est purgative ; son suc laiteux est bon contre les vers.

. . . **vulgaris** (id.) de l'Amérique du Nord; *nopal, raquette* ; est diurétique ; les articles de sa racine sont appliqués en topiques sur les tumeurs pour hâter leur maturation.

Orchis hircina (orchidacées) *orchis à odeur de bouc* ; ses fleurs sont aphrodisiaques.

. . . **latifolia** (id.) *à larges feuilles, pentecôte* ; ses bulbes fournissent le *salep, salap* ou *salop* de Perse, aliment émollient et nutritif.

. . . **mascula** (id.) *orchis mâle, mâle fou, satirion mâle, testicule de chien* ; ses bulbes sont également utilisées.

. . . **morio** (id.) *orchis des boutiques, bouffon, satirion femelle* ; elle a la même utilité.

Origanum creticum (labiées) *origan de Crète* ; ses feuilles et fleurs sont vulnéraires.

. . . **dictamnus** (id.) *dictamne de Crète* ; elle est vulnéraire.

. . . **humile** (id.) *petite marjolaine* ; elle est employée comme l'*origanum vulgare*.

. . . **majorana** (id.) *marjolaine des jardins, tremble* ; on emploie comme stimulante, toute la plante séchée au soleil, en infusion 2 pincées ; en lotions, bains et cataplasmes, 45 gr.

. . . **vulgare** (id.) *origan, marjolaine sauvage, pied de lit, marjolaine d'Angleterre, bâtar-*

de, thé rougé, morjoulèno ; on l'emploie comme stimulante et emménagogue en infusion, à la dose de 4 à 16 gr.

Ornithopus nodosus (papilionacées) elle est toute employée comme diurétique et apéritive ; en topique elle est salutaire contre les hernies.

. . . **scorpioïdes** (id.) ses feuilles sont vésicantes.

Orobanche epithymium (orobanchacées) *orobanche sur le serpillum* ; on utilise sa souche.

. . . **major** (id.) *herbe aux taureaux, pain des lapins, de lièvre, rave de genêt, pan dé lèbré* ; elle est vulnéraire, astringente et bonne dans les coliques venteuses.

. . . **virginiana** (id.) de la Virginie ; sa poudre astringente est bonne dans la dyssenterie, les ulcères invétérés et les cancers ouverts.

Orobus niger (papilionacées) *orobe noir* ; sa racine en poudre est carminative.

. . . **vernus** (id.) *printanier* ; sa racine en poudre et en cataplasmes est résolutive.

Oryza sativa (graminées) *riz* ; ses graines en poudre sont appliquées sur les parties irritées, ou en cataplasmes émollients ; en infusion 20 gr. de ses graines dans un litre d'eau avec un peu de sirop de coing ou de gomme, sont efficaces dans la diarrhée et les irritations intestinales.

Osmites asteriscoides (composées) elle a les mêmes propriétés que la suivante.

. . . **camphorina** (id.) du Cap ; *bellis du Cap* ; en sachet sur le ventre, elle calme les coliques ; son eau distillée est bonne dans l'apoplexie et la paralysie.

Osmunda cicutaria (fougères) de St Domingue ; *cicutaire, herbe aux serpents* ; appliquée en topique elle est efficace dans la morsure des serpents.

. . . **lancea** (id.) des Antilles ; *osmonde dentée en scie* ; elle est toute bonne dans les maladies de foie ; sa racine purge et est utilisée dans le rachitis.

. . . **lunaria** (id.) *lunaire, langue de cerf* ; sa racine astringente est employée dans le rachitis.

Oxalis cordata (oxaliacées) du Mexique ; elle est bonne contre les fièvres.

. . . **crenata** (id.) ses tubercules sont alibiles.

. . . **dodecandra** (id.) du Pérou ; ses feuilles sont utilisées dans les mauvaises fièvres.

. . . **fulva** (id.) du Brésil ; ses feuilles sont pareillement utilisées.

. . . **sensitiva** (id.) de l'Inde ; en infusion avec du miel, elle est bonne dans la phtisie et l'asthme ; le suc est efficace dans les piqûres de scorpion.

P

Pachira aquatica (sterculiacées) d'Amérique ; son fruit remplace la chataigne.

Pæderia fœtida (rubiacées) des Moluques ; sa racine est émétique ; en décoction elle est bonne dans les rétentions d'urine, les vertiges, les fièvres et les chûtes.

Pæonia corallina (ranunculacées) *pivoine de la Caroline* ; elle produit les mêmes effets que la suivante.

. . . **officinalis** (id.) *pivoine femelle*, *péone*, *herbe de Ste-Rose* ; sa racine suspendue dans un sachet sur l'estomac et renouvelée quand elle est consommée, préserve des attaques de l'épilepsie ; on la prend en poudre à la dose de 2 à 4 gr. et en infusion à celle de 15 à 30 gr..

Palicurea diuretica, longifolia, officinalis, sonans, strepens (rubiacées) du Brésil ; leurs feuilles sont diurétiques.

. . . **speciosa** (id.) du Brésil ; elle est bonne dans la syphilis.

Paliurus aculeatus (rhamnacées) *porte-chapeau*, *épine du Christ* ; sa racine, ses feuilles et ses tiges sont astringentes ; ses fruits sont diurétiques.

. . . **australis** (id.) sa racine et ses feuilles sont astringentes ; ses graines sont bonnes contre la toux.

Pallasia caspica (polygonacées) de la

Sibérie ; son bois mis sur les charbons produit une fumigation bonne dans les maux d'yeux.

Panax jinseng (araliacées) de l'Amérique du Nord : sa racine est un tonique excellent, un stimulant et un analeptique ; ses feuilles sont prises en guise de *thé*.

. . . **fruticosum** (id.) de Chine ; ses feuilles et ses racines sont bonnes dans les fièvres et la gonorrhée.

Pancratium cariboeum (narcissées) *pancratier abaissé* ; ses bulbes en cataplasmes sont maturatives.

. . . **carolinianum** (id.) *lis mathiole, pancrace maritime, petite scille, scille blanche* ; ses bulbes sont émétiques.

Pangium rumphii (pangiacées) de Java ; elle est bonne contre les vers.

Papaver rhœas (papavéracées) *coquelicot, cocolico, rouélo conroso, lepègue, toulipo rougeo, flour dé sèrp, rousouol, pieùtas, pobot soûbaché* ; ses fleurs sont bonnes, dans l'insomnie et les bronchites : on en met 4 gr. à infuser pendant une heure.

. . . **somniferum** (id.) *pavot, pavot blanc, pobot* ; ses têtes sont utilisées à l'intérieur à la dose d'une demie tête dans un demi-litre d'eau en décoction pour un adulte ; en lavements on peut en mettre une entière ; ses graines pilées et appliquées en topique sur les tempes, procurent le sommeil. C'est un narcotique dont il faut user avec prudence.

Pareira brava blanc (ménispermées) de l'Equateur ; *cissampelos pareira* ; sa racine est vantée comme diurétique, et elle est employée à la Martinique contre la morsure du trigonocéphale.

Parietaria officinalis (urticacées) *pariétaire, herbe de Notre-Dame, panatario, ponotario, paillo terro, poriotèlo, hèrbo dé lo porétaillo, perce-muraille ;* toute la plante est utilisée en infusion une ou deux pincées, de 20 à 30 gr. dans un litre d'eau ; ses feuilles servent à préparer des cataplasmes résolutifs.

Paris quadrifolia (parisiacées) *parisette, raisin de renard, herbe à pâris, étrangle loup, morelle à quatre feuilles* ; elle est vénéneuse ; on utilise sa souche et ses fruits.

Parkinsonia aculeata (papilionacées) de l'Amérique du Sud ; *acacie grêle des savanes, épine de Jérusalem* ; ses feuilles fleurs et écorce en infusion ou bains, sont toniques et bonnes dans les fièvres.

Parmelia panniformis (lichen) elle est astringente dans les hémorragies.

. . . **parietina** (id.) *pérelle des murs* ; elle est tonique dans les diarrhées ; en poudre elle est bonne dans les fièvres.

. . . **saxatilis** (id.) *lichen brodé, parelle brodée, usnée de crâne humain* ; elle est bonne contre l'épilepsie.

Parnassia europæa (droséracées) *fleur du Parnasse*, *hépatique blanche*; son suc est utile dans les ophthalmies ; ses graines sont diurétiques et astringentes.

Paronychia verticillata (paronychiacées) *herbe aux panaris*; appliquée sur les panaris, elle les guérit.

Parthenium hysterophorus (composées) des Antilles ; *absinthe bâtarde, herbe à pians*; elle est stomachique et cordiale à l'intérieur et résolutive à l'extérieur.

Passiflora cœrulea (passiflorées) du Brésil ; *passiflorée bleue, culotte de suisse, grenadille, fleur de la passion* ; son fruit est bon dans le scorbut.

. . . **fœtida** (id.) des Antilles ; *liane à pomme* ; ses feuilles sont bonnes contre les vers ; ses fruits rafraichissants, sont bons dans les fièvres malignes.

. . . **lyræfolia** (id.) de la Jamaïque ; ses fruits en décoction sont diurétiques, apéritifs, et rafraîchissants ; ils sont utiles dans les maladies de foie et dans les fièvres.

. . . **murucuja** (id.) de l'Amérique du Sud; *liane à caleçon* : ses feuilles et sa racine apéritives et sudorifiques sont employées dans l'hystérie et contre les vers.

. . . **ornata** (id.) de l'Amérique du Sud ; son fruit est bon dans les angines et les fièvres quartes.

. . . **rubra** (id.) *passiflore rouge* ; ses feuilles

et fruits servent à composer un sirop qui remplace l'*opium*.

Patellaria geographica (lichen) *patellaire géographique* ; elle est bonne contre les fièvres.

Paullinia africana (sapindacées) d'Afrique ; elle est bonne dans les hémorragies ; son écorce en poudre est utilisée dans les points de côté.

. . . **asiatica** (id) l'écorce est utile dans les fièvres et l'anasarque.

. . . **sorbilis** (id.) de Para ; son suc appelé *guarana* est efficace dans les diarrhées et les relachements des voies urinaires en infusion, on le prend dans une tasse à la dose de 3 gr.

Pavonia coccinea (malvacées) des Antilles ; *mauve des Antilles* ; ses fleurs en décoction sont émollientes.

. . . **diuretica** (id.) du Brésil ; en décoction elle est diurétique.

. . . **odorata et zeylanica** (id.) de l'Inde ; sa racine en infusion, est bonne contre les fièvres.

Pedalium murex (bignoniacées) de l'Inde ; *pédali à fruit épineux* ; ses feuilles et ses graines en décoction sont bonnes dans les fièvres intermittentes, la dysurie et la gonorrhée.

Pedicularis palustris (antirrhinées) *herbe aux poux, des marais* ; elle est vénéneuse, déterge les vieux ulcères et sert dans les hémorragies et la syphilis.

. . . **sylvatica** (id.) elle a les mêmes propriétés.

Pedilanthus padifolius (euphorbiacées) des Antilles; sa racine est émétique; ses feuilles et ses tiges en décoction sont bonnes comme emménagogues et dans les maladies vénériennes.

. . . **tithymaloïdes** (id.) des Antilles; fraîche elle est vénéneuse; sèche elle est émétique, purgative et utile dans les maladies vénériennes.

Peganum harmala (rutacées) d'Espagne; elle est sudorifique, emménagogue, et bonne contre les vers; en fomentation elle est utilisée contre l'enflure des pieds.

Pelargonium cucullatum (géraniacées) du Cap; elle est émolliente.

Peltigera aphthosa (lichen) elle est béchique et vermifuge.

. . . **canina** (id.) *pulmonaire des chiens, hépatique contre la rage*; elle est bonne dans l'asthme convulsif et contre la rage.

Penæa fucata (éricacées) de Perse; *sarcocollier* : sa gomme appelée *sarcocolle*, ronge les chairs qui végètent et déterge les ulcères baveux.

. . . **mucronata** (id.) du cap; elle est également employée.

Perdicium brasiliense (composées) du Brésil ; en décoction elle est astringente dans les pertes trop abondantes.

Periploca emetica (apocynacées) de Coromandel ; sa racine est émétique.

. . . **græca** (id.) de Syrie ; elle est vénéneuse ; ses feuilles sont très purgatives ; à l'extérieur elles sont résolutives.

. . . **indica** (id.) de Ceylan ; sa racine, appelée *salsepareille des Indes*, est émétique.

. . . **mauritiana** (id.) de l'Ile Bourbon ; sa racine est émétique.

. . . **secamone** (id.) d'Egypte ; sa racine appelée *scammonée de Smyrne*, est un purgatif drastique.

. . . **sylvestris** (id.) de l'Inde ; sa racine en décoction est vomitive ; en poudre à l'extérieur, elle est bonne contre la morsure des serpents.

Persica vulgaris (amygdalacées) *pêcher* ; ses feuilles sont légèrement purgatives.

Petrocarpus erinaceus (papilionacées) son suc desséché est appelé *Kinos*. Voir : *Nauclea*.

• **Petroselinum sativum** (ombellifères) *persil, jaùbert, joùbert* ; on emploie sa racine en infusion comme diurétique à la dose de 15 à 60 gr. Ses feuilles séchées avec soin, sont utiles dans les maladies du foie et les fièvres intermittentes, à la dose de 2 gr. par jour ; quand elles sont fraîches, pilées et appliquées en cataplasmes sur les seins, elles guérissent les engorgements laiteux.

Peucedanum officinale (ombellifères) *fenouil de porc* ; sa racine est diurétique, apéritive, expectorante.

. . . **pratense** (id.) *brise pierre, perce pierre, séséli de Montpellier* ; la racine, les graines et le suc sont diurétiques.

Peziza acetabulum (champignons) *pézize en ciboire* ; elle est purgative.

Phalangium bicolor (liliacées) *phalangère* ; sa racine appelée *courniànou* en Gascogne, est purgative.

Phallus adriani (champignons) *satire d'Adrien* ; la liqueur de son chapeau est bonne contre la goutte.

Pharnaceum cerviana (dianthacées) de Russie ; en décoction elle est bonne contre la toux et l'asthme.

. . . **mollugo** (id.) d'Ethiopie ; ses feuilles en infusion sont apéritives, stomachiques, et antiseptiques.

Phaylopsis longifolia (acanthacées) de Malabar ; sa résine en infusion est apéritive et hydragogue.

Phellandrium aquaticum (ombellifères) *phellandre aquatique* ; on utilise ses fruits comme expectorants, apéritifs et diurétiques ; ses graines en poudre à la dose de 0,50 c. gr. à 2 gr. par jour, sont efficaces dans les catarrhes pulmonaires et la phtisie. Elle est un poison.

. . . **mutellina** (id.) mêmes propriétés.

Philadelphus coronarius (philadelphées) *séringat* ; on emploie les fleurs.

Phlomis lychnitis (labiées) *phlomide à feuille de sauge* ; ses feuilles et fleurs sont stimulantes, emménagogues et utiles dans les hémorroïdes.

Phœnix dactylifera (palmiers) *dattier* ; ses fruits sont pectoraux et émollients.

. . . **farinifera** (id.) *dattier à pain* ; fournit un *sagou* ou farine analeptique.

Phyllanthus emblica (euphorbiacées) de l'Inde ; son fruit est purgatif.

. . . **maderaspatensis** (id.) de Madère ; ses feuilles en infusion sont bonnes dans les maux de tête.

. . . **microphyllus** (id.) du Brésil ; elle est bonne dans le diabète.

. . . **niruri** (id.) des Tropiques ; en Tamoul appelée *Kija Nelly* ; ses feuilles bouillies et mêlées avec de l'huile de *sézame* sont appliquées en topiques dans les obstructions ; elles sont encore diurétiques : ses graines sont vénéneuses.

. . . **urenaria** (id.) de l'Inde ; bonne dans les maladies des voies urinaires et dans les affections vénériennes, elle est aussi emménagogue.

Phyllirea (oléacées) les fleurs de ses diverses espèces sont employées en infusion dans les maux de tête. Les fleurs de la *latifolia*, sont rafraîchissantes et astringentes; on les emploie en gargarismes dans les affections de la gorge.

Physalis alkekengi (solanacées) *alkékenge, herbe à cloques, cloquerel, lanterne, baguenaude, coccigrolle;* son fruit appelé *alkekengère, coquerel, coquerelle, cerise d'hyver, de Juif* et le reste de la plante à l'exclusion de la racine, récoltée après la maturité des fruits, est mise à sécher au soleil et à l'étuve, après quoi on la réduit en poudre qu'on emploie dans la boisson à la dose de 4 à 16 gr.; moins efficace que le *quinquina*, elle préserve mieux des rechûtes en continuant à la prendre après la cessation de la fièvre. On emploie ses feuilles, ses fleurs et sa racine comme apéritives; son fruit comme diurétique et ses feuilles en cataplasmes dans les érysipèles de mauvaise nature.

. . . **flexuosa** (id.) de l'Inde; sa racine est diurétique et bonne dans les obstructions.

. . . **pubescens** (id.) de l'Amérique du Sud; ses feuilles sont diurétiques.

. . . **somnifera** (id.) d'Espagne; elle est vénéneuse; son fruit est diurétique.

Physcia furfuracea (lichens) elle est bonne contre les fièvres

. . . **islandica** (id.) *lichen d'Islande* ; elle est béchique et tonique.

. . . **prunastri** (id.) *mousse de l'acacia, orseille feuillée* ; astringente, elle est utilisée dans la chûte de la matrice et du rectum.

Phyteuma spicatum (campanulacées) *raiponce sauvage* ; sa racine et ses fruits bons en salade sont utilisés comme astringents.

Phytolacca decandra (phytolacées) ses racines, feuilles et baies, sont très purgatives et demandent de la prudence.

. . . **petiveria** (id.) d'Amérique ; sa racine appelée de *pipi* est utilisée comme vermifuge et fébrifuge ; mais surtout comme diurétique : de là son nom. Toute la plante est vénéneuse.

Picria fel terræ (scrofulariacées) de Chine ; *fiel de terre, picrie* ; elle est bonne dans les fièvres intermittentes ; elle est apéritive, sudorifique, emménagogue et diurétique.

Picris repens (composées) de Cochinchine ; sa racine est employée dans les obstructions et les fièvres.

Pilocarpus pinnatus (rutacées) du Brésil ; *jaborandi* ; une infusion de 4 à 6 feuilles détermine une grande sueur durant 4 à 5 heures et en même temps une grande sécrétion salivaire et bronchique pouvant dépasser un litre.

Pimpinella anisum (ombellifères) *anis, anis commun, anis vert* ; ses graines surtout sont utilisées à la dose de 4 à 8 gr. en infusion de deux heures, ou de 1 à 8 gr. en poudre, mêlées dans du sucre ou délayées dans du vin.

. . . **magna** (id.) *grande pimpinelle, pimpinelle blanche, boucage, grand bouquetin*; sa racine est diurétique et ses feuilles détersives en cataplasmes.

. . . **rubens** (id.) elle a les mêmes propriétés.

. . . **saxifraga** (id.) *petit bouquetin*; elle a aussi les mêmes propriétés.

Pinguicula vulgaris (pinguiculacées) *grassette, herbe grasse, tue brebis, huileuse, langue d'oie*; ses feuilles fraîches et la racine sont émétiques, purgatives et vulnéraires; elles font cailler le lait.

Pinus picea (conifères) *sapin*; ses bourgeons coupés en Févriers-Mars, sont très-employés en infusion à la dose de 15 à 30 gr. dans les catarrhes des bronches, de la vessie, de l'urètre et comme diurétiques: l'infusion doit durer deux heures. Sa résine donne la *poix blanche* ou *poix de Bourgogne*, excellente en emplâtre pour combattre les rhumatismes et les catarrhes.

Piper amelogo (urticacées) des Moluques; elle est bonne dans la syphilis.

. . . **angustifolium** (id.) du Pérou; elle a la même utilité.

. . . anisatum (id.) de l'Orénoque ; ses baies en décoction sont purgatives et détergent les ulcères et les plaies.

. . . aromaticum (id.) des Tropiques ; *poivre commun, noir* ; toniques, diurétiques, stomachiques et aphrodisiaques, ses graines sont aussi utilisées dans les fièvres intermittentes, dans les dents cariées, contre les poux et comme sternutoires en poudre ; le suc de ses feuilles est efficace dans les fièvres, les indigestions et l'hystérie.

. . . capense (id.) du Cap ; c'est un excellent stomachique pris en poudre à la dose de 1 gr. et soulage dans les hémorroïdes.

. . . carpunya (id.) du Pérou ; ses feuilles et fruits en infusion sont digestifs.

. . . caudatum (id.) de l'île Bourbon ; *cubèbe de Bourbon* ; sa racine en infusion est diurétique et sudorifique ; ses feuilles sont sternutoires.

. . . cubeba (id.) de l'Inde ; *cubèbe* ; elle est stomachique, carminative, sialagogue énergique et conseillée dans la migraine ; son fruit est bon dans la gonorrhée, la leucorrhée et les fièvres intermittentes, employé en poudre à la dose de 4 à 60 gr. dans de l'eau sucrée qu'on prend en neuf fois par jour.

. . . dichotomum (id.) du Pérou ; ses feuilles sont stomachiques et sa racine fébrifuge.

. . . longum (id.) de Coromandel ; en

infusion elle est bonne dans les catarrhes de poitrine.

. . . **methysticum** (id.) de Taïti ; sa racine en infusion est bonne dans la syphilis, la goutte et les rhumatismes chroniques.

. . . **nodosum** (id.) du Brésil ; sa racine est sialagogue ; elle est encore bonne dans les maux de dents, contre les serpents et dans les ulcères de mauvaise nature.

. . . **peltatum** (id.) *herbe à collet* ; en décoction elle est diurétique et bonne dans la gonorrhée et la strangurie ; ses feuilles en cataplasmes sont résolutives.

. . . **reticulatum** (id.) du Brésil ; sa racine et ses fruits sont bons contre la morsure des serpents.

. . . **trifolium** (id.) du Pérou ; elle est utilisée comme le *thé*.

. . . **umbellatum** (id.) de l'Amérique du Sud ; *bois d'anisette* ; ses graines mélangées avec de la graisse, sont bonnes sur les tumeurs ; avec un blanc d'œuf elles remplacent la *moutarde*, comme sinapisme ; feuilles et graines sont bonnes dans le scorbut.

Pisonia fragrans (nyctaginacées) du Pérou ; arbuste émétique.

Pistachia lentiscus (térébinthacées) d'Orient ; sa racine stomachique est bonne dans les rhumatismes et les spasmes.

. . . **officinarum** (id.) d'Orient ; *pistachier cultivé* ; son écorce sert à composer un julep aromatique. Ses fruits donnent les *pistaches* dont on se sert en émulsion par le mélange de 50 gr. avec autant de sucre dans un litre d'eau.

. . . **terebinthus** (id.) *pistachier térébinthe.*

Pistia stratiotes (hydrocharidées) d'Afrique ; ses feuilles broyées servent à faire des bols utiles dans les maladies vénériennes.

Plantago arenaria (plantaginacées) *herbe aux puces, pucière, œil de chien, pulicaire* ; ses graines sont émollientes ; en décoction et en collyre elles sont adoucissantes.

. . . **bellardi** (id.) *plantain velu* ; sa racine et ses feuilles sont astringentes et vulnéraires; ses graines sont émollientes dans les ophthalmies.

. . . **coronopus** (id.) *corne de cerf, courtine, pied de corbeau, de corneille* ; elle a les mêmes propriétés.

. . . **cynops** (id.) mêmes propriétés encore.

. . . **major** (id.) *grand plantain, herbe de cinq costes* ; toute la plante est utilisée en décoction comme vulnéraire et pour collyres en ablutions et en infusion dans les fièvres intermittentes, à la dose de 30 à 40 gr.

. . . **maritima** (id.) sa racine est bonne contre les fièvres intermittentes.

. . . media (id.) *langue d'agneau, plantain blanc*; elle a la même vertu.

Plegorhiza astringens (?) du Chili; *quaicuru*; sa racine est astringente et vulnéraire.

Plumbago africana (plumbaginacées) d'Afrique; elle est alexipharmaque.

. . . **europæa** (id.) *dentelaire, dentaire, herbe de la vache, aux cancers, malherbe*; à l'intérieur son usage est dangereux comme purgatif et vomitif; mais à l'extérieur, on peut appliquer sa racine comme vésicante sur une partie saine.

. . . **rosea** (id.) des Antilles; sa racine est purgative et vomitive.

. . . **sarmentosa** (id.) sa racine est purgative à l'intérieur et vésicante à l'extérieur.

. . . **scandens** (id.) des Antilles; *dentelaire grimpante, herbe au diable, d'amour*; sa racine est purgative et utile dans les maladies vénériennes.

Plumieria alba (apocynacées) des Antilles; *frangipanier blanc, bois de lait*; sa racine est apéritive prise en décoction; son suc épais et très-caustique est vénéneux et sert dans le traitement des dartres, des ulcères et des verrues.

. . . **bicolor** (id.) elle a les mêmes propriétés.

. . . **drastica** (id.) du Brésil; son suc frais

est utile dans les fièvres intermittentes, les maladies du foie, les obstructions et l'empyème.

. . . . nivea (id.) de l'Inde ; sa racine est bonne dans les catarrhes.

. . . phagedenica (id.) du Brésil ; elle est utilisée contre les vers intestinaux.

Podophyllum peltatum (papavéracées) de l'Amérique du Nord ; *pied de canard* ; la résine de sa racine est utile contre la constipation et les calculs biliaires. On l'emploie en poudre avec vingt fois son poids de sucre, à la dose de 0,01 à 0,04 c. gr.

Poinciana pulcherrima (papilionacées) de l'Inde ; *poincillade, œillet d'Espagne, fleur de paon* ; c'est un emménagogue énergique ; ses feuilles purgent et ses fleurs en infusion sont bonnes dans la fièvre quarte et sur les ulcères.

Polemonium cœruleum (polemoniacées) *polémoine à fleurs bleues, échelle de Jacob, valériane bleue, grecque* ; sa racine est astringente, vulnéraire et bonne dans la dyssenterie.

Polyalthia macrophylla (annonées) de l'Asie ; elle est bonne dans la fièvre thyphoïde et la variole maligne.

Polygala amara (polygalacées) sa racine en décoction est bonne dans les catarrhes chroniques à la dose de 20 à 30 gr.

. . . . **austriaca** (id.)elle a les mêmes vertus.

. . . **glandulosa** (id.) de Chine ; sa racine est vomitive.

. . . **poaya** (id.) du Brésil ; sa racine est vomitive et utile dans les affections bilieuses.

. . . **rubella** (id.) des Etats-Unis ; en infusion ou en poudre, elle est tonique et stimulante.

. . . **sanguinea** (id.) des Etats-Unis ; sa racine diurétique et sudorifique est bonne dans les rhumatismes, les catarrhes chroniques, les maladies d'yeux et les morsures des serpents.

. . . **seneka** (id.) de la Virginie ; sa racine a les mêmes propriétés ; on l'emploie en infusion de deux heures à la dose de 10 gr. ; en poudre à la dose de 0,10 c. gr., elle est emménagogue.

. . . **theezan** (id.) de Ceylan ; on la prend comme du *thé*.

. . . **thezioïdes** (id.) du Chili ; en infusion elle est diurétique et purgative.

. . . **tinctoria** (id.) de l'Arabie ; ses graines prises avec de l'huile de *sézame* et du *sel ammoniac* tuent le tænia.

. . . **vulgaris** (id.) *polygala, herbe au lait* ; elle est toute tonique, sudorifique et un peu diurétique.

Polygonatum multiflorum (convallariacées) sa racine est astringente.

. . . **vulgare** (id.) *sceau de Salomon, signet, grenouillet, herbe de la rupture, muguet anguleux, hèrbo dés ponoris, èmpé* ; sa racine est utilisée en décoction et en cataplasmes.

Polygonum amphibium (polygonacées) *amphibie* ; sa racine est astringente comme la *salsepareille*.

. . . **antihæmorroïdale** (id.) du Brésil ; on l'emploie en bains, en fomentations ou en cataplasmes dans la goutte et les hémorroïdes.

. . . **aviculare** (id.) *renouée des oiseaux, trainasse, herbe aux cochons, aux panaris, langue de passereau, sanguinaire, herbe de St Innocent, tire-goret, lie-glanc, rouille, tirasse, achée, corrigiole, crépinette, fausse sénille, courréjouolo, herbe à cent nœuds, courréjado, escouréjado, herbo nousado, dé porc, centinode* ; sa tige, ses feuilles et ses fleurs sont astringentes et bonnes dans les coliques et l'hydropisie ; ses graines sont émétiques et purgatives.

. . . **bistorta** (id.) *bistorte, serpentaire mâle et femelle, feuillotte, renouée bistorte, grande oseille* ; sa racine tonique et astringente est excellente en infusion dans la dyssenterie et les affections de la bouche et du larynx ; en injection dans les écoulements urétraux et autres ; en lavements dans les diarrhées et les hémorragies. Prise à l'intérieur, en décoction, avec de la racine de *gentiana lutea*, à la dose de 8 à 12 gr. ou en poudre à la dose de 4 gr. c'est un excellent fébrifuge. Quand on l'emploie à l'extérieur on doit en mettre de 30 à 60 gr. dans un litre d'eau : c'est un bon vulnéraire.

. . . fagopyrum (id.) de l'Asie ; *sarrasin, blé noir, rouge, martin, de Barbarie, bucail, carabin, dragées de cheval* ; sa farine en cataplasmes est maturative ; à l'époque de la floraison le suc de ses tiges est bon pour faire disparaître les verrues.

. . . hydropiper (id.) *poivre d'eau, curage, persicaire âcre, brûlante, piment aquatique, brûlant* ; elle est vénéneuse ; on emploie le suc de ses tiges comme rubéfiant dans la goutte.

. . . persicaria (id.) *persicaire, curage, herbier, fer à cheval, persicaire douce, pied rouge, pilingre* ; son suc mis dans le creux des dents cariées, en calme les douleurs ; elle est toute astringente, antiputride et vulnéraire.

. . tannifolium (id.) de la Nouvelle Grenade ; en décoction elle est bonne dans les hémorroïdes.

. . . viviparum (id.) *vivipare* ; sa racine est astringente.

Polypodium arboreum (fougères) de l'Amérique du Sud ; sa racine vénéneuse est diurétique et ses feuilles sont pectorales.

. . . baromez (id.) de Chine ; *agneau de Scythie, de Tartarie, chien roux* ; ses écailles sont appelées *mousse dorée* ; elle est toute employée à l'intérieur et à l'extérieur comme astringente.

. . . **calaguala** (id.) du Pérou ; *polypode coriace, calahuala, calaguala* ; sa racine est sudorifique et bonne dans la syphilis et contre les vers.

. . . **fragile** (id.) *fougerole, filicule frêle* ; ses feuilles sont apéritives et béchiques.

. . . **pseudo trifoliatum** (id.) de l'Ile Bourbon ; elle est béchique comme la *capillaire*.

. . . **repandum** (id.) de Cochinchine ; *polypode goudronné* ; elle est tonique et vermifuge.

. . . **rhœticum** (id.) des Alpes ; *polypode de Rhétie, capillaire blanc* ; ses feuilles sont utilisées.

. . . **rigidum** (id.) de Sibérie ; *polypode raide, thé de Sibérie* ; ses feuilles en infusion sont bonnes contre la goutte.

. . . **simile** (id.) de Chine ; elle est employée comme le *polypodium repandum*.

. . . **suspensum** (id.) de l'Amérique du Sud ; fraîche elle est toute utilisée dans les maladies du foie, de la rate et pour résoudre les tumeurs du scrotum ; en poudre elle sert dans les écoulements.

. . . **taxifolium** (id.) de l'Amérique du Sud ; ses frondes en poudre sont emménagogues.

. . . **vulgare** (id.) *polypode commun, de chêne, arglisse sauvage, fougerolle, réglisse des bois* ; sa souche est utilisée comme laxative et pectorale ; elle est aussi utilisée comme purgative surtout chez les enfants, à la dose de 50 à 60 gr. en décoction.

Polyporus igniarius (champignons) *amadouvier, agaric du chêne, des chirugiens*; on l'emploie en poudre ou comme l'*amadou* dans les hémorragies externes.

. . . **officinalis** (id.) *agaric des pharmaciens, agaric purgatif, agaric blanc, sabot du Mélèze*; purgatif très-violent, il est efficace pour arrêter les sueurs nocturnes des phtisiques quand la diarrhée n'existe pas, à la dose de 0,05 à 0,25 c. gr. par jour. Toutes ces espèces sont vénéneuses.

Polystichus filix mas (fougères) *fougère mâle, fougino, faüguieyro féménélo*; sa racine est un vermifuge efficace, en infusion ou en décoction; mais en poudre à la dose de 8 à 12 gr. elle est meilleure, surtout si on a soin d'administrer après, une purgation de 30 gr. d'huile de *ricin*.

Polytricum commune (mousses) *brosse de bruyère, capillaire dorée, polytytric, perce mousse*; elle est béchique et emménagogue.

Populus alba (saliacées) *peuplier*; on utilise les bourgeons; son bois carbonisé est efficace dans les dyspepsies et les aigreurs d'estomac.

. . . **nigra** (id.) *biouté, liard*; on se sert du charbon préparé avec ses branches écorcées, dans les gastralgies, et les coliques venteuses.

. . . **tremula** (id.) *tremble*; son écorce est

bonne ; on fait avec ses cendres une lessive utile dans la syphilis et le scorbut.

Porlieria hygrometica (rutacées) du Pérou ; son bois est légèrement sudorifique.

Portlandia grandiflora (rubiacées) des Antilles ; son écorce appelé *kina nova* est tonique et stomachique.

Portulaca meridiana (portulacées) ses feuilles sont bonnes en topique dans les maux de tête ; et en décoction pour les ulcères des pieds.

. . . **oleracea** (id.) *pourpier*, *pourpiė*, *bourdolay*, *bourden layo*, *porcelin*, *porchaille*, *porcellane* ; toute la plante est diurétique et vermifuge.

Potalia amara (gentianacées) de la Guyane ; ses feuilles sont bonnes dans les fièvres, les maladies vénériennes, les morsures des serpents et les empoisonnements végétaux ; à hautes doses elles sont émétiques.

. . . **resinifera** (id.) du Brésil ; ses feuilles astringentes sont bonnes dans les ophthalmies.

Potamogeton natans (potamogétacées) *épi d'eau*, *langue de chien* ; elle est astringente.

Potentilla anserina (rosacées) *argentine*, *bec d'oie*, *herbe aux oies* ; on emploie la plante en décoction à la dose de 30 gr. par litre d'eau.

. . . **fragaria** (id.) *thé de Sibérie* ; ses feuilles sont prises en guise de *thé*.

. . . **reptans** (id.). *potentille rampante, quinte-feuille, pipeau, forgasso*; on utilise ses feuilles en décoction à la dose de 30 à 40 gr. quand il n'y a pas d'inflammation intérieure.

Poterium sanguisorba (sanguisorbacées) *petite pimprenelle, pimprenelle commune, pimprenelle*; son suc et ses racines sont astringents et toniques; ses fleurs et ses feuilles sont employées en guise de *thé* en Sibérie; diurétiques et vulnéraires on dit qu'elles sont la base de la tisane dite des *Sakers*.

Prœnanthes altissima (composées) du Canada; elle est bonne dans les inflammations de poitrine et contre la morsure des serpents à sonnettes.

. . . **serpentaria** (id.) de l'Amérique du Nord; *prénanthe serpentaire*; le suc de ses racines est un spécifique contre la morsure des crotales ou serpents à sonnettes.

Premna integrifolia (verbénacées) de l'Inde; *arbre à la migraine*; ses feuilles appliquées sur la tête, calment la migraine; sa racine en décoction est cordiale et stomachique.

Primula acaulis (primulacées) sa racine en poudre est sternutoire; ses fleurs et sa racine sont bonnes dans la paralysie; ses fleurs en décoction sont utilisées à l'extérieur dans les rhumatismes.

. . . **auricula** (id.) *oreille d'ours ;* on l'emploie dans les Alpes contre la phtisie.

. . . **officinalis** (id.) *primevère, coucou, bragos dé coucùt, calsos dé coucùt, coucùt, brairelle, herbe à la paralysie, de St Paul, de St Pierre, primerolle, printanière* ; elle a les mêmes propriétés que *primula acaulis* ; sa racine en décoction est bonne contre les vers et la gravelle.

Prinos verticillatus (ilicinées) de l'Amérique du Nord ; *prinos verticillé ;* ses feuilles et son écorce sont utilisées comme astringentes, toniques et fébrifuges.

Protea cynaroïdes (protéacées) du Cap ; son écorce est astringente.

. . . **mellifera** (id.) du Cap ; ses fleurs distillent un liquide dont on fait un sirop bon dans les vieux rhumes.

. . . **speciosa** (id.) du Cap ; elle est également utilisée.

Prunus damascena (amygdalacées) *prunier de Damas, Damassettes* ; son fruit est laxatif comme ceux des espèces suivantes.

. . . **domestica** (id.) *prunier domestique* ; 50 gr. de ses fruits avec 8 à 12 gr. de *séné*, constituent un purgatif des plus doux.

. . . **spinosa** (id.) *prunellier, buisson noir, prunier sauvage, prunélié, bouyssou négré, bortas négré, ogrinio, ogrunélié* ; son écorce est employée.

Psidium aromaticum (myrtacées) de la Guyane ; *citronnelle de la Guyane* ; ses feuilles sont utilisées en topique dans les rhumatismes.

. . . **pomiferum** (id.) de l'Inde ; sa racine est astringente ; ses feuilles sont vulnéraires, résolutives et bonnes dans les maladies de la peau.

. . . **thea** (id.) de l'Amérique du Sud ; *alpamato, goyavier* ; on emploie les feuilles.

Psoralea bituminosa (papilionacées) *herbe au bitume* ; ses feuilles diurétiques sont bonnes dans les cancers.

. . . **coryfolia** (id.) de l'Inde ; elle est stomachique, et bonne dans les maladies de la peau, la lèpre et les obstructions.

. . . **glandulosa** (id.) du Chili ; ses feuilles sont vermifuges ; sa racine est émétique.

. . . **pentaphylla** (id.) de Malabar ; sa racine est bonne dans les fièvres malignes.

Psychotria emetica (rubiacées) du Pérou ; *ipecacuanha noir, des mines d'or* ; sa racine est émétique.

Ptelea trifoliata (xanthoxylées) *orme de Samarie* ; on emploie les feuilles.

Pteris aquilina (fougères) *aquiline, fougère, folièyro, folguièyro, foûbieyro, farieyro, fougère femelle, ptéride, aigle impérial, fougère commune,* *foyeyro, fèlzé* ; sa racine est utilisée en décoction avec forte réduction, contre les vers.

. . . crispa (id.) *allosore*; elle est employée en décoction.

Pterocarpus draco (papilionacées) de l'Inde ; *sang dragon* ; sa résine, ses feuilles, son écorce, son bois, sont très-astringents. On emploie la résine à la dose de 1 à 10 gr. en poudre.

. . . ecastaphyllum (id.) ses feuilles, ses fleurs et ses graines sont émétiques et bonnes en décoction contre la rage.

. . . erinacea (id.) du Sénégal ; sa résine appelée *kino du Sénégal* est astringente.

. . . flavus (id.) de Chine ; son écorce est résolutive et vulnéraire.

. . . santalinus (id.) de l'Inde ; *santal rouge*; elle est astringente.

Pulmonaria angustifolia (borraginacées) *coucou bleu, petite pulmonaire* ; elle est employée comme la suivante.

. . . officinalis (id.) *grande pulmonaire, sauge de Jérusalem, de Bethléem, herbe aux poumons, herbo dé lo pigouoto* ; ses feuilles et ses fleurs sont pectorales, diurétiques et émollientes.

Punica granatum (punicacées) *grenadier, migrèno* ; ses fruits, ses fleurs avant leur entier épanouissement et l'écorce de sa racine sont employés comme vermifuges ou rafraîchissants :

un morceau d'écorce du fruit, gros comme une pièce de 2 fr. mâché soir et matin ou pris en poudre à la dose de 1 à 3 gr. le matin, est bon contre le tænia et les autres vers ; ou bien on fait bouillir 60 gr. de l'écorce fraîche de la racine, dans 750 gr. d'eau jusqu'à réduction du tiers, qu'on boit ensuite en trois verres, de demi-heure en demi-heure. sans tenir-compte des vomissements causés.

Pyrola halleri (pyrolacées) ses feuilles en topiques sont bonnes dans les ophthalmies.

. . . **rotundifolia** (id.) *pyrole, verdure de mer, d'hyver* ; elle est vulnéraire ; on emploie les feuilles en infusion ou décoction comme astringentes et vulnéraires, une pincée pour 200 gr. d'eau.

. . . **umbellata** (id.) de l'Amérique du Nord ; *herbe à pisser* ; ses feuilles en décoction sont diurétiques ; à l'extérieur on les utilise dans les cancers comme stimulantes.

Q

Quassia amara (simarubées) du Brésil ; son bois découpé, ainsi que l'écorce de la racine, sont employés en macération de quatre heures à la dose de 5 gr. dans l'eau froide.

. . . **simaruba** (id.) elle est employée dans les mêmes cas à la dose de 20 gr. en infusion pendant 3 heures.

Quebitea guianensis (aracées) de la Guyane; le suc de la racine est employé contre la morsure des serpents.

Quercus æsculus (castanéacées) ses grains appelés *glands doux* sont torréfiés et employés en guise de café; mais ils doivent être débarrassés de leur écorce par une immersion dans l'eau.

. . . **coccifera** (id.) *garouilhe*, *chêne au Kermès*; à l'intérieur elle est cordiale, stimulante et aphrodisiaque; à l'extérieur elle est astringente et dessicative.

. . . **discolor** (id.) de l'Amérique du Nord; *chêne d'Espagne*; son écorce en décoction est bonne dans la gangrène.

. . . **infectoria** (id.) *chêne à la galle*; qui produit la *noix de galle*, puissant astringent, bon dans les fièvres intermittentes, dans les tympanites et les empoisonnements par l'*opium*.

. . . **robur** (id.) *chêne commun*, *gorric*, *roubé*; son écorce en poudre sert à panser les ulcères vieux et les plaies de mauvaise nature; mêlée en infusion avec de la racine de *gentiana lutea* et d'*anthemis nobilis*, elle produit le *quinquina* français.

. . . **sessiliflora** (id.) elle a les mêmes propriétés.

Quillaya saponaria (rosacées) du Chili; on emploie son écorce à la dose de 25 gr. qu'on prend en décoction par cuillerées dans les mêmes cas que le *polygala seneka*.

Quinchamalium chilense (éléaginées) du Chili ; sa décoction est vulnéraire et fait résoudre les abcès internes.

R

Ranunculus acris (ranunculacées) *renoncule des prés, bouton d'or, clair-bassin, grenouillette, renoncule brûlante, vésicante* ; sa racine fraîche est utilisée comme vésicante ; en l'appliquant en topique autour des poignets, elle guérit les fièvres intermittentes ; toutefois il faut tenir compte de ses propriétés vésicantes et prévenir des plaies.

. . . **arvensis** (id.) sa racine est également employée comme vésicante.

. . . **bulbosus** (id.) *bassinet, pied de coq ;* elle a le même emploi ; elle est de plus un poison pour les rats.

. . . **flammula, muricatus, sceleratus ;** leurs racines fraîches sont vésicantes. Toutes ces espèces sont vénéneuses.

Raphanus niger (crucifères) *raifort ;* sa racine est un stimulant et un dépuratif qu'on emploie à la dose de 20 gr. en décoction pendant deux heures.

. . . **sativus** (id.) sa racine est bonne en décoction dans le cours de ventre des enfants.

Remirea maritima (graminées) de Cayenne; *rémire maritime*; sa racine est employée comme diurétique et sudorifique.

Reseda lutea (résédacées) *la gaude, grand'-mère*; sa racine est diurétique et sudorifique.

. . . **luteola** (id.) elle est employée à l'extérieur; ses graines sont résolutives.

. . . **odorata** (id.) *réséda, herbe d'amour.*

Rhagiadolus lampsana (composées) en décoction elle est diurétique et apérive.

Rhamnus alaternus (rhamnacées) *nerprun alaterne, pudis, négrépùt, pésouillo*; ses feuilles sont astringentes et ses baies purgatives.

. . . **catharticus** (id.) *nerprun purgatif, bourguépine, épine de cerf, nerprun cathartique*; 25 à 30 de ses baies sèches sont bonnes dans l'hydropisie; 10 à 20 en décoction avec une petite racine de *guimauve* purgent, sans colique.

. . . **frangula** (id.) *bourdaine, bourgène, aune noir*; son écorce purge énergiquement.

... **purshiana** (id.) de l'Amérique; fournit l'écorce appelée *cascara sagrada*, qu'on prend en poudre comme purgatif doux, surtout dans les cas d'atonie des intestins, à la dose de 0,50 c. g. à 1 gr. et comme régularisateur des fonctions digestives, à celle de 0,25 à 0.75 c. g. prise journellement après dîner, pendant dix à quinze jours.

Rheum compactum, palmatum, undulatum, officinale, thibeti (polygonacées) *rhu-*

barbe vraie, du *Thibet*, de *Russie*, d'*Alexandrie*, de *Perse*, des *Indes*, de *Chine* ; sa racine en poudre fournit un purgatif non débilitant. A la dose de 0,30 à 0,60 c. gr. elle est tonique, et à celle de 1 à 4 gr. elle est purgative. On ne doit pas en user dans les maladies inflammatoires.

. . . polygonatum (id.) du Morbihan ; *rhubarbe indigène* ; sa racine à petite dose est tonique ; à haute dose elle purge.

. . . rhaponticum (id.) d'Asie ; *rhapontic exotique*, *rhubarbe pontique*, *anglaise* ; sa racine a les mêmes propriétés que la *rhubarbe vraie*, quoique plus faibles.

. . . ribes (id.) de l'Asie ; *rhubarbe pulpeuse* ; sa racine est tonique, purgative et vermifuge.

Rhexia canescens (mélastomées) du Pérou ; elle est diurétique et bonne contre la pierre.

Rhizina undulata (champignons) son suc laiteux est utilisé sur les engorgements scrofuleux.

Rhizophora candel (rhizophoracées) de l'Inde ; *manglier chandelle*, *rouge* ; son écorce est fébrifuge : sa racine est bonne contre la morsure des animaux venimeux.

. . . mangle (id.) de M ibar ; *palétuvier*, *manglier* ; on emploie son orce.

. . . tagal (id.) des Iles Philippines ; son écorce sèche, en poudre, est bonne contre les fièvres.

Rhodiola rosea (crassulacées) *rhodiole* ; sa racine est utilisée.

Rhododendrum album (azaléacées)d'Amérique ; *rosage blanc* ; plante dangereuse, dont les feuilles sont utiles dans les rhumatismes et la syphilis, comme sudorifiques et narcotiques.

. . . **aureum** ou **chrysanthos** (id.) de Sibérie ; *thé des Tartares, rosage à feuilles d'or, rose de Sibérie* ; ses feuilles en infusion sont bonnes dans la goutte, la sciatique et les rhumatismes.

. . . **ferrugineum** (id.) *rosage ferrugineux, laurier rose des Alpes, romarin sauvage* ; elle est très-vénéneuse ; ses feuilles en infusion sont bonnes contre les dartres, la syphilis et les maladies de la peau ; ses bourgeons macérés dans l'huile fournissent cette huile tant vantée contre les rhumatismes connue sous le nom d'*huile* de *marmotte*.

. . . **maximum** (id.) d'Amérique ; elle a les mêmes propriétés que le *rhodendrum roseum*.

. . . **ponticum** (id.) d'Asie ; elle a les mêmes propriétés.

. . . **roseum** (id.) d'Amérique ; elle a les mêmes propriétés.

Tous ces *rosages* sont dangereux.

Rhus coriaria (térébinthacées) *sumac des tanneurs, roudou, redoul, vinaigrier* ; ses fruits sont vénéneux et toute la plante est dangereuse.

. . . **cotinus** (id.) *sumac, arbre à perruque, fustet*; ses fruits dangereux sont néanmoins utilisés dans le flux du ventre.

. . . **glabrum** (id.) de l'Amérique du Nord; son écorce est fébrifuge.

. . . **metopii** (id.) de la Jamaïque; *sumac de la Jamaïque*; sa gomme est diurétique.

. . . **toxicodendrum** (id.) du Canada; vénéneuse, elle est cependant utilisée avec prudence, dans la paralysie, l'épilepsie et les dartres invétérées. On se sert de l'extrait des feuilles fraîches de 1 à 4 et 8 gr. par 24 heures; et des feuilles sèches en poudre de 0,25 c. gr. à 1 gr. progressivement.

. . . **venenatum** (id.) *sumac vénéneux;* son écorce est bonne dans les fièvres.

Ribes nigrum (ribésiacées) *cassis, groseiller noir*; on emploie les feuilles et les fruits; 2 poignées de feuilles macérées dans le vin, fournissent un excellent apéritif; fraîches ou sèches en poudre, elles détergent les plaies; 2 ou 3 pincées en infusion dans un demi-litre de lait constituent un généreux fortifiant. Ses feuilles doivent être récoltées au printemps.

. . . **rubrum** (id.) *groseiller rouge, à grappes, commun*; ses fruits sont rafraîchissants.

. . . **uva crispa** (id.) *groseille à maquereaux, agrassole, agrimoulié.*

Richardia brasiliensis (rubiacées) du Brésil ; sa racine appelée *ipecacuanha amylacé, blanc*, est émétique.

Ricinus communis (buxacées) *ricin* ; l'huile de ses graines est un purgatif connu qu'on administre à la dose de 15 à 30 gr. pure ou avec du café.

. . . **mappa** (id.) des Moluques ; sa racine est émétique.

Rivina humilis (arrochées) des Antilles ; *herbe aux charpentiers ;* elle est vulnéraire.

Robinia amara (papilionacées) de Chine ; sa racine est fortifiante.

. . . **flava** (id.) de Chine ; sa racine en décoction est fébrifuge.

. . . **pseudoacacia** (id.) de l'Amérique du Nord, naturalisé en France ; *acacia des jardins, faux acacia, cassie, robinier acacia* ; ses fleurs sont utilisées et son écorce est émétique et purgative.

Roripa rusticana (crucifères) *moutardelle, moutarde des moines, des capucins, cranson des Anglais, cran des allemands, radis de cheval, rave sauvage, raifort sauvage, cochlearia de Bretagne* ; sa racine est utilisée.

Rosa alba (rosacées) *rose blanche* ; ses fleurs sont laxatives.

. . . **canina** (id.) *rose des chiens, églantier, golentié, goloncié, ogoloncio, oûgolentié, orenquiè, régoroncié, réarancié, rouguèrgué, oyolèn* ;

la gale chevelue qui se développe sur ses jeunes rameaux et appelée *bédéguar*, est astringente et utilisée dans le scorbut, le goitre et la pierre ; prise en poudre à la dose de 1 à 2 *gr*. elle est vermifuge ; ses fleurs astringentes, quand elles sont distillées donnent un excellent collyre. Ses feuilles et ses jeunes pousses sont prises en guise de *thé* chez les Tartares ; ses fruits purgatifs servent à faire des conserves que l'on prend à la dose de 8 à 30 gr. ; ils sont astringents dans certaines maladies des femmes et toniques chez les convalescents.

. . . centifolia (id.) *rose à cent feuilles* ; ses pétales donnent un purgatif très-doux ; elles servent à composer un sirop que l'on administre aux enfants à la dose de 8 à 30 gr. ; et mêlées avec de l'axonge elles composent l'*onguent rosat* ; ses graines sont apéritives et diurétiques.

. . . gallica (id.) *rose de France, rose rouge, rose de Provins*; ses fleurs sont employées comme celles de la précédente en infusion 15 à 20 gr.

. . . semperflorens (id.) ses fleurs sont laxatives.

Rosmarinus officinalis (labiées) *romarin commun, encensoir, herbe aux couronnes, roumóni, encénsiè* ; on emploie ses sommités à la dose de 10 à 20 gr. à l'intérieur en infusion et à l'extérieur en fumigations ; excepté dans les maladies inflammatoires.

Rottlera tinctoria (euphorbiacées) des Indes Orientales ; son fruit produit une poudre fine appelée *Kamala*, qu'on prend en trois doses de 4 gr. chacune, dans une hostie, toutes les deux heures, contre le tænia et le bothriocéphale.

Rubia cordifolia (rubiacées) de Sibérie ; en infusion elle est apéritive, purgative et emménagogue.

. . . **peregrina** (id.) *garance voyageuse* sa racine et ses feuilles sont employées.

. . . **tinctorum** (id.) *garancie, garance des teinturiers* ; sa racine est astringente, apéritive et diurétique en poudre 2 à 4 gr. et en décoction de 8 à 30 gr.

Rubus arcticus (rosacées) de Norwége ; ses feuilles composent le *thé de Norwége*.

. . . **fruticosus** (id.) *ronces, mûrier des haies, ronce des haies, mûrier sauvage, roumèc, roumègue, roume, roüzé, rouncé, orroumèt* ; ses fruits sont astringents ; mais surtout ses feuilles qu'on emploie en infusion et en gargarismes comme résolutives et vulnéraires. Pilées et appliquées sur les chairs vives, elles guérissent les plaies des jambes et dessèchent les dartres. La décoction des jeunes branches arrête le flux de ventre et celle des racines repousse le sable de la vessie par les urines,

. . . **idæus** (id.) *framboisier* ; ses feuilles et ses sommités sont également employées ;

quant à ses fruits, ils servent à faire un vinaigre framboisé qu'on emploie dans les inflammations de la gorge.

Ruellia hispida (acanthacées) de Malabar; sa racine en poudre ou en sirop, est émétique et purgative.

. . . **patula** (id.) des Antilles; *coccis moyen*; sa racine est également employée.

. . . **ringens** (id.) de l'Inde; *coccis en gueule*; le suc des feuilles avec du sel est dépuratif.

. . . **tuberosa** (id.) des Antilles; *grand coccis, chandelier, crustolle, herbe caraïbe, ipecacuanha bâtard*; sa racine est utilisée en poudre ou en sirop comme émétique et purgative.

Rumex acetosa (polygonacées) *oseille des prés, commune, vinette, surette, binèto, minéto, ogréto, herbo solado*; ses racines en infusion sont astringentes; ses feuilles sont employées en bouillon et cataplasmes; une poignée broyée dans un mortier avec 6 cuillerées de crème fraîche et 1 cuillerée de savon en poudre, sert à composer un très-bon cataplasme sur les ulcères.

. . . **acetosella** (id.) *patience, vinette sauvage, oseille de brebis, ogréto saûbacho, solodèlo, binéto saûbacho, sonsiboulo, petite vinette, sarcillette*: ses feuilles sont rafraîchissantes; sa racine dépurative.

. . . **alpinus** (id.) *rhubarbe des moines, patience des moines, des Alpes, des montagnes, rhapontique, rhapontic commun, des montagnes* ; sa racine est utilisée.

. . . **aquaticus** (id.) *patience aquatique* ; sa racine est astringente et tonique ; mâchée elle calme les maux de dents.

. . . **crispus** (id.) *parelle sauvage, parèle, parèno, patience sauvage, reguette* ; sa racine un peu astringente est apéritive et diurétique.

. . . **digynus** (id. **obtusifolius** et **pulcher** : elles ont les mêmes propriétés que *rumex crispus*.

. . . **patientia** (id.) *patience, parelle, porodèlo, binogrèlo, rousserguè, choux de Paris, dogue, èpinard immortel, patience des jardins* ; sa racine doit être récoltée avant la floraison : elle est dépurative, diurétique et un peu astringente; on l'emploie fraiche et en décoction pendant trois heures, à la dose de 30 à 60 gr..

. . . **sanguineus** (id.) *sanguine, herbe au sang dragon* ; sa racine est apéritive et diurétique ; son extrait introduit dans les fosses nasales, fait recouvrer l'odorat.

Ruscus aculeatus (smilacées) *fragon, brusc, buis piquant, houx frelon, faux buis, petit houx, fleuncunelle, fourgon, fricon, guétron, myrte épineux, rusque, bouyssorillo, bouyssillo* ; sa racine diurétique est seule utilisée comme celle de l'*asparagus officinalis* à la dose de 30 à 60 gr..

. . . **latifolius** (id.) *à larges feuilles* ; sa racine et ses baies sont apéritives et diurétiques.

Ruta chalepensis (rutacées) elle est employée comme la suivante.

. . . **graveolens** (id.) *rue odorante, fétide, médicinale* ; est vénéneuse ; ses feuilles sont vésicantes ; ses sommités fleuries prises en infusion dans un litre d'eau à la dose de 4 gr. si elles sont fraîches et à celle de 2 gr. si elles sont sèches, opèrent mieux que le *seigle ergoté* ; elles exigent une très-grande prudence dans leur emploi ; on peut encore les utiliser en lotions, injections et fomentations à la dose de 10 à 30 gr.

S

Sabina voir : *Juniperus sabina*.

Sagittaria chinensis (alismacées) de l'Asie ; *sagittaire de Chine* ; sa racine est utilisée.

. . . **sagittifolia** (id.) d'Asie ; *sagittaire, sagette, flèche d'eau, queue d'arondelle* ; sa racine est astringente et rafraichissante.

Sagus genuina (palmiers) des Indes Orientales ; *sagoutier, sagouier, palmier sagou, farineux* ; du tronc on retire le *sagou*, aliment analeptique.

Salicornia herbacea (chénopodiacées) *sali-*

corne; elle est considérée comme antiscorbutique et diurétique.

Salix alba (saliacées) *saule blanc, plon blanc, saule commun, oûbart, aûbart, oûba*; son écorce est utilisée en poudre comme tonique à la dose de 4 à 16 gr. et comme fébrifuge à celle de 20 à 30 gr.; en décoction 8 à 30 gr.; en infusion 20 à 90 gr.; 40 à 50 gr. macérées dans du vin généreux constituent un succédané du *quinquina*.

. . . **caprea** (id.) *saule marseau, vordre*; son écorce est fébrifuge.

. . . **helix** (id.) l'écorce des jeunes branches est fébrifuge.

. . . **viminalis** (id.) *osier vert, moulard, musette, lusette, saule, saule à longues feuilles, bélisso, bédisso, obédisso, bicasso, obedissié, obedis, abarigne, omorinos, bins, viminier, saule des vanniers*; l'écorce est utilisée.

. . . **vitellina** (id.) *osier jaune, amarinier, ozion, ezion, oisis, osier franc, verdelier, verdoisis, verdoison, binoutié, binotié, bintié, bimotièyro, bimbotiè, omorino, amarino*: son écorce est utilisée.

Salvadora persica (salvadoracées) de Perse; *salvadore*; ses feuilles pilées sont résolutives et bonnes contre la morsure des serpents.

Salvia æthiopis (labiées) d'Ethiopie; *marum d'Egypte*.

. . . **bengalensis** (id.) du Bengale.

. . . **cretensis** (id.) de Crète.

. . . **horminum** (id.) **ormin** et **sclarea** (id). *sclarée, orvalle, toute bonne.*

. . . **minor** (id.) *petite sauge, sauge franche.* Toutes les *sauges* qui précédent, sont utilisées comme la *sauge officinale.*

. . . **officinalis** (id.) *sauge officinale, saübio, thé de France, salbio* ; on emploie ses sommités fleuries ou ses feuilles contre les menaces d'apoplexie et dans les sueurs profuses des phtisiques : en poudre à la dose de 0,05 c. gr. à 0,60 c. gr. ; en infusion de 8 à 12 gr.. Une petite quantité de feuilles macérées dans le vin une nuit, donne une potion excellente à prendre le matin pendant quelques jours contre les vertiges et pour prévenir les attaques.

. . . **pratensis** (id.) *sauge des prés, bouco dé loup* ; ses feuilles et ses sommités fleuries sont stomachiques.

. . . **sagittata** (id.) et **procumbens** (id.) du Pérou ; en décoction elles sont bonnes dans les obstructions.

Sambucus canadensis (sambucacées) elle a les mêmes propriétés que le *sambucus nigra.*

. . . **ebulus** (id.) *hièble, ieûle, ieûe, coussé, èboul, nèboul, ègous* ; sa racine est un fort purgatif ; ses feuilles en cataplasmes sont fondantes. On emploie la racine en décoction de 30 à 50 gr. et les feuilles de 15 à 20 gr. comme diurétiques : celles-ci appliquées en cataplasme, sont fondantes.

. . . **laciniata** (id.) elle est utilisée comme la suivante.

. . . **nigra** (id.) *sureau, seuillet, haut bois, sogüt, sogutié, sohüt, ossohüt, assahüt, soyt, sombuc, sabuc, suran* ; son écorce intérieure et ses feuilles sont utilisées en décoction de 20 à 30 gr. ; mais c'est surtout, l'infusion de 2 à 10 gr. des fleurs qu'on emploie. Dans le cas d'aliénation mentale on met 50 bourgeons à infuser dans un litre et demi d'eau pendant un quart d'heure et on donne à boire après y avoir mêlé 10 gr. de racine de *valériane officinale* ; les feuilles et la 2ᵉ écorce sont purgatives et les fleurs sudorifiques.

Samolus valerandi (primulacées) *samolus* ou *samole valerandi, mouron d'eau, mauvre, pimprenelle aquatique* ; ses feuilles sont utilisées comme vulnéraires, apéritives et antiscorbutiques ; son suc pris par cuillerées rétablit les règles.

Sanguinaria canadensis (papavéracées) *sanguinaire, grande célandine, beauharnoise* ; sa racine en poudre à la dose de 0,05 à 0,25 c. gr. est stimulante et à celle de 0,50 à 1 gr. elle est émétique.

Sanguisorba officinalis (sanguisorbacées) *pimprenelle, grande pimprenelle, sanguisorbe des boutiques* ; elle est employée en infusion pour arrêter le flux de sang ; on emploie ses feuilles en poudre sur les cancers.

Sanicula europæa (ombellifères) *sanicle*

mâle, commune, toute saine, herbe de St Laurent; ses feuilles et sa racine surtout sont astringentes et vulnéraires.

. . . **marylandica** (id.) du Maryland ; elle est bonne dans la syphilis et les maladies des poumons.

Sansevieria zeylanica (liliacées) *sanseveria de Ceylan* ; on emploie l'extrait des bulbes dans les consomptions et les catarrhes chroniques.

Santalum album (santalacées) d'Amérique ; *santal blanc ;* son bois est sudorifique et stimulant.

. . . . **freycinetianum** (id.) des Iles Sandwich ; *santal de Freycinet ;* son bois très-aromatique est employé comme odoriférant.

. . . **myrtifolium** (id.) d'Amérique ; *santal citrin* ; on utilise son bois dans la blennorrhagie.

Santolina anthemoïdes (composées) de la Sibérie ; elle est tonique et antispasmodique.

. . . **chamæcyparessus** (id.) *santoline commune, aurone femelle, petit cyprès* ; ses feuilles sont vermifuges et stimulantes.

. . . **fragrantissima** (id.) d'Egypte ; elle est résolutive et bonne dans les ophthalmies.

Santonina suc cristalisé des armoises, *semen-contra* et autres, qui est un poison utilisé chez les enfants pour détruire les vers

On le leur administre sous forme de dragées qui en renferment 0,035 m. gr. chacune : on leur en donne 2 matin et soir jusqu'à un an ; 3 d'un an à 2, et 4 de 2 à 3 ans.

Sapindus saponaria (sapindacées) *savonnier* ; sa racine et son écorce sont utilisées ; le fruit et le suc employés à l'intérieur ou à l'extérieur sont efficaces dans les hémorragies utérines.

Saponaria hibrida (dianthacées) elle est employée comme la suivante.

. . . **officinalis** (id.) *saponaire, grande saponaire, savonnier, herbo dé lo sobounado, sopounario, herbe aux foulons, herbo dél sôblou* ; ses fleurs et ses feuilles en décoction à la dose de 25 à 50 gr. sont apéritives, toniques et sudorifiques ; sa racine est dépurative. On l'emploie en décoction de trois heures à la dose de 20 gr..

Saracha (solanacées) du Pérou ; *les saraquiers, pomme d'or* ; ses feuilles à l'intérieur sont émollientes et à l'extérieur en cataplasmes, maturatives.

Sarcostemma glaucum (apocynacées) d'Amérique ; sa racine est vomitive.

Sargassum vulgare (algues) de l'Océan ; *sargasses, herbe flottante, raisin de mer* ; ses feuilles sont diurétiques et employées dans la gravelle et dans les fièvres.

Sarothamnus arboreus et **purgans** (papilionacées) *genêt, ginesto* ; elles sont employées comme émétiques et purgatives.

. . . scoparius (id.) *genêt à balai, ginès, ginèst, ginèsté,* ; 15 gr. de ses fleurs en décoction réduite à moitié et prise en deux cueillerées d'heure en heure est diurétique et purgative ; 4 gr. de ses graines en poudre macérées une nuit dans 1 litre de vin blanc, donnent un purgatif et vomitif; 45 gr. des cendres de la plante dans un litre de vin blanc constituent un diurétique énergique qu'on prend à la dose de 60 à 80 gr. en deux ou trois fois chaque jour ; ses fleurs sèches sont diurétiques et sudorifiques.

. . . tinctoria (id.) *genêt des teinturiers, herbe à jaunir, génestrolle* ; ses fleurs sont légèrement purgatives et ses graines émétiques.

Sarothra gentianoides (hypéricacées) de l'Amérique du Nord; son écorce guérit les inflammations.

Sassafras officinalis (laurinées) de l'Amérique du Nord ; son écorce est aromatique.

Satureia americana (labiées) d'Amérique ; *sariette d'Amérique* ; elle est employée comme la *commune*.

. . . **hortensis** (id.) *sariette des jardins, commune, sadrée, savourée, herbe de St Julien* ; ses fleurs sont excitantes ; on les emploie infusées dans le vin.

. . . **montana** (id.) *sariette vivace*; ses feuilles sont stimulantes et toniques.

. . . **thymbra** (id.) d'Orient; ses feuilles sont également utilisées.

. . . **viminea** (id.) de la Jamaïque; *sariette flexible*; elle a le même emploi.

Sauvagesia erecta (frankeniacées) de l'Amérique du Sud; elle est employée toute entière comme pectorale, diurétique, fébrifuge et dans les ophthalmies.

. . . **nutans** (id.) de l'Inde; *brillante*; elle est également utilisée.

Saxifraga bronchialis (saxifragacées) de la Sibérie; elle est bonne dans les angines et les pleurésies.

. . . **cotyledon** (id.) elle est apéritive et diurétique.

. . . **crassifolia** (id.) de la Sibérie; *thé des Mongols, de Sibérie*; ses feuilles en décoction sont utilisées contre les diarrhées.

. . . **granulata** (id.) *saxifrage grenu, casse-pierre, herbe à la gravelle*; elle est diurétique.

. . . **tridactylites** (id.) *saxifrage des murailles*; elle est diurétique et bonne contre la gravelle.

Scabiosa arvensis (dipsacées) *langue de vache, mirliton, oreille d'âne, herbo dé lo rougno*; le suc des feuilles est bon dans les maladies de la peau.

. . . **succisa** (id.) *scabieuse officinale, succise,*

mors du diable, remors du diable, herbe au charbon, bicüso; on emploie les fleurs dans les aphthes de la bouche; la tige et surtout la racine en décoction sont utilisées à la dose de 50 à 60 gr. comme sudorifiques et vulnéraires.

. . . **sylvatica** (id.) elle a les mêmes propriétés.

Scandix odorata (ombellifères) *cerfeuil musqué, anisé*; elle est emménagogue et diurétique.

. . . **pecten** (id.) *aiguille de berger, peigne de Vénus*; elle est diurétique et vulnéraire.

Schleranthus ou **scleranthus annuus** (paronychiacées) et **perennis** (id.) *gnavelle*; elles sont diurétiques et astringentes; on emploie la racine.

Schinus molle (térébinthacées) du Chili; *schine, poivrier des Antilles, d'Amérique, aguara mi huba*; ses feuilles et petites branches cuites dans du vin généreux jusqu'à consistance du miel, donnent le *baume des missions* employé à l'extérieur contre les blessures, et à l'intérieur contre le flux de ventre.

Schubertia disticha (conifères) de l'Amérique du Nord; *cypre, cyprès de la Louisiane*; sa racine appliquée sur les plaies qui suppurent est efficace.

Scilla autumnalis (liliacées) *scille d'automne*; sa racine diurétique, est un poison pour les rats.

. . . **lilio hyacinthus** (id.) *lis jacinthe*,

jacinthe des Pyrénées; ses bulbes sont purgatives.

. . . maritima (id.) *scille maritime, squille, charpentaire* ; son oignon en poudre est utilisé comme diurétique à l'intérieur à la dose de 0,05 c. gr. à 0,50 c.gr. ou à l'extérieur en décoction et en fomentation sur le ventre des hydropiques.

. . . peruviana (id.) *scille du Pérou* ; ses bulbes qui sont vénéneuses sont néanmoins utilisées à petites doses comme diurétiques, toniques et expectorantes.

. . . rubra (id.) *scille d'Espagne, scille mâle* ; ses bulbes sont aussi vénéneuses ; mais les écailles sont utilisées comme diurétiques, expectorantes et excitantes ; en cataplasmes elles sont maturatives.

Toutes les *scilles* sont plus ou moins vénéneuses.

Scœvola bela modagam (goodéniacées) de Malabar ; ses feuilles en décoction sont diurétiques et maturatives appliquées en cataplasmes sur les tumeurs.

. . . tacoada (id.) de l'Océan Indien ; *mokal* ; son écorce est analeptique ; sa moelle blanche est utilisée dans les épuisements et la diarrhée.

Scolopendrum officinarum ou asplenium scolopendrium (fougères) *scolopendre, langue de cerf, de bœuf, herbe de la rate, léngüo dé buoü* ; 2 à 3 pincées de feuilles en infusion sont bonnes ; on les utilise aussi à l'extérieur dans les brûlures.

Scolymus hispanicus (composées) *scolyme d'Espagne, cardouilles, cardousses, épine jaune* ; sa racine tendre est diurétique et apéritive comme celle du *scolymus annuus*.

Scoparia dulcis (scrofulariacées) des Antilles ; *scopaire doux, balais doux, herbe à balayer, herbe de réglisse* ; le suc des feuilles et des tiges, en décoction, est astringent ; celui de la racine est bon contre les fièvres.

Scordium. Voir : *teucrium scordium*.

Scorzonera hispanica (composées) *scorsonère d'Espagne, cercifis, salsifis* ; sa racine est utilisée comme adoucissante.

. . . **humilis** (id.) *scorsonère basse, d'Allemagne, de Bohême* ; sa racine est sudorifique.

Scrofularia (scrofulariacées) en général les *scrofulaires* donnent un suc utilisé pour la cicatrisation de toute espèce de blessures ; mêlé au saindoux il sert à composer un onguent propre à calmer les démangeaisons causées par la gale, les dartres et autres éruptions : à l'intérieur il n'est pas sans danger.

. . . **aquatica** (id.) *scrofulaire aquatique, bétoine d'eau, grande morelle, herbe du siège, aux hémorroïdes, orvale d'eau* ; elle est vulnéraire et bonne dans les hémorroïdes.

. . . **canina** (id.) *scrofulaire des chiens,*

herbo dé lo tégnèyro, dè lo touoro, dé lo tolo ; elle est utilisée en décoction à l'intérieur dans les maladies de peau des animaux, gale et autres.

. . . **nodosa** (id.) *scrofulaire noueuse, grande scrofulaire, herbe aux écrouelles, aux hémorroïdes, grande orvale, herbo dél sèxé* ; les feuilles en cataplasmes sont un spécifique dans les scrofules : appliquées sur les bourgeons qui viennent aux doigts, elles les font disparaître. Sa racine pilée avec du beurre frais est utile contre la gale et les hémorroïdes ; ses graines sont vermifuges.

Scutellaria galericulata (labiées) *scutellaire commune, en toque, toque bleue, centaurée bleue, herbe judaïque, lysimachie bleue, tertianaire* ; ses sommités sont employées dans les fièvres.

. . . **havanensis** (id.) de la Havane ; elle est tonique et antispasmodique.

. . . **lateriflora** (id.) *à fleurs latérales* ; des Etats-Unis ; elle est employée contre la rage.

. . . **minor** (id.) *petite toque* ; elle est fébrifuge.

Secale cereale (graminées) *seigle ergoté*, *fungus* qui naît sur les fleurs du seigle et utilisé dans certaines maladies des femmes, en poudre à la dose de 0,30 à 0.60 c. gr. répétée 4 ou 8 fois en 24 heures ; ou en infusion 4 gr. à prendre en une tasse : on l'utilise encore dans les paralysies de la vessie et du rectum en infusion d'un gr. dant 150 gr. d'eau bouillante qu'on prend en deux fois dans la journée ; mais son usage est dangereux.

Sedum acre (crassulacées) *orpin brûlant, poivre des murailles, pain d'oiseau, vermiculaire brûlant, petite joubarbe, joubarbe âcre* ; elle est vénéneuse et émétique ; une poignée bouillie dans un litre de bière et bue par tasse une heure avant l'accès, guérit les fièvres intermittentes ; séchée au four et pulvérisée elle guérit l'épilepsie en la prenant, chaque jour, pendant deux mois, à la dose de 0,50 c. gr. mélangée avec autant de sucre ; à l'extérieur cette poudre est souvent efficace dans les cancers les vieux ulcères et les angines couenneuses.

. . . **album** (id.) *sedon blanc, orpin blanc, trique-madame, joubarbe blanche, riz, rozinou pas d'oücel, grasso poulo, gratto poulo, pico poulo* ; elle est adoucissante prise en infusion et convient dans les maladies inflammatoires.

. . . **anacampseros** (id.) *fève épaisse* ; ses feuilles vulnéraires et rafraîchissantes à l'extérieur, sont diurétiques à l'intérieur.

. . . **fabaria** (id.) son suc est employé sur les cors pour les détruire.

. . . **longifolium** (id.) elle a les mêmes propriétés.

. . . **maximum** (id.) elle est employée comme les précédentes.

. . . **reflexum** (id.) *orpin réfléchi, joubarbe, des toits* et le *Sempervivum tectorum*, sont deux plantes appelées vulgairement *reprises*, à cause de leur efficacité dans la cautérisation des plaies. Voir : *Sempervivum tectorum.*

. . . **telephium** (id.) *orpin des vignes, orpin reprise, grassette, herbe à la coupure* ; sert comme la précédente ; son suc mêlé à l'eau arrête les hémorragies.

Selinum carvifolia et palustre (ombellifères) *selin des marais, rivache des marais, encens d'eau, persil des marais* ; leur racine est anti-épileptique : on l'emploie en poudre à la dose de 20 gr. qu'on partage en 20 prises, pour en prendre d'une à trois tous les jours, en augmentant la dose de 15 gr. tous les huit jours, jusqu'à ce qu'on soit arrivé à la dose de 110 gr. à la septième semaine. Pour les enfants on commence par 20 gr. et on augmente de 10 gr. par semaine jusqu'à la septième semaine. Si on le préfère on peut prendre cette poudre à la dose de 1 à 5 gr. soir et matin, dans un demi verre d'eau sucrée, aromatisée avec une cuillerée de rhum ou d'eau-de-vie.

Semencine, semen contra, barbotine, santonine (arthémisiées) toutes ces *armoises* prises en poudre à la dose de 1 à 5 gr. dans du lait ou du miel sont vermifuges.

On ne doit pas perdre de vue dans leur emploi leur propriété vénéneuse.

Sempervivum montanum (crassulacées) c'est un purgatif violent.

. . . tectorum (id.) *joubarbe des toits, herbe aux cors, de Jupiter, barbajou, herbo. dél trouon, del trouone, orchichdôu, richichdôu saûbaché*; ses feuilles fraîches sont employées à l'extérieur dans les brûlures et les coupures récentes; le suc mêlé avec de l'eau fournit un excellent gargarisme dans les maladies de la bouche; ses feuilles macérées dans le vinaigre et appliquées sur les cors fraîchement coupés les guérissent; le suc est encore préconisé dans les fièvres intermittentes.

Senacia undulata (rhamnacées) de l'Ile de France; *bois de merle, de joli cœur*; sa racine en poudre est efficace dans la gonorrhée.

Séné; feuilles et follicules du *cassia acutifolia* d'Egypte, du *cassia obovata* de Nubie, et des autres *acacias* des Indes et d'Asie; les feuilles sont plus actives que les follicules; à la dose de 10 à 15 gr. dans un verre d'eau chaude, on obtient un purgatif doux si on ajoute 30 gr. de manne ou de sulfate de magnésie: c'est la fameuse médecine noire jadis tant vantée.

Senebiera reptans (crucifères) *sénébière rampante, corne de cerf.*

Senecio altissimus (composées) ses feuilles fraîches détergent les ulcères et les vieilles plaies.

. . . ambavilla (id.) de l'Ile de France; elle est bonne en décoction dans la syphilis.

. . . **doronicum** (id.) elle est utilisée dans l'asthme.

. . . **jacobæa** (id.) *jacobée, herbe de St Jacques, fleur de St Jaques, herbe dorée, de Jacob, jonc à mouches*; on emploie de ses feuilles et de sa tige une poignée en décoction à l'intérieur, et à l'extérieur en cataplasmes mêlée avec de la graisse.

. . . **officinalis** (id.) voir : *Calendula officinalis*.

. . . **vulgaris** (id.) *toute venue, séneçon commun, herbe au charpentier, sonissou, sendoüssou, tonissou, tonuçou, picoücél*; les feuilles sont émollientes et résolutives à l'extérieur.

Serjania triternata (sapindacées) des Antilles; *liane à persil*; elle est sudorifique.

Serratula amara (composées) de Sibérie; elle est utile dans les fièvres intermittentes et les plaies.

. . . **integrifolia** (id.) elle est vulnéraire et détersive.

. . . **scordium** (id.) de Cochinchine; elle est emménagogue et sudorifique.

. . . **spicata** (id.) de l'Amérique; elle est un bon diurétique.

. . . **squarrosa** (id.) de l'Amérique du Nord; elle est pectorale.

. . . **tinctoria** (id.) *serratule, sarriette des teinturiers*; elle est réputée aphrodisiaque.

Seseli officinale (ombellifères) *séséli officinal, de Marseille, fenouil tortueux* ; son fruit est diurétique, vermifuge, carminatif, stomachique, emménagogue.

. . . **tortuosum** (id.) *séséli nomatique* ; ses fruits ont les mêmes propriétés.

Sida canariensis (malvacées) des Canaries ; ses feuilles sont employées en guise de *thé*.

Sideritis canariensis (labiées) *sideritis des Canaries* ; ses fleurs sont toniques.

. . . **montana** (id.) *crapaudine des montagnes, faux marrube* ; ses sommités sont toniques et stimulantes.

Siderodendron ferreum (rubiacées) de l'Inde ; *bois de fer* ; son écorce est diurétique et stomachique.

Sideroxylum inerme (sapotacées) de l'Ethiopie ; *argan sans épine ;* son écorce est employée dans la syphilis et le scorbut.

Silena armoria (dianthacées) ses fleurs sont bonnes dans les maux de tête, et les maladies nerveuses ; sa racine est cordiale.

. . . **bechen** (id.) d'Orient ; sa racine a les mêmes propriétés.

. . . **muscipula** (id.) *attrape-mouche* ; elle a la même utilité.

. . . **virginica** (id.) de Virginie ; sa racine en décoction est vermifuge.

Silphium perfoliatum (composées) de la Louisiane ; *silphe* ; sa racine est purgative.

. . . **terebinthinaceum** (id.) de la Louisiane ; *silphe, rhubarbe de la Louisiane* ; elle a la même utilité.

. . . **trifoliatum** (id.) de la Louisiane ; *silphe* ; sa racine est également purgative.

Silybum marianum (composées) *chardon Marie, de Notre-Dame, argenté, lacté, taché, épine blanche, lait de Notre-Dame* ; ses feuilles fraîches sont appliquées en cataplasmes dans les maladies de foie ; sa racine est employée en décoction à la dose de 8 à 16 gr. comme diurétique, fébrifuge et sudorifique.

Simaba ferruginea (rutacées) du Brésil ; son écorce et sa racine sont toniques, stomachiques et fébrifuges.

Sinapis alba (crucifères) *sénevé des champs, moutarde blanche, herbe au beurre* ; ses graines sont toniques, purgatives et dépuratives ; à la dose d'une cuillerée prises avant le repas elles sont stomachiques ; à celle de deux cueillerées prises avant le repas du soir, elles sont purgatives. On peut en prendre en infusion 30 à 60 gr.

. . . **arvensis** (id.) *moutarde noire, sénevé, moustardo* ; ses graines à petites doses sont apéritives ; à plus hautes doses elles sont stomachiques, excitantes et antiscorbutiques ; à l'intérieur on les emploie entières dans ces cas, à la dose de 10 à 15 gr., et concassées à celle de 15 à 30 gr. comme purgatives ; 4 à 6 cuillerées ou 60 gr. bouillies une minute dans du petit lait donnent un bon remède contre les fièvres. Il est inutile de rappeler leur utilité en sinapismes.

Sipanea pratensis (rubiacées) de Cayenne; elle est astringente et bonne dans la gonorrhée ; en décoction elle sert à laver les plaies et les ulcères.

Sisymbrium alliaria (crucifères) *alliaire, velar alliaire, herbe aux aulx* ; ses feuilles et ses graines sont diurétiques, dépuratives, sudorifiques, expectorantes, vermifuges et antiscorbutiques ; a l'extérieur elles sont antiputrides ; ses sommités en infusion sont utilisées contre l'asthme humide.

. . . **officinale** (id.) *herbe aux chantres, velar, tortelle, moutarde des haies* ; ses feuilles et ses graines en infusion sont bonnes dans le catarrhe pulmonaire et l'enrouement; on les utilise ordinairement en sirop qu'on prend à la dose de 30 à 100 gr.

. . . **sophia** (id.) *sisymbre sophie, sagesse des chirurgiens ;* en appliquant sur les plaies ses feuilles contuses , elle est vulnéraire ; en décoction ou infusion de 15 à 30 gr., elle sert contre la diarrhée, le crachement de sang et la leucorrhée. Ses graines à la dose de 4 gr. sont vermifuges, fébrifuges et arrêtent le cours de ventre.

Sisyrinchium galaxioides (iridacées) du Brésil ; sa racine est purgative en lavement.

Sium angustifolium (ombellifères) *persil des marais* ; ses feuilles sont apéritives, diurétiques et antiscorbutiques.

. . . **græcum** (id.) ses graines sont diurétiques.

. . . **latifolium** (id.) *ache d'eau, berle* ; ses feuilles sont diurétiques et antiscorbutiques.

. . . **ninsi** (id.) de la Chine ; *berle de Chine* ; sa racine est cordiale et fortifiante.

. . . **sisarum** (id.) *girolles, chervi* ; ses graines sont carminatives et sudorifiques.

Sloanea dentata (tiliacées) de l'Amérique du Sud ; *quapalier* ; sa 2e écorce est astringente et bonne dans la dyssenterie ; la farine du fruit est résolutive.

Smilax aspera (smilacées) *smilax rude, gramen de montagne, liseron épineux, liseron rude, liset piquant, gros grame, salsepareille d'Europe* ; sa racine est dépurative et sudorifique comme la *sarsaparilla*.

. . . **bresiliensis** (id.) du Brésil ; *smilax glauque* ; sa racine en décoction est utile dans la syphilis et la paralysie.

. . . **china** (id.) de Chine ; *esquine, squine, salsepareille de Chine, racine de Chine* ; ses racines sont également utilisées.

. . . **glycyphylla** (id.) de la Nouvelle Galle;

smilax à feuilles de réglisse ; cette plante appelée *thé doux*, est utilisée en infusion comme le *thé*.

. . . **honduras** (id.) *salsepareille des Honduras* ; la plus estimée des *salsepareilles*.

. . . **macabucha** (id.) des Philippines ; son suc est stimulant, vermifuge et utile dans le cours de ventre.

. . . **peruviensis** (id.) du Pérou ; sa racine est dépurative et bonne dans la syphilis.

. . . **sarsaparilla** (id.) d'Amérique ; *salsepareille d'Amérique* ou *officinale* ; sa racine est un sudorifique et un dépuratif des plus puissants dans les maladies vénériennes ; on l'emploie à la dose de 60 à 90 gr. dans un litre et demi d'eau, qu'on réduit au tiers par l'ébullition ; ou à celle de 50 gr. en infusion dans un litre d'eau ; prise en poudre à la dose de 15 gr. par jour elle combat les cancers.

. . . **syphilitica** (id.) de Caracas ; *salsepareille Caraque* ; sa racine est dépurative et sudorifique à la dose de 50 gr. qu'on fait infuser pendant deux heures.

. . . **tamnoïdes** (id.) des Carolines ; sa racine est dépurative.

Smyrnium olustratum (ombellifères) *maceron, ache large* ; sa racine et son fruit sont antiscorbutiques.

Solanum carolinense (solanées) de la Caroline ; le suc des baies est bon dans le tétanos non traumatique.

. . . cernuum (id.) du Brésil; elle est sudorifique et utilisée dans la syphilis.

. . . dulcamara (id.) *douce amère, vigne grimpante, vigne vierge, morelle grimpante, loque, bronde, saübo mayré, douçomèro, vigne de Judée*; ses baies vénéneuses sont purgatives; sa tige découpée, et prise en décoction de trois heures à la dose de 16 à 30 gr. seule ou mêlée au sirop de la *fumeterre*, donne un excellent sudorifique et dépuratif; on peut également la prendre en poudre à la dose de 1 à 8 gr.

. . . esculentum (id.) *aubergine, mélongène, mérigeanne*; on emploie la pulpe et le suc de l'écorce.

. . . fœtidum (id.) du Pérou; ses feuilles détergent les ulcères.

. . . indicum (id.) des Antilles; le fruit est utilisé dans les rhumatismes et la racine dans l'ischurie et la dysurie.

. . . mammosum (id.) de l'Amérique du Sud; *pomme poison, amourette bâtarde*; son fruit est vénéneux; ses feuilles en cataplasmes sont utiles dans les abcès et furoncles.

. . . manosum (id.) de l'Inde; sa racine en décoction est sudorifique; le suc de la racine mêlé au sucre est bon dans la consomption.

. . . nigrum (id.) *morelle noire, herbe des magiciens, crève-chien, mourette, raisin de loup, crèbo-co, herbo dél tàl, négrépùt*; ses feuilles et ses fleurs sont utilisées en cataplasmes dans les ankyloses; avant la floraison ses feuilles sont émollientes, après la floraison elles sont narcotiques et utilisées pour les mauvaises plaies, en décoction à la dose de 60 gr..

. . . oleraceum (id.) du Brésil; ses feuilles sont utilisées en cataplasmes sur les plaies des jambes et des seins.

. . . paniculatum (id.) du Brésil; *croc de chien*; le suc des feuilles et des fruits est diurétique, calmant, fondant et utilisé dans les obstructions du foie.

. . . pseudoquina (id.) du Brésil; son écorce appelée : *faux quinquina* est utilisée.

. . . sodomæum (id.) du Cap; sa racine en décoction est diurétique.

. . . tuberosum (id.) *pomme de terre, truffos, trufèchts, potonous*; ses pulpes sont rafraîchissantes dans les brûlures et les excoriations; cuites en cataplasmes elles sont émollientes; les feuilles et les bourgeons des yeux sont narcotiques.

. . . undatum (id.) de Madagascar; 3 onces de sa racine pelée et macérée dans du vin est purgative; en moindre quantité elle arrête les vomissements; en décoction elle est pectorale, digestive et bonne dans les fièvres.

Soldanella alpina (primulacées) les feuilles et racines des *soldanelles* sont purgatives.

Solenostemma arghel (asclépiadacées) de Nubie ; ses feuilles sont utilisées en infusion.

Solidago odora (composées) de l'Amérique du Nord ; en infusion elle est astringente et utile dans la dyssenterie et les ulcérations des intestins.

. . . **sempervirens** (id.) du Canada ; elle est vulnéraire.

. . . **virga aurea** (id.) *verge d'or, herbe des Juifs* ; ses feuilles et fleurs sont vulnéraires et détersives.

Sonchus oleraceus (composées) *laitron, liarge, lait d'âne, laiteron, palais de lièvre, laieron, lochèt, lochèyrou, lochèü, largo, olargue.*

Sonneratia acida (myrthacées) de Malabar ; *pagapate* ; le suc des fruits est tempérant et rafraîchissant ; ses feuilles pilées et appliquées sur la tête, guérissent les vertiges et produisent le sommeil.

Sorbus domestica (pomacées) *sorbier, cormier, sourbié* ; ses fruits appelés *sorbes, sorbos, sorgos*; sont utilisés.

. . . **tormentalis** (id.)

. . . **torminalis** (id.) *alisier des bois, aigrelier, alise, tormigne, arié nègré, olegrie, oliguio nègré, oüboribié, oübériguié, arbier, arié* ; ses fruits sont utilisés.

Soulamea amara (polygalacées) de Java ; sa racine et son écorce macérées dans l'eau sont toniques et bonnes dans le choléra, les pleurésies, l'asthme, l'épilepsie et dans les morsures des serpents ; l'amande des fruits est bonne dans les coliques.

Sparganium erectum (typhacées) *ruban d'eau, rubaneau, rubanier, cloux de Dieu* ; ses feuilles sont astringentes ; sa racine est diurétique.

. . . **latifolia** (id.) *chandelle, jonc de la passion, masse à bedeau, masse d'eau, massette, quenouille, roseau des étangs, de la passion* ; ses racines en infusion sont astringentes.

. . . **natans** (id.) *rubanier nageant, hérisson d'eau* ; elle a les mêmes propriétés.

Sparmannia africana (tiliacées) du Cap ; ses feuilles sont émollientes et antispasmodiques.

Spartium junceum (papilionacées) *genêt d'Espagne* ; 8 gr. de ses fleurs infusées dans un demi-litre d'eau sont purgatives ; ses graines le sont aussi.

Spergula arvensis (caryophyllées) *espargoutte des champs, espargoule, fourrage de disette* ; ses graines peuvent servir à faire du pain.

Spermacoce ferruginea (rubiacées) du Brésil ; sa racine est émétique.

. . . **poaya** (id.) du Brésil ; elle a la même utilité.

. . . **hispida** (id.) de l'Inde ; sa racine est sudorifique.

. . . **verticillata** (id.) de la Jamaïque ; sa racine est émétique.

Sphæralcea cisplatina (malvacées) du Brésil ; en décoction, elle est émolliente dans les maladies de poitrine.

Sphæranthus amaranthoïdes (composées) de Cochinchine ; elle est employée dans toutes ses parties comme adoucissante et émolliente ; son suc est utilisé dans les ophthalmies et les maux de gorge.

. . . **indicus** (id.) de l'Inde ; sa racine surtout en poudre est utilisée comme astringente, tonique, stomachique et fébrifuge.

Spigelia anthelmia (loganiacées) *Briwillière*; elle est vénéneuse ; sa racine en poudre ou en décoction est bonne contre les vers : dans ce dernier cas on emploie 30 gr. pour 300 gr. d'eau.

. . . **glabrata** (id.) du Brésil ; sa racine est excitante, sudorifique et fébrifuge.

. . . **marylandica** (id.) du Maryland; *spigélie du Maryland, œillet de la Caroline* ; moins vénéneuse que la première ; sa racine est employée contre les fièvres.

Spilanthus ciliata (composées) *spilanthe de santa fé, herbe aux serpents* ; son suc se prend à l'intérieur et la plante est appliquée extérieurement sur la morsure des serpents.

. . . malacca (id.) *cresson de Malacca ou de Ternate*; elle est employée comme la suivante.

. . . oleracea (id.) *cresson de Para*; elle est utilisée dans le scorbut et contre les vers.

Spinacia oleracea (chénopodiacées) *épinoche, épinard de Hollande, grand épinard*; ses feuilles sont excellentes à l'intérieur et à l'extérieur en cataplasmes, dans les maladies qui proviennent d'un échauffement, de constipation et contre les dartres.

Spiræa filipendula (rosacées) *filipendule*; ses racines sèches sont astringentes et diurétiques en décoction à la dose de 30 à 60 gr., dans les pertes blanches on les emploie en poudre à celle de 4 gr..

. . . fortunæi (id.) elle a la même utilité.

. . . tomentosa (id.) de l'Amérique du Nord; ses feuilles sont astringentes et toniques.

. . . trifoliata (id.) des Etats-Unis; sa racine appelée *beaumont-root*, sert comme l'*ipéca*.

. . . ulmaria (id.) *spirée ulmaire, pied de bouc, reine des prés, paponounereys, sébodillo, ormière*; ses fleurs sudorifiques et diurétiques sont employées dans l'hydropisie, à la dose de 20 gr. en infusion.

Spondias autumnalis (térébinthacées) on emploie ses drupes.

. . . **lutea et saccharina** (id.) elle a le même usage.

Stachys arvensis (labiées) *épiaire des champs*; elle est emménagogue et sudorifique.

. . . **germanica** (id.) *stachys d'Allemagne, épi fleuri*; elle sert comme la première.

. . . **palustris** (id.) *stachys des marais, pêcher*; employée dans les fièvres elle est encore astringente et vulnéraire.

. . . **recta** (id.) *thé, thé des ségaïrés*; cette *épiaire* qui jouit d'une grande réputation dans l'arrondissement de St-Affrique, vient sur les hauteurs, dans les Causses; elle n'est pas signalée par les auteurs divers qui ont envisagé les plantes au point de vue de leur utilité et néanmoins ses propriétés aromatiques nous portent à croire à son efficacité comme succédané du *théa chinensis*.

. . . **sylvatica** (id.) *stachys des bois, ortié à crapaud, ortie morte des bois, ortie puante, stachyque*; elle est tonique, emménagogue et diurétique.

Stachytarpheta jamaicensis (verbénacées) de l'Amérique du Sud; *gervao, verveine de la Jamaïque, verveine bleue*; le suc de ses feuilles ou leur infusion est stimulant, fébrifuge, vulnéraire et diaphorétique.

Stalagmitis cambojia (gutliférées) de Malabar; sa résine appelée *gomme gutte de Siam, suc de Gambir*, est vulnéraire quand elle est fraiche, et vermifuge quand elle est sèche : à la dose de 0,05 à 0,20 c. gr. c'est un purgatif drastique.

Staphylæa pinnata (staphyléacées) *staphylin, nez coupé, pistolochie sauvage* ; on emploie l'huile de ses amandes.

Statice armeria (plombaginacées) *gazon d'olympe, d'Espagne, de montagne, herbe à sept têtes, à sept tiges, mousse grecque, œillet de Paris, œillet marin* ; son suc est vulnéraire et astringent et très-utile dans la dyssenterie, les angines et les aphthes de la gorge.

. . . **caroliniana** (id.) des Etats-Unis; sa racine est astringente.

. . . **limonium** (id.) *saladelle, behen rouge* ; sa racine est astringente et tonique.

. . . **speciosa** (id.) de Russie; *statice superbe* ; remède populaire en Russie dans le relâchement de l'uterus.

Stellera chamæjasme (thymélées) de Sibérie ; sa racine est purgative.

Stemona tuberosa (asparaginacées) de Cochinchine ; sa racine est adoucissante dans les maladies des bronches et des poumons.

Stephania rotunda (id.) de Cochinchine ; les tubercules de ses racines sont excitants et emménagogues.

Sterculia balanghas (sterculiacées) des Moluques ; son écorce est emménagogue.

Sticta pulmonacea (lichens) *thé des Vosges, pulmonaire de chêne ;* elle est béchique.

Stroemia tetrandra (capiridées) de l'Inde ; ses racines et ses feuilles en décoction, sont bonnes dans les obstructions et contre les vers.

Strumpfia maritima (?) de l'Amérique ; *faux romarin* ; ses feuilles et fleurs sont toniques, excitantes, bonnes dans les fièvres, l'anémie et contre les serpents.

Struthium africanum (composées) d'Afrique ; ses feuilles et ses tiges broyées sont appliquées utilement sur les plaies.

Strychnos colubrina (loganiacées) de l'Inde ; *bois de couleuvre, fausse angusture* ; son bois et sa racine sont utilisés comme émétiques et contre les vers.

. . . **ignatii** (id.) de l'Inde ; *fève de St Ignace, igasure* ; ses graines vénéneuses sont vermifuges, on les prend en poudre à la dose de 0,10 à 0,40 c. gr. par jour.

. . . **nux vomitica** (id.) dont le fruit, à l'exclusion de la pulpe bonne à manger, est un poison violent dû à la présence de la *strychnine* ; son bois et ses racines sont fébrifuges, on les emploie en poudre de 0,12 à 0,50 c. gr. par jour.

. . . **tieute** (id.) de Bornéo ; de l'écorce de la racine on extrait une gomme appelée *ipo*, *upas*, *tieute*, *upas de Java* ; c'est un poison violent qui sert à empoisonner les flèches chez les sauvages et qui est employé contre le tétanos.

Stylidium chinense (stylidiacées) de Chine ; sa racine en décoction est rafraichissante.

Styrax benzoin (styracées) des Indes-Orientales ; *benjoin* ; dont la gomme appelée *storax*, *benjoni amygdalin*, *ben de Judée* ; est utilisée comme parfum et dans certaines maladies ; à l'extérieur elle est stimulante.

. . . **officinale** (id.) *aliboufier* ; sa gomme est utilisée comme stimulant sous le nom de *storax*.

Swartzia tomentosa (swartziacées) son écorce est un excellent sudorifique.

Swertia perennis (gentianacées) ses feuilles sont prises en infusion ; elles sont vulnéraires appliquées sur les blessures.

. . . **rotata** (id.) elle a les mêmes propriétés.

Swietenia febrifuga (méliacées) de l'Inde ; l'écorce de la racine est fébrifuge.

. . . **mahogoni** (id.) des Antilles ; *acajou à bois* ; son écorce est fébrifuge.

. . . senegalensis (id.) du Sénégal ; son écorce en infusion est également fébrifuge.

Symphitum bohemicum (borraginacées) elle a les mêmes propriétés que les suivantes.

. . . officinale (id.) *grande consoude, consyre, comphée, pectone, langue de vache, herbe à la coupure, oreille d'âne, empé, herbo dé lo sentégno, oûreillo d'asé* ; on emploie ses feuilles et surtout la racine ratissée en décoction à la dose de 20 à 60 gr. Une infusion de ses fleurs, arrêtent les pertes de sang par les urines ; et sa racine fraîche, écrasée et appliquée sur les coupures récentes, les cicatrise promptement.

. . . patens (id.) elle a le même emploi.

Symphoricarpus parviflora (lonicéracées) *symphorine commun* ; ses jeunes branches en poudre ainsi que sa racine, sont utilisées en Amérique comme fébrifuge.

Syringa vulgaris (oléacées) *lilac, lilas* ; ses feuilles, ses siliques et son écorce sont toniques et fébrifuges ; ses siliques vertes en décoction et réduites en bouillie épaisse de consistance mielleuse, dans un bain-marie, doivent-être prises en pilules de 3 à 4 gr. dans les intervalles des accès.

T

Tabernæmontana alternifolia (apocynacées) d'Amérique ; sa racine et son écorce sont utilisées en infusion dans la dyssenterie.

. . . **angustifolia** (id.) de l'Amérique ; elle a la même utilité.

. . . **citrifolia** (id.) des Antilles ; elle est vénéneuse ; son suc est employé contre les verrues.

. . . **semperflorens** (id.) des Philippines ; ses feuilles en décoction sont bonnes dans la dyssenterie et contre les morsures des serpents.

Tachia guianensis(gentianacées)*tachia de la Guyane* ; sa racine amère est appelée *quassia de Para* elle est employée comme ce bois.

Tagetes erecta (composées) du Mexique ; ses graines et racines purgent.

. . . **patula** (id.) du Mexique ; elle a la même utilité.

Tamarindus indica (césalpinées) de l'Asie ; *tamarin Indien* ; les pulpes de ses graines sont laxatives.

Tamarix articulata (tamaricées) d'Orient ; ses feuilles et son écorce sont toniques, emménagogues et utiles dans les obstructions.

. . . **gallica** (id.) son écorce est apéritive et bonne dans les maladies de la rate.

. . . **germanica** (id.) ses feuilles sont prises comme le *thé* ; elles sont bonnes dans les obstructions.

Tamus communis (dioscorées) *tame commun, couleuvrée noire, fort Jean, tamisier, tamier commun, racine vierge, vigne noire, racine aux femmes battues, sceau de Notre-Dame, de la Vierge, oüriolo ;* ses jeunes pousses si elles ne sont complètement cuites, purgent violemment ; sa racine est diurétique et purgative à l'intérieur ; à l'extérieur elle est vulnéraire et résolutive dans les obstructions.

Tanacetum balsamita (composées) *herbe au coq, à omelette, de Ste Marie, menthe pasté, au coq, tanaisie des jardins, grand baume, balsamite odorante, baümè ;* on emploie les feuilles et les fleurs comme stimulant et antispasmodique.

. . . **vulgare** (id.) *tanaisie, tanacée, barbotine, herbe de St Marc, amère, aux vers, tonorido, tonorio, tanarido, tenòrèdo ;* on emploie les feuilles et les fleurs, (mais en dehors de toute maladie inflammatoire,) en infusion à la dose de 4 à 15 gr. Les graines 8 à 16 gr. en décoction donnent un excellent vermifuge ; et les feuilles en cataplasmes sur le ventre ou en lavements, tuent les ascarides.

Taraxacum dens leonis (composées) *pissenlit dent de lion, pissollièch ;* sa racine et ses feuilles sont diurétiques et dépuratives, prises en décoction à la dose de 15 à 60 gr.

Taxus baccata (conifères) *if commun :* ses feuilles empoisonnent les animaux et elles peuvent empoisonner l'homme prises, à hautes doses ; ses baies délayées dans de l'eau, sont utilisées dans les fièvres et les rhumes ; elles son encore adoucissantes, diurétiques et purgatives.

Tecoma stans (bignoniacées) *técoma à feuilles de frêne, bois de pissenlit* ; sa racine est diurétique.

Tectona grandis (verbénacées) *le tek* ; ses fleurs sont diurétiques et ses feuilles astringentes ; les Malais en boivent la décoction contre le choléra.

Tephrosia emarginata (papilionacées) de l'Orénoque : sa racine purge.

. . . **senna** (id.) *popayan, séné d'Amérique* ; ses feuilles purgent.

Terminalia alata (combrétacées) des Indes ; *badamier ailé* ; elle est astringente et utilisée dans les angines, les aphthes et le scorbut ; sa racine est fébrifuge ; le suc des feuilles est bon dans les otites.

. . . **argentea** (id.) *badamier argenté* ; du Brésil ; sa racine est purgative.

. . . **buceras** (id.) des Antilles ; elle est astringente.

. . . **catappa** (id.) ses feuilles et le lait des amandes servent à composer un onguent utile dans les maladies de la peau.

. . . **chebula** (id.) de l'Asie ; *badamier chébule* ; ses fruits appelés *mirobalans chébules*, sont purgatifs et astringents : purgatifs si on ne les fait bouillir qu'un instant et astringents si on prolonge l'ébullition.

. . . **latifolia** (id.) de Malabar ; *badamier à larges feuilles*; on emploie pareillement sa racine appelée *catalpa* ou *catappa.*

. . . **macroptera** (id.) de la Sénégambie ; *badamier paniculé* ; sa racine est purgative.

. . . **myrobolans** ou **bellirica** (id.) de l'Asie ; ses fruits transportés de l'Inde ou de l'Amérique sous le nom de *mirobolans bellirics*, sont employés comme laxatifs et contre la dyssenterie : l'écorce est aussi utilisée.

Tetracera aspera (dilléniées) de Cayenne ; elle est bonne en décoction dans la syphilis.

Tetragonia alata (portulacées) de la Nouvelle Zélande ; *tétragone étalée ;* ses feuilles rafraîchissantes et antiscorbutiques, sont utilisées comme celles de l'*épinard*.

Tetranthera monopetala (laurinées) de Malabar ; son écorce astringente est bonne dans la diarrhée.

Teucrium chamædrys (labiées) *germandrée petit chêne, chenette, thériaque d'Angleterre, broutounico, pic'hôt roubé, roubènét* ; on emploie ses sommités fleuries ou en décoction à la dose de 2 à 6 pincées, ou en poudre à celle de 2 à 4 gr., ou en infusion comme le *thé* et plus salutaires 30 gr. Toutes les *germandrées* sont aromatiques, sudorifiques, fébrifuges.

. . . **chamæpitys** (id.) *petite ivette, ivette commune* ; on emploie les feuilles et les fleurs contre la goutte chronique et comme emménagogue et antispasmodique.

. . . **maritimum** (id.) ou **marum** ; *germandrée maritime* ; on emploie les feuilles en infusion comme coordiales à la dose de 8 à 30 gr. ; on les emploie en poudre comme le *tabac* dans les polypes muqueux ; 3 à 5 prises par jour suffisent pour s'en débarrasser.

. . . **montanum** ou **polium** (id.) *germandrée des montagnes, pouliot de montagne, sauge amère* ; ses feuilles sont toniques ; elles conviennent en infusion, à la dose de 30 gr. dans un litre d'eau, aux convalescents dont l'estomac a été affaibli et dans le choléra.

. . . **pseudochamædrys** (id.) *germandrée fausse ivette.*

. . . **scordium** (id.) *scordium, germandrée aquatique* ; ses feuilles sont utilisées en poudre à la dose de 5 à 8 gr. ; et en infusion une petite poignée dans un litre d'eau.

. . . **scorodonia** (id.) *germandrée sauvage, sauge des bois, faux scordium, faux chamarras* ; en poudre ses feuilles et fleurs sont prises à la dose de 4 à 8 gr. ; en infusion une petite poignée ; elles sont toniques, sudorifiques et fébrifuges.

Thalictrum angustifolium et aquilegium

(ranunculacées) ses feuilles et sa racine sont diurétiques.

. . . **cornuti** (id.) du Canada ; on l'emploie en topique sur les plaies contuses et en décoction, comme maturatif.

. . . **flavum** (id.) *rhue des prés, rhubarbe des pauvres, fausse rhubarbe, rhue des chèvres, des bois, pigamon* ; ses feuilles et surtout ses racines sont diurétiques et purgatives à haute dose ; la racine est employée en poudre. On écrit bien souvent *rue* au lieu de *rhue*.

. . . **sinense** (id.) de Chine ; sa racine est un bon laxatif.

Thapsia asclepium (ombellifères) *laser d'Esculape* ; elle est bonne dans les ulcères rongeantes.

. . . **garganica** (id.) *panacée d'Esculape* ; sa racine est dépurative, drastique et emménagogue : c'est avec son suc qu'on prépare les emplâtres révulsifs qui portent ce nom.

. . . **sylphium** (id.) le suc de la racine est bon pour les plaies.

. . . **villosa** (id.) d'Espagne ; sa racine appelée *faux turbith* est purgative.

Thea chinensis (ternstrœmiacées) *thé noir, thé de Chine* ; ses feuilles en infusion sont bonnes pour les tempéraments lymphatiques à constitution molle ; mais elles sont nuisibles aux tempéraments irritables : 4 gr. en infusion pendant une demi-heure, suffisent pour une tasse.

. . . **viridis** (id.) *thé vert*, elle a la même utilité et se prépare de même que la précédente.

Theophrasta americana (apocynées) d'Amérique ; *coquemollier, arbre de Théophraste* ; ses feuilles sont utilisées en décoction pour les ulcères sordides.

Thespesia macrophylla (malvacées) de Java ; l'écorce supérieure des tiges est fébrifuge.

Thlaspi alliaceum (crucifères) elle est bonne en infusion contre les vers.

. . . **arvense** (id.) *monnoyère* ; ses feuilles sont astringentes et bonnes dans le scorbut.

Thuya occidentalis (conifères) d'Amérique du Nord ; *arbre de vie, arbre de paradis* ; elle est sudorifique ; ses feuilles sont utilisées dans les rhumatismes en topique.

Thymus acinos (labiées) *clinopode champêtre, petit basilic sauvage, roulette* ; ses fleurs sont astringentes.

. . . **calamintha** (id.) voir : *Calamintha officinalis.*

. . **capitatus** (id.) d'Espagne ; *thym de Candie, de Crète, des anciens, de Dioscoride* ; ses feuilles et ses rameaux sont toniques et stimulants.

. . **citratum** (id.) toute la plante est sudorifique, stimulante et emménagogue.

. . latifolius (id.) elle a les mêmes usages.

. . serpyllum (id.) *serpolet, thym sauvage, serpouillet, pinet saûbaché, frigoulo saûbacho, serpôul*; on emploie ses sommités et toute la plante en infusion à la dose de 6 gr.

. . villosum (id.) elle est employée comme le *thymus citratum*.

. . vulgaris (id.) *thym commun, mignotise des cuisiniers, friboulo, frigoulo, frioulo, frioûl, potos, pouilleux, primét*; on en prend une à deux pincées en infusion.

Tilia alba (tiliacées) de Hongrie; ses fleurs sont bonnes dans les spasmes.

. . . europæa (id.) *tilleul d'Europe;* ses fleurs sont utilisées en infusion une ou deux pincées comme antispasmodiques et sudorifiques : l'addition de quelques feuilles d'*oranger* rendent cette infusion plus calmante. Il faut observer que par fleur on ne doit pas comprendre la spathe, c'est-à-dire la feuille du milieu de laquelle part le pédoncule de la fleur; car cette spathe est astringente et peut nuire au bon effet de la fleur.

. . . intermedia (id.) elle a les mêmes vertus que la précédente.

. . . platyphyllos (id,) *tilleul commun, à larges feuilles ;* ses fleurs sont antispasmodiques, sudorifiques prises en guise de *thé* ; ses feuilles et l'écorce sont émollientes.

. . . **sylvestris** (id.) *tilleul sauvage, à petites feuilles, charme noir* ; elle a les mêmes propriétés.

. . . **villosa** (id.) elle a les mêmes propriétés.

Tillandsia recurvata (narcissées) du Pérou ; *caragate recourbée* ; elle est utilisée comme la suivante.

. . . **usneoides** (id.) des Antilles ; *cheveux du roi* ; broyée et mêlée avec du saindoux elle est utilisée sur les hémorroïdes.

Toddalia aculeata (térébinthacées) de l'Asie ; son écorce est bonne dans les fièvres intermittentes.

. . . **nitida** (id.) de l'Asie ; elle a le même emploi.

Tordylium anthriscus (ombellifères) *tordyle, caucalier* ; ses graines sont carminatives et diurétiques.

. . . **officinale** (id.) *séséli de Candie, de Crète* ; sa racine et ses graines sont diurétiques.

Torenia asiatica (scrofulariacées) de l'Asie ; le suc des feuilles est utile dans les gonorrhées.

Tormentilla erecta (rosacées) *tormentille dressée* ; sa racine astringente est employée en décoction à l'intérieur comme le *cachou*, à la dose de 30 à 60 gr. ; à l'extérieur elle est utile pour aviver les plaies livides et blafardes.

. . . **reptans** (id.) *tormentille rampante*,

chacourroie, pipeau, quinte-feuille, forgasso; ses feuilles et racines ont les mêmes vertus.

Tortula muralis (mousses) elle est bonne dans les hémorragies.

Tournefortia hirsutissima (borraginacées) d'Amérique; *herbe à chiques, à malingres*; sa racine est diurétique.

Tradescantia axillaris (comméłynées) de l'Amérique du Sud; *comméline commune*; à l'intérieur comme à l'extérieur elle est relachante et émolliente; on l'applique sur le ventre dans l'ascite et derrière l'oreille dans la tympanite.

. . . **diuretica** (id.) du Brésil; ses feuilles et ses tiges sont émollientes; on l'emploie en bains dans les rhumatismes et les rétentions spasmodiques d'urine; elle est pareillement utilisée en lavements.

. . . **virginica** (id.) de la Jamaïque; *éphémère, éphémérine, fleur d'un jour, moly de Virginie*; elle est bonne contre la morsure des araignées venimeuses.

Tragia involucrata (euphorbiacées) de l'Inde; sa racine est fortifiante dans la cachexie et la syphilis invétérée.

Tragopogon porrifolium (composées) *barbebon, salsifis blanc, des jardins*; sa racine est diurétique, apéritive et pectorale.

. . . **pratense** (id.) *barbe de bouc, salsifis*

des prés, bombarde, ratabout, bouchino, bouchingo, pouchingo ; sa racine est utilisée.

Trapa natans (trapacées) *macre, cornue, cornuelle, tribulè aquatique, châtaigne d'eau* ; on emploie son fruit ; ses feuilles en cataplasmes sont résolutives.

Tribulus albus (rutacées) *croix de Malte* ; toute la plante est apéritive et diurétique, mais surtout la racine ; ses fruits sont astringents et apéritifs.

. . . **cistoides** (id.) des Antilles ; sa racine en décoction est apéritive et ses feuilles pilées sont maturatives.

Trichilia cathartica (méliacées) elle est toute purgative et émétique.

Trichosanthes amara (cucurbitacées) de St Domingue ; *anguine amère* ; son fruit émétique et purgatif est utilisé dans l'hydropisie et contre les vers.

. . . **incisa** (id.) de l'Inde ; sa racine est bonne dans les ulcères.

. . . **palmata** (id.) de Coromandel ; ses fruits en poudre sont utilisés contre les ulcères des oreilles et du nez.

Tricorea febrifuga (rutacées) du Brésil ; son écorce astringente est fébrifuge.

Trientalis europæa (primulacées) elle est vulnéraire et astringente ; ses racines sont émétiques.

Trienthema monogyna (portulacées) des Antilles ; sa racine en poudre purge.

Trifolium alpinum (papilionacées) *réglisse de montagne, réglisse des Alpes* ; sa racine est utilisée comme la *réglisse commune.*

Trigonella fœnum græcum (papilionacées) *fenu-grec, saine graine* ; ses graines sont employées en injections et en lotions ; réduites en farine elles font des cataplasmes adoucissants et émollients.

Triosteum angustifolium (lonicéracées) de l'Amérique ; elle est utilisée comme la suivante.

. . . **perfoliatum** (id.) de Virginie ; sa racine est diurétique et purgative ; elle est émétique à hautes doses.

Triticum glaucum (graminées) *froment* ; on utilise en médecine sa racine comme celle des suivantes.

. . . **junceum** (id.) elle est employée de même.

. . . **repens** (id.) *chiendent, tranuge, gran, gramas, cron, cran, tronugo, trenudo, tronudo, troïno, tornugo, tramas* ; on emploie sa racine lavée, ratissée, en décoction, à la dose de 15 à 30 gr. de manière à avoir un litre de tisane après une demi heure d'ébullition : alors elle constitue un excellent diurétique.

. . . **sativum ou vulgare** (id.) *blé froment* ; le son est rafraichissant et laxatif en en faisant chauffer jusqu'à quelques degrés près de l'ébullition une cueillerée dans un bol de lait ; en lotions, injections et lavements, il est émollient ; le *gluten* sert à faire le pain de ce nom, bon contre le diabète.

Triumfetta elliptica (liliacées) de Guinée ; sa racine mucilagineuse est émolliente et détersive.

. . . **heterophylla** (id.) des Antilles ; *petit cousin* ; elle a la même utilité.

. . . **lappula** (id.) des Antilles ; *lappulier, grand cousin* ; elle a la même utilité.

Trollius asiaticus (renonculacées) d'Asie ; sa racine est un violent purgatif.

. . . **europæa** (id.) *renoncule des montagnes, boule d'or* ; elle a la même propriété.

. . . **humilis** (id.) elle a la même propriété.

Tropæolum majus (tropéolées) *tropéolée grande* ; du Pérou ; on emploie ses capsules ; ses fleurs sont excitantes et ses feuilles utiles dans le scorbut.

. . . **minus** (id.) du Pérou ; elle a la même utilité.

Tubalgia capensis (narcissées) du Cap ; cuite sous la cendre ou dans la soupe elle est excellente contre l'étisie.

Tulipa (liliacées) *tulipe*.

Turnera opifera (sédacées) du Brésil ; elle est bonne contre les indigestions.

. . . **ulmifolia** (id.) de la Jamaïque ; elle est béchique, tonique et stimulante.

Turritis glabra (crucifères) *moutardin* ; elle est bonne contre le scorbut.

. . . **hirsuta** (id.) son suc guérit les aphthes et détruit les vers.

Tussilago farfara (composées) *tussilage, filius ante patrem, pas d'âne, taconnet, herbe de St Quentin, chou de vigne, racine de peste, pè-pouli, pè dè pouli, pè d'asé* ; cuite et mélangée avec de l'eau miellée, elle expulse les fœtus morts ; ses feuilles et ses fleurs sont béchiques toniques, on les prépare en infusion à la dose 15 à 50 gr. pour les feuilles et à celle de 8 gr. pour les fleurs.

. . . **japonica** (id.) du Japon ; sa racine est un contre poison.

. . . **petasites** (id.) *chapelière, contre-peste, herbe aux teigneux* ; sa racine est pectorale ; ses feuilles sont utilisées contre la teigne.

U

Ulmaria spiræa ; voir : *Spiræa ulmaria*.

Ulmus alata (ulmacées) de Virginie ; son écorce intérieure est utilisée contre la toux et la dyssenterie ; on l'emploie en décoction sur les gerçures, les engelures et les plaies.

. . . **campestris** (id.) *ormeau, orme pyramidal, oum, oumât* ; son écorce intérieure est utilisée contre les dartres, les maladies de la peau et dans les fièvres intermittentes.

Unarenuea febrifuga (?) du Pérou ; sa racine en décoction est fébrifuge.

Uncaria gambir (rubiacées) *uncara gambir* ; fournit le *gambir*, suc résineux, produit de ses feuilles et qu'on emploie en décoction comme le *cachou*.

Unxia camphorata (composées) de Surinam ; elle est sudorifique ; on l'emploie en topique sur les reins dans le lumbago.

Urdinea scilla (liliacées) *scille maritime, squille* ; seuls les oignons sont employés en poudre dans les catarrhes, toux anciennes et phtisie à la dose de 0,05 c. gr. à 0,5 d. gr. ; ou en fomentations chaudes sur les membres des hydropiques ; elle est très efficace. Voir: *Scilla*.

Uredo segetum (champignons) *seigle ergoté* ; espèce de fungus qui vient sur la fleur du seigle et qui constitue un remède énergique dans certaines maladies des femmes et dans les hémorragies ; on l'emploie en infusion, ou en poudre dans de l'eau sucrée ou du vin blanc à la dose de 0,60 c. gr. à 2 gr. N'en user qu'avec prudence ; car c'est un poison violent.

Urena lobata (malvacées) de Chine ; elle s'emploie comme les *mauves* ; ses fleurs sont émollientes et expectorantes ; sa racine et ses tiges en décoction sont carminatives.

Urtica baccifera (urticacées) des Antilles ; sa racine et ses fleurs en décoction sont apéritives ; ses feuilles en cataplasmes sont résolutives.

. . . **dioïca** (id.) *grande ortie* ; ses graines en infusion sont diurétiques.

. . . **pilulifera** (id.) *ortie Romaine* ; sa racine est astringente et diurétique.

. . . **urens** (id.) *ortie grièche, petite ortie, ourtigo, ourtio* ; sa racine est astringente et diurétique ; on l'utilise comme aliment de toutes manières dans la phtisie, en augmentant la dose jusqu'à guérison : Elle est très-usitée en Russie contre cette cruelle maladie. On emploie son suc pour combattre les maladies de la peau, et spécialement une décoction de 30 gr. de ces feuilles contre les vieilles éruptions papuleuses et les diverses formes de maladies vésiculeuses et squameuses rebelles.

Usnea barbata (lichens) *barbue, barbe de capucin* ; elle est employée à l'extérieur comme astringente et pour faire croître les cheveux.

Utricularia vulgaris (pinguiculacées) *utriculaire commune* ; jadis employée dans la dysurie, elle est utilisée comme topique sur les plaies et les brûlures.

V

Vaccinium myrtillus (vacciniacées) *myr-*

tille, raciet, raisin de bois, lucet, airelle, brimballier, aradech, airès, oyrié, oyrièyro ; ses baies sont astringentes.

. . . oxycoccos (id.) *canneberge, bassinet des marais, cran-Berry* ; ses baies sont également utilisées.

. . . vitis-idœa (id.) *myrtille rouge, vigne du mont Ida* ; ses baies sont diurétiques.

Valeriana celtica (valérianacées) *valériane celtique, nard celtique, nard de montagne* ; sa racine est stimulante, sudorifique, emménagogue et antispasmodique.

. . . coarctata (id.) du Pérou ; la racine pilée est considérée comme un spécifique dans les fractures.

. . . dioïca (id.) *petite valériane* ; elle est utilisée comme la première.

. . . jatamensis (id.) sa racine connue sous le nom *d'épi de nard, nard du Gange, nard Indien, nard Syriaque*, est employée dans l'épilepsie et l'hystérie.

. . . montana (id.) *valériane des montagnes* ; sa racine est emménagogue, stimulante, sudorifique ; elle est employée dans l'hystérie, l'épilepsie et dans les spasmes.

. . . officinalis (id.) *valériane, herbe aux chats, bolériono* ; sa racine plus efficace que la précédente, est employée dans les mêmes cas, soit en poudre à la dose de 1 à 4 gr. dans des confitures ; soit en décoction à la même dose dans une tasse ; elle est efficace quelquefois contre le tænia et les fièvres. Plusieurs médecins l'ont préconisée contre l'épilepsie et la danse St-Guy ; mais dans ces cas on va jusqu'à 30 et 60 gr..

. . . **paniculata** (id.) du Pérou ; *valériane paniculée* ; sa racine a les mêmes propriétés.

. . . **phu** (id.) *encens terrestre, valériane franche, nard agreste, de Crète, grande valériane, valériane des jardins* ; sa racine jouit des mêmes propriétés.

. . . **pyrenaïca** (id.) *nard de montagne* ; sa racine jouit des mêmes propriétés.

. . . **rubra** (id.) *centhrente, barbe de Jupiter, béhen rouge, cornaccia, lilas de terre* ; on la mange en salade.

. . . **supina** (id.) *valériane élevée* ; sa racine est stimulante, sudorifique, emménagogue et antispasmodique.

Valerianella olitoria (valérianacées) *mache, doucette, blanchette, poule grasse, salade royale, doucétte, doulcétto, empoulèto, poumacho, grosso poulo* ; elle est pectorale, adoucissante, et rafraîchissante.

Vallesia inedita (apocynacées) du Brésil ; *vallesie inédite* ; son écorce appelée *paopareira* est tonique et fébrifuge.

Vandellia diffusa (scrofulariacées) de Madagascar et de la Guyane ; *aimerada* ; elle est réputée purgative et émétique ; dans l'Amérique du Sud on l'emploie comme fébrifuge et dans les maladies du foie.

Variolaria amara (lichens) elle remplace le *quinquina* dans les fièvres paludéennes intermittentes, à la dose de 1 à 1,50 c. gr. en poudre.

Varronia guyanensis (borraginacées) de la Guyane ; elle sert à dissiper l'enflure et à fortifier les nerfs.

Vatairea guyanensis (papilionacées) de la Guyane ; *dartrier* ; ses graines appelées *graines à dartres*, pilées avec du saindoux, font une pommade très-efficace contre les dartres.

Vateria indica (guttiférées) de Ceylan ; donne le *copal oriental* ou *gomme copal dure*, qui entre dans la composition des emplâtres résolutifs.

Vella annua (crucifères) d'Espagne ; ses feuilles sont utilisées dans le scorbut.

Veratrum album (colchicacées) *veratre blanc, hellébore blanc, varaire blanc, borayré* ; c'est un poison corrosif, très-efficace néanmoins dans l'hydropisie, les rhumatismes, les névralgies et les tics douloureux ; sa racine à la dose de 0,05 c. gr. en poudre purge et fait vomir. On peut en prendre depuis 0,30 c. gr., à 1 gr. par jour.

. . . luteum (id) de l'Amérique du Nord ; elle est vénéneuse ; son infusion aqueuse est bonne contre les vers ; son infusion alcoolique est tonique.

. . . **nigrum** (id.) *veratre noir, véraire noir, hellébore noir* ; vénéneuse comme le *veratrum album*, elle jouit des mêmes propriétés quoique moins énergique.

. . . **officinale** (id.) *vératre officinal, cévadille* ; vénéneuse elle est plus active que la précédente.

. . . **sabadilla** (id.) de l'Inde ; *sébadille, cevadille, sabadille, orge petite* ; est très vénéneuse ; ses graines et ses capsules sèches donnent la *poudre de capucin* qui est sternutoire et bonne contre le tænia et qu'on emploie à la dose de 0,05 à 0,50 c. gr..

. . . **viride** (id.) de l'Amérique du Nord ; est très-dangereuse ; ses graines et ses capsules en poudre sont sternutoires et bonnes contre le tænia : ses racines fraîches sont fort résolutives et d'un grand secours dans les opérations chirurgicales.

Verbascum thapsus (verbascacées) *bouillon blanc, molène, bonhomme, bouillon mâle, cierge de Notre-Dame, herbe à bonhomme, herbe St Fiacre, boulou, blaysan, olopas, loporasso, herbo dé boulou, d'asécdou* ; les fleurs à la dose de 2 fortes pincées par tasse, sont pectorales ; mais il faut avoir soin de passer l'infusion à travers un linge pour enlever les étamines qui provoqueraient la toux ; ses feuilles en décoction avec celles de l'*Hyoscyamus* *niger* dans du lait, donnent un liniment fort calmant dans les hémorroïdes. Toutes les *Molènes* ou *Verbascum* jouissent des mêmes propriétés, leurs feuilles en cataplasmes sont émollientes, elles doivent être employées fraîches.

Verbena crinoïdes (labiées) du Chili ; en infusion elle est apéritive et diurétique.

. . . **hortensium** (id.) *verveine, verveine des jardins* ; ses sommités sont toniques et peuvent être prises en infusion comme le thé.

. . . **officinalis** (id.) *verveine officinale, herbo dé lo merbeillo, dè lo rato, berbéno, herbe sacrée, de sang, du foie* ; à l'intérieur on l'emploie en infusion à la dose de 15 à 50 gr. ; à l'extérieur on l'emploie bouillie dans du vinaigre ou simplement pilée, en cataplasmes, sur les contusions et les côtes dans les points de côté.

. . . **urticæfolia** (id.) de l'Inde ; *verveine à feuilles d'orties* ; ses racines amères et astringentes employées en décoction avec l'écorce extérieure du *chêne blanc*, sont efficaces pour guérir l'érysipèle causé par le *rhus toxicodendrum*.

Verbesina biflora (composées) de Java ; elle est émolliente.

. . . **lavenia** (id.) des Antilles ; elle est bonne en cataplasmes contre la gangrène.

Vernonia anthelmintica (composées) des Indes ; *calagéri, calagirah* ; toute la plante est employée en infusion dans les rhumatismes et la goutte ; ses graines sont vermifuges.

Veronica anagallis (véronicacées) *véronique mouron, mouron d'eau, petite beccabunga* ; ses feuilles sont employées comme celles de *chamædrys* ; son suc pris par cuillerées rétablit les règles.

. . . **beccabunga** (id.) *cressonnière, cresson de chien, grand beccabunga, laitue de chouette* ; ses feuilles une ou deux pincées en infusion sont diurétiques, excitantes et antiscorbutiques ; écrasées et appliquées sur les bourrelets hémorroïdaux, elles en calment la douleur.

. . . **chamædrys** (id.) *véronique petit chêne, véronique chenette, des haies, fausse germandrée* ; ses sommités sont excitantes et stomachiques comme le thé.

. . . **montana** (id.) elle a les mêmes propriétés.

. . . **officinalis** (id.) *véronique officinale, thé d'Europe, thé du Nord, herbe aux ladres* ; ses sommités fleuries à la dose de 15 à 30 gr., en infusion, sont excitantes et stomachiques.

. . . **prostrata** (id.) *véronique des champs, velvotte sauvage,* nom qu'on donne aussi à la *linaria arvensis* ; ses feuilles sont excitantes, diurétiques et antiscorbutiques.

. . . **scutellata** (id.) *véronique à écusson* ; elle est utilisée comme l'*officinale*.

. . . **triphyllos** (id.) *véronique à trois feuilles* ; elle est toute utilisée contre l'épilepsie.

Verrucaria (lichens) *verrucaire, herbe aux verrues.*

Viburnum canadensis (sambucacées) elle a le même emploi que la suivante.

. . . **lantana** (id.) *bardeau, bourdaine blanche, mancienne, mantiana, marselle, tocino, tacigne, tap, tac* ; on emploie son écorce, ses feuilles et ses baies.

. . . **latifolium** (id.) *à larges feuilles* ; elle a le même emploi que la suivante.

. . . **tinus** (id.) *laurier-tin* ; ses baies sont purgatives.

Villarsia nymphoides (gentianacées) *petit nénuphar, petit volet, petit nymphea* ; ses feuilles sont fébrifuges.

. . . **ovata** (id.) du Cap ; elle est tonique et bonne contre les fièvres.

Vinca major (nériacées) *grande pervenche, grande pucelage* ; ses feuilles sont utilisées à l'intérieur comme légèrement purgatives et sudorifiques, en infusion 60 gr.: et à l'extérieur en collyres.

. . . **minor** (id.) *petite pervenche, bergère, petite pucelage, herbe à la capucine, violette des sorciers* ; ses feuilles sont appliquées en cataplasmes sur les seins engorgés ; elle a d'ailleurs les mêmes propriétés que la précédente.

Vincetoxicum officinale (asclépiacées) *dompte-venin, hirondinaire, ipecacuanha des Allemands, borbori, louocos*; sa racine fraîche purge et fait vomir; 15 gr. en décoction provoquent les sueurs et les urines; ses feuilles en cataplasmes guérissent les abcès froids et les glandes scrofuleuses: toute la plante est vénéneuse, mais surtout la racine.

Viola arvensis (violacées) *pensée sauvage*; elle est toute dépurative sauf sa racine qui est émétique; ses fleurs sèches peuvent être administrées en poudre à la dose de 4 gr., ou bien dans une soupe au lait ou en infusion d'une heure a celle de 10 gr.; ses feuilles aussi bien que ses fleurs sont utilisées de cette dernière manière dans les maladies de la peau; il faut les ramasser en mars.

. . . **calceolaria** (id.) des Antilles, *itoubou, ipécacuanha branca, de Cayenne*; sa racine est fréquemment employée comme émétique.

. . . **diandra** (id.) de Cayenne; sa racine est émétique.

. . . **enneasperma** (id.) de Malabar; sa racine est émétique ainsi que toutes les espèces.

. . . **indecorum** (id.) du Brésil; sa racine est émétique.

. . . **odorata** (id.) *violette, biouléto, bieûléto. pimporèlo, contorto, momoysso*; ses fleurs sont prises en infusion comme pectorales et dans les fièvres éruptives, 2 pincées : sa racine en poudre à la dose de 4 gr. purge et fait vomir. En décoction 8 gr. dans 150 gr. d'eau avec réduction d'un tiers, produisent le même effet. Elle rend de grands services aux pauvres.

. . . **tricolor** (id.) *pensée*, *fleur de la Trinité*, *pènsado* ; elle a les mêmes vertus que *viola arvensis*.

Virgilia capensis (papilionacées) du Cap ; sa racine est bonne dans les coliques.

Viscum album (viscacées) *guy*, *verquet*, *gillon*, *bèsc*, *brésc*, *èmbésc* ; ses feuilles et ses fruits purgent violemment ; son écorce réduite en poudre et prise à la dose de 7 à 8 gr. par jour, est efficace dans certaines maladies nerveuses et dans l'épilepsie ; on l'emploie également en poudre à la dose de 1 gr. 50 c. gr. prise en deux fois le soir et le matin dans du miel, contre la coqueluche et les toux nerveuses : on emploie surtout le *guy* qui vient sur les *chênes*.

. . . **æthiopicum** (id.) du Cap ; on la prend en infusion comme le thé.

. . . **opuntioides** (id.) de la Jamaïque ; on l'emploie comme la première.

Vitex agnus-castus (verbénacées) *gattilier*, *agneau chaste*, *petit poivre* ; on utilise ses fleurs ses feuilles et ses fruits.

. . . **trifolia** (id.) de l'Inde ; elle est également utilisée.

Vitis labrusca (vitacées) des Antilles ; sa sève est bonne dans les ophthalmies.

. . . **vinifera** (id.) *vigne ;* ses feuilles séchées à l'ombre et réduites en poudre, prises à la dose de 4 gr. sont astringentes et efficaces dans la dyssenterie, la diarrhée et les hémorragies utérines ; ses fruits frais et mûrs sont utilisés dans les maladies inflammatoires, les gastralgies et engorgements abdominaux ; son marc est fortifiant dans les ankyloses, les rhumatismes et autres maladies nerveuses ; on y plonge les parties malades. Le suc qui découle du sarment quand on taille la vigne, constitue un bon collyre.

Volkameria inermis (verbénacées) de l'Inde : le suc des racines et des feuilles est utile dans les maladies vénériennes et scrofuleuses.

Wahlembergia linaroïdes (campanulacées) on en prépare des infusions.

Walkera serrata (ochnacées) de l'Inde ; ses racines et ses feuilles en décoction sont toniques et stomachiques.

Waltheria americana (hermaniées) elle est bonne contre les fièvres et la syphilis.

. . . **douradinha** (id.) du Brésil ; elle est utile dans les maladies de poitrine et vénériennes.

Weinmannia (saxifragacées) son écorce est un excellent succédané du *quinquina.*

Winterana canella (guttiférées) de l'Amérique du Sud ; son écorce appelée *cannelle bâtarde, costus doux, fausse écorce de Winter*, est tonique et stimulante et on l'emploie à la dose de 0,05 gr. à 1 gr..

Wrightia antidysenterica (apocynacées) de l'Asie et de la Nouvelle Hollande ; l'écorce de sa tige et de sa racine dite *écorce de Malabar*, est seule employée dans la dyssenterie ; elle fournit le médicament appelé : *codagapala* ou *cropal.*

X

Xanthium catharticum (composées) du Pérou ; *lambourde* ; elle est purgative.

. . . **strumarium** (id.) *lambourde aux écrouelles, petite bardane, grapelle, glaiteron* ; elle est bonne comme tonique, antiscorbutique et astringente ; on emploie les feuilles dans les maladies de la peau.

Xanthorrœa arborea (liliacées) de l'Australie ; sa résine appelée *gomme jaune, résine de Hollande, de Botany-bay*, est employée dans les affections de poitrine et la dyssenterie.

Ximenia americana (citracées) de Cayenne ; *prunier épineux* ; ses fruits et leur pulpe sont purgatifs ; l'écorce du fruit est astringente.

Xylopia glabra (anonacées) on utilise les fruits et l'écorce en infusion.

Xyris indica (joncées) des Indes ; on utilise le suc des feuilles mêlé au vinaigre, dans les maladies de la peau.

Y

Yucca (liliacées) on emploie les fruits comme purgatif.

Z

Zanthoxylum americanum (rutacées) d'Amérique ; *clavalier* ; ses feuilles sont astringentes et vulnéraires ; son écorce est fébrifuge.

. . . **caribæum** (id.) de l'Amérique du Sud ; *massue d'Hercule* ; ses feuilles sont diurétiques et sudorifiques.

. . . **fraxinifolium** (id.) son écorce est sudorifique.

. . . **senegalense** (id.) du Sénégal ; son écorce est utile dans la goutte.

Zappania nodiflora (verbénacées) de la Jamaïque ; ses feuilles sont digestives et son suc est bon dans les catarrhes.

Zea mais (graminées) *maïs, mil ;* les stigmates en infusion constituent un puissant diurétique.

Zéodaire voir : **amomum zeodaria** (amomées) de l'Inde ; sa racine est un puissant sudorifique.

Zingiber mioga (labiées) du Japon ; sa racine est stimulante.

. . . **officinale** (id.) de l'Inde ; *gingembre, herbe au gingembre, gingembre blanc, gingembre noir, brun* : ses rhizômes sont utilisés comme excitants, diurétiques et sudorifiques ; on les emploie en poudre à la dose de 0,05 c. gr. à 1 gr..

. . . **zanthorrizon** (id.) de l'Inde ; *zéodaire jaune* ; sa racine dite de *Bengale*, est stomachique.

Zizyphus barcley (rhamnacées) du Sénégal ; sa racine est employée en décoction dans la gonorrhée.

. . . **napeca** (id.) d'Egypte ; ses feuilles sont employée en décoction sur les ulcères.

. . . **ortacantha** (id.) du Sénégal ; ses feuilles en décoction et injection sont bonnes dans la gonorrhée.

. . . **trinervius** (id.) de l'Inde : ses feuilles en decoction, sont bonnes dans la cachexie et la syphilis.

. . . **vulgaris** (id.) *jujubier* ; ses fruits sont émollients, nutritifs et laxatifs : en décoction d'une heure, 50 gr. de ceux-ci, constituent un bon pectoral.

Zostera maritima (aroides) de la mer Baltique ; *algue des verriers, des vitriers, marine* ; ses graines et ses feuilles feutrées ensemble par l'action de la mer, et appelées *ægagropiles marines*, sont utilisées après torréfaction pour guérir les scrofules.

Zygophyllum fabago (rutacées) *faux câprier*; elle est bonne dans les maladies vénériennes et contre les vers.

. . . **simplex** (id.) d'Arabie ; elle est bonne contre les vers, et le suc des feuilles est utile dans les ophthalmies.

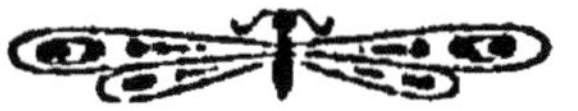

SUPPLÉMENT

Dans le but d'être utile à quelques-uns de nos lecteurs, nous indiquerons succinctement, tout ce qui peut les intéresser, au triple point de vue de la récolte des plantes, de leur conservation et de leur mode d'emploi.

§ 1. Récolte des plantes

C'est le matin après le lever du soleil, quand toute trace de pluie ou de rosée a disparue, qu'on peut procéder à la récolte des fleurs. Il faut choisir de préférence celles qui n'ont pas encore atteint leur complet épanouissement et les faire sécher le plus promptement possible, ou en les exposant directement aux rayons du soleil; ou à l'ombre, en les soumettant à l'action plus lente d'un courant d'air; ou en les posant dans une étuve chauffée de 15° à 20°: ce dernier moyen leur conserve le coloris.

Les feuilles, plus riches en principes médicamenteux, n'exigent pas autant de précaution; néanmoins il est bon de choisir celles qui sont les plus rapprochées de la racine et faire évaporer leur partie aqueuse par un moyen quelconque, assez promptement toutefois pour éviter leur décomposition.

Les sommités fleuries, qui se trouvent à l'extrémité des tiges et se composent de fleurs et de bractées ou petites feuilles, doivent être ramassées comme les fleurs et séchées de même.

Les rhizômes ou racines, sont les parties qui attachent les plantes au sol, et elles se trouvent par conséquent plus ou moins enfouies dans la terre. Il faut les extraire au printemps, à l'époque de la sève; il n'y a d'exception que pour les plantes bisannuelles, qui, n'atteignant leur entier développement qu'à l'automne de la deuxième année, ne doivent être ramassées qu'alors. Il faut les choisir pleines de sève et spongieuses et rejeter celles qui ont subi une altération quelconque, surtout si l'écorce était enlevée; car c'est dans la couche sous-épidermique que se trouvent les sucs efficaces : la racine d'*Althea officinalis*, est la seule dont on n'utilise que la moëlle.

Ces racines ont-elles une texture fibreuse? Après les avoir bien nettoyées, on les divise en petits morceaux qu'on expose sur des claies d'osier au soleil ou à une chaleur de 15° à 20°, jusqu'à complète dessiccation.

Sont-elles épaisses ou charnues? Après les avoir bien lavées et ratissées, on les divise perpendiculairement à leur longueur, et on enfile ces rondelles à un cordon pour les faire mieux sécher.

Si elles sont minces et filiformes, on les lie en bottes pour les faire sécher. Quant aux oignons ou bulbes, après avoir rejeté les écailles extérieures, on garde celles du dedans qu'on divise en petites lanières et on les pose sur des claies afin de les faire sécher d'abord à l'air libre et ensuite à la chaleur d'une étuve chauffée de 15° à 20°.

L'écorce des arbres à haute futaie, doit être recueillie au printemps ; celle des arbrisseaux, à l'automne. Le bois doit être coupé au printemps sur des branches qui ne soient ni trop vieilles ni trop jeunes, et on le fait sécher comme les racines.

§ 2. Leur conservation

L'évaporation continue, l'exposition aux poussières ; la lumière, l'humidité, sont autant d'agents destructeurs des plantes une fois préparées ; voilà pourquoi on ne peut les conserver qu'à la condition de les soustraire à ces influences délétères. Des bocaux en verre, des boites recouvertes à l'intérieur d'un papier fin, des sacs de toile ou en papier, le tout exactement étiqueté : tels sont les moyens de les conserver longtemps, surtout si on a la précaution de les enfermer dans des armoires à l'abri de l'humidité et de la lumière.

Ce travail de collection et de conservation ne pourra paraître fastidieux qu'à celui qui en méconnaîtrait le but. Quel encouragement pour quiconque espère pouvoir à si peu de frais, soulager ou guérir quelque malheureux ! Et n'aurait-on en vue que son intérêt? . . . . S'il est vrai que ce que nous cultivons nous même et dont nous faisons notre nourriture, produit en nous des résultats précieux d'assimilation, par cela seul que nous le trouvons meilleur, n'en sera-t-il pas de même de ce remède dont nous connaissons la provenance et dont la manipulation nous offre toutes les garanties de la propreté et d'autres non moins importantes?

§ 3 Leurs divers modes d'emploi

On peut utiliser les plantes de plusieurs manières.

I. *En tisanes.* Un mot sur ce mode de prép. ·ation que beaucoup de personnes emploient et que peu savent préparer.

Parce que certaines plantes varient dans leurs effets, suivant leur parties employées, leur habitat, le climat, l'époque de leur récolte, il est bon, quand elles ne sont pas d'un usage commun dans le pays qu'on habile, surtout si elles sont signalées ici comme dangereuses, de procéder avec une certaine réserve et diminuer les doses plutôt que de les augmenter, sauf à le faire si on en voit la nécessité.

On ne doit pas chercher à édulcorer les tisanes amères de leur nature ; celles qui sont rafraîchissantes, peuvent l'être par l'addition du miel ou de la racine de *réglisse* ; quant aux autres on emploie le sucre à volonté, suivant les goûts du malade.

L'eau à employer doit être pure ; mais de toutes les eaux, la meilleure est l'eau de pluie ou distillée ; nulle autre n'est plus apte à dissoudre et à s'incorporer les principes médicamenteux des plantes.

Il n'est pas non plus indifférent de ne pas se servir pour leur préparation, du premier ustensile venu. Il est nécessaire, si on ne veut pas s'exposer à altérer le goût des tisanes, de n'user que de récipients neufs consacrés à cela ; et encore faut-il qu'ils soient ou en porcelaine, ou en faïence, ou en verre, ou en fer émaillé : toute autre manière offrant des inconvénients, qui pourraient parfois être graves.

On distingue plusieurs sortes de tisanes en général : les tisanes *simples* sont celles qui résultent du contact de l'eau avec une seule plante ; les tisanes *composées* sont celles qui mettent en contact de l'eau, deux ou plusieurs plantes. Il faut observer pour ces dernières, qu'on en doit diminuer les doses, en raison inverse de leur nombre.

Dans ces divers cas, on prépare les tisanes : 1° *par infusion*, en versant de l'eau bouillante sur les plantes et laissant le récipient assez éloigné du feu pour éviter l'ébullition et assez rapproché pour qu'il ne se refroidisse pas, pendant 15 à 20 minutes pour les fleurs et feuilles ; et une heure à quatre, pour les parties plus coriaces. 2° *Par macération*, quand on met les plantes dans de l'eau froide pour les y laisser en contact pendant un certain temps. Ce mode qui est plus lent, à l'avantage de mieux communiquer au liquide les principes actifs des plantes ; mais il offre l'inconvénient de favoriser le développement des ferments surtout, à l'époque des chaleurs. On peut obvier pendant quelque temps à cet inconvénient, en ajoutant à l'eau une fois décantée, une ou deux cuillerées d'alcool par litre. 3° *Par décoction*, en faisant bouillir les plantes : quelques minutes suffisent pour les feuilles, tandis qu'il faut au moins une demi heure pour les bois et racines et encore est-il bon de les faire macérer auparavant. 4° *Par solution*, en faisant dissoudre dans l'eau froide certaines substances, sucs ou résines, par un mouvement saccadé qu'on imprime au récipient. 5° *Par procédé mixte*, quand on fait subir une double préparation aux tisanes, comme on fait pour l'orge, l'avoine, la réglisse, le chiendent, les lichens, etc. qu'on ne met en décoction ou en infusion, qu'après les avoir fait macérer pendant plus ou moins longtemps une première fois dans de l'eau qu'on rejette après.

II. *En injections*, quand on fait pénétrer un liquide avec ou sans intrument, dans une cavité naturelle ou accidentelle.

III. *En inhalations*, quand à l'aide d'un entonnoir renversé sur un récipient qui contient une infusion ou une décoction chaude, on aspire les vapeurs qui s'en échappent.

IV. *En gargarismes*, quand on reçoit un liquide dans la bouche et que sans l'avaler, rejetant la tête en arrière, on fait entendre un *A A* répété plusieurs fois, pour imprimer au liquide un mouvement de va-et-vient qui le met en contact avec les diverses parties de la bouche.

V. *En fumigations*, quand on reçoit sur quelque partie du corps, la fumée qui s'échappe des plantes déposées sur un réchaud. Une chaise percée, sur laquelle on s'assied, en s'entourant jusqu'au cou d'un dra de lit; ou bien des demi-cercles pour supporter les couvertures si on est au lit, sont d'une grande utilité dans cette opération.

VI. *En topiques*, soit en *cataplasmes* quand on applique sur une parties du corps les plantes réduites en boullie épaisse ; soit en *emplâtres,* quand on les applique comme un onguent.

Ajoutons en finissant qu'on peut utiliser encore les principes actifs des plantes en les traitant par l'alcool à 85°, ce qu'on appelle en termes pharmaceutiques *alcoolés* et *teintures*. Il suffit pour cela, de les faire macérer a froid dans l'alcool, pendant plus ou moins longtemps, de les filtrer et les conserver dans un flacon bien bouché, pour s'en servir suivant l'occurence : à l'extérieur en comprésses ou frictions et à l'intérieur par le mélange d'une petite quantité avec de l'eau froide ou bouillante, ce qui procure l'avantage d'une infusion bientôt préparée, plus tonique et qui se conserve indéfiniment.

TABLE

de tous les noms des plantes et de leurs produits indiqués dans ce livre

A

	pages
Abanga	140
Abaremotemo	.
Abarigne	391
Abeliana	353
Abies balsamea	140
Aboulaza	.
Abre à chapelet	141
Abrus precatorius	.
Absinthe	176
. . bâtarde	357
. . marine	177
. . maritima	.
. . minor	.
. . pontiana	.
. . pontique	.
. . romaine	.
. . romana	.
Abuta	141
Abutillon americanus	.
. . elongatum	.
. . lanceolata	.
Abutua	.
Acacali	.
Acacia adansonii	142
. . arabiba	.
. . araboba	142
. . catechu	.
. . des jardins	388
. . farnesiana	142
. . sama	.
. . tenuifolia	.
Acacie grêle	356
. . odorante	142
Acajou à bois	423
. . à pommes	159
Acalypha betulina	142
. . indica	.
Acanthe	143
. . à feuilles de houx	.
Acanthospermum	142
Acanthus ilicifolius	143
. . mollis	.
Aceita-maria	261
Ache	320
. . d'eau	412
. . des chiens	119
. . des marais	168
. . des rochers	203
. . large	413
Achée	372

Achillea ageratum.. 143
. . atrata ....
. . herba-rota .....
. . lanata ....
. . millefolium.....
. . ptarmica....... 144
. . ptarmique......
. . pyrethrum .....
Achras balota......
. . mammosa......
. . sapota.........
Achyranthes.......
Acmelle ....
Aconit ....
Aconitum napellus.
Acore aromatique.. 145
. . vraie ....
Acorus bâtard..... 205
. . calamus....... 145
Acouthe d'Allemagne 291
Acrocomia......... 145
Acrocomie.........
Acrostic. ... .
Acrostichum.......
Actæa.............
Actée.............
Adansonia.........
Adonanthera 146
Adonosthyle verte.. 205
Adhatoda 146
Adianthum æthiopicum ....
. . capillus veneris
. . fragile ....
. . nigrum.........
. . podatum ....
. . radiatum ......
. . trapeziforme ...
Adonide 147
Adonis æthiopica...
. . autumnalis.....
. . capensis.......
. . vernalis........ 147
Adoxa.............
Ægagrophylle 235
Ægagropiles marines.......... 147-454
Æginetia........... 147
Æginétie ....
Ægiphilia ....
Æglo............... 148
Ægopodium ....
Æschinomene agathi
. . aspera ....
. . grandiflora.....
Æsculus hippocastanum ....
Æthusa ....
Agali-noungou..... 191
Agalloche..... 149-154
Agaric blanc 375
. . briqueté 149
. . des chirurgiens. 375
. . des pharmaciens
. . du chêne ....
. . foie de bœuf.... 273
. . purgatif 375
Agaricus acris 149
. . deliciosus ....
Agarous........ ... 349
Agathode.......... 149
Agathophytum.....
Agathotes ....
Aglaïe............. 148
Agneau chaste..... 149
. . de Scythie...... 378
. . de Tartarie.....
Agrassole 387
Agrèfoul 301
Agrèvou..........
Agrifous..........
Agrimonia alba.... 149
. . eupatoria ......
. . minor.......... 150

. . odorata 150
Agrimoulió 387
Agriou 301
Agripaume.......... 318
Agrostemma coeli rosa 150
. . flos jovis....... .
. . githago.......... .
Agrostis calamagrostis.......... .
. . linearis......... .
Aguara mi huba... 401
Agulancier......... 170
Aiault 150-342
. . narcissus....... 150
Aigle impérial..... 379
Aigrelier.......... 416
Aigremoine eupatoire 149
Aiguille de berger.. 401
Ail 153
. . musqué......... .
. . pétiolé 151
Ailanthus glandulosa 151
Aillaume........... 303
Aimerada 442
Airelle............ 441
Airès ....
Ajipas.............. 151
Ajowan.............. 157
Ajuga genevensis .. 151
. . pyramidalis..... .
. . reptans......... .
Akuin 209
Alangier........... 151
Alangion........... .
Alangium decapetalum............ .
. . hexapetalum ... .
Alcana.............. 317
Alchemilla vulgaris. 151
Alchémille......... .
Alchimille 152
Alchornées.......... 152
Alcornoque ....
Alebandro 317
Alènes............. .
Aletris farineux ... 152
Aleurites........... .
Algue des verriers. 453
. . des vitriers..... .
. . marine.......... .
Alhandal........... 245
Alhagi 292
Alibouflier.......... 424
Alise.............. 416
Alisier des bois.... .
Alisma damasonium 152
. . plantago ....
Aliverio........... 169
Alkanna 152
Alkékenge 363
Alkékengère........ .
Allamanda cathartica............. 152
. . cerbera 153
Alliaire 411
Allium cepa........ 153
. . moschatum..... .
. . porrum ....
. . sativum ....
. . ursinum 154
Allophyllus ....
Allosoro 380
Alnus glutinosa 154
. . serrulata ....
Aloe soccotrina..... .
. . spicata ....
Aloës soccotrin..... .
. . en épi.......... .
Aloexylum.......... .
Alpamato 370
Alpinia galanga.... 155
. . officinarum..... .
Alpinie 155

Alsine............. 155
Alstonia scholaris.. .
. . theæformis .... .
Alstonie........... .
Alstrœmeria....... .
Althæa cannabina.. .
. . ficiola ....
. . hirsuta ....
. . narbonensis.... .
. . officinalis...... .
. . rosea.......... 156
. . sinensis........ 155
Aluyne............ 176
Alypon 285
Alyxia 156
Amadouvier 375
Amandier amer.... 158
. . commun 158
. . des bois....... 266
Amaracus dictamnus 156
Amaranthe épineux .
. . très-grand .... .
Amaranthine globuleuse.......... 236
. . à grosse tête... .
. . officinale 287
Amaranthus albus. 156
. . maximus....... .
. . oleraceus ....
. . spinosus ....
Amaraque......... .
Amarelle 281
Amarinier 394
Amaryllis.......... 156
. . jaune.......... .
Ambaville ....
Ambélanie......... 157
Amblaville........ 300
Ambroisie maritime 157
. . sauvage........ 240
Ambroisine........ 223
Ambrosia.......... 157
Ambulia........... 157
Ammania.......... .
Ammi copticum. .. .
. . officinalis ....
. . visnaga......... .
Amomée à grappe.. 156
. . graine de Paradis ....
Amomum cardomomum............. .
. . granum paradisi .
. . petiolatum 158
. . zeodaria ....
Amourette bâtarde. 414
Amphibie.......... 372
Amygdalus amara . 158
. . communis...... .
Amyris ambrosiaca .
. . gileadensis...... .
. . heterophylla.... 159
. . oleosa.......... .
. . sylvatica....... .
Anacahute......... .
Anacardier ....
. . d'Orient ....
Anacardium....... .
. . occidentale..... .
. . orientale....... .
Anacoluppa........ .
Anacyclus ....
. . pyrethrum...... .
Anagallis alternifolia 160
. . cœrulea ....
. . phœnicea ....
Anagyre........... .
Anagyris fœtida... .
Anamónie ....
Anasforon......... .
Anathère 162
Anchie............ 169
Anchieta 160
Anchiétée......... .

Anchusa angustifolium 160
. . italica ....
Ancolie 168
Anda açu 161
. . brasiliensis .... .
. . de Pison ....
Andassu........... .
Andira anthelmintica .
. . inerme......... .
. . racemosa ....
. . retuse ....
Andrachné 162
Andrographis ..... .
Andromeda......... .
Andropogon à roseau aromatique.. .
. . citratum........ .
. . iwaranchusa ... .
. . muricatus ..... .
. . nardus ....
. . rude........... .
. . schœnanthe.... 163
. . schœnus........ .
Androsace lactea.. .
. . maxima......... .
. . septentrionalis.. .
Androselle ....
. . à grand calice.. .
. . lactée........... .
Androsæmium ..... .
Androsème......... .
Anémone des prés.. 161
. . hépatica........ 163
. . nemorosa ....
. . patens 161
. . pratensis ....
. . pulsatilla ....
Aneth 274
Anethum fœniculum 161
. . graveolens ..... .
Angelica archangelica 164
. . atropurpurea.... .
. . lucida.......... .
. . sylvestris 165
Angelim............ 161
Angelin à grappes. .
Angeline ....
Angélique 164
. . en arbre....... 170
. . des bois 165
. . épineuse....... 170
. . sauvage........ 294
Angiopteris 165
Angourre........... 248
Angrœcum carinatum 165
. . flagrans ....
Anguine amère.... 435
Angrec............. 165
Angure de lin...... 248
Anguria........... 165
Angurie ....
Angusture vrai. 248-278
Anigosanthe 165
Anigosanthus....... .
Animé des Indes... 299
. . d'Orient ....
Anis bâtard 164
. . commun....... 364
. . de France 274
. . des vignes 274
. . des Vosges..... 214
. . écarlate........ 164
. . étoilé.......... 362
. . vert 364
Anisochile......... 165
Anisochilus........ .
Anisode de Népaul. .
Anisodus.......... .
Anisosperma 166
. . du Brésil....... .

Annona muricata .. 166
. . tripetala ....
Anserine 223
. . fausse ....
. . botride ....
. . fétide.......... 221
Antennaria 166
Anthemis........... .
. . cotula ....
. . nobilis......... .
Antheric........... .
Anthericum........ .
Anthostema ....
Anthostème........ .
Anthriscus 167
Anthyllide vulné-
raire............. .
Anthyllis ....
Antidesma......... .
Antirrhea.......... .
Antirrhée de Bour-
bon ....
Antirrhinum latifo-
lium............ .
. . majus ....
Aouara............ 183
Apama siliquosa... 167
. . tomentosa 168
Api ....
Apios ....
Apium ....
Apocinum androsæ-
mifolium ....
. . cannabinum ... .
. . juventus ....
Aquilegia.......... .
Aquilicia 169
Aquilina........... .
Aquiline........... 379
Arabette.......... 169
. . de Chine....... .
Arabiba 219
Arabis chinensis... 169
. . sagittata ....
Araboba.......... 219
Arachide 169
Arachis ....
Aradech 441
Aralia hispida..... 169
. . nudicaulis...... .
. . octophylla 170
. . racemosa ....
. . spinosa ....
Aralie............. 169
Arbier 446
Arbor de cera...... 261
Arbousier 170
. . des Pyrénées... .
. . fraisier ....
Arbre à cannelle... 317
. . à laque 204
. . à la migraine.. 377
. . à pain 178
. . à perruque..... 387
. . aux serpents.... 350
. . cordial........ 333
. . de corail 265
. . de mille ans... 145
. . de la sagesse... 104
. . de neige........ 224
. . de Paradis...... 431
. . des pagodes.... 273
. . de Théophraste 431
. . de vie ....
. . du diable 293
. . du dragon 258
. . immortel....... 265
Arbutus unedo 170
. . uva ursi........ .
Arctopus.......... .
Ardisia............ .
Areca catechu 171
. . de Madagascar. .
. . madagascariensis .

Arec palmiste 171
Arenaria ....
Arenga ....
Arethus ....
Arethusa.......... .
Argan sans épine.. 409
Argémone.......... 171
Argentine 376
Arglisse sauvage.. 374
Argousier à forme de nerprun...... 296
Argul............. 171
Argyrée.......... 172
Argyrela bracteata. .
. . speciosa........ .
Arié négré........ 416
Arille 341
Arisæma atrorubens 172
. . utilis ....
Arisar............ .
Arisarum.......... .
Aristoloche à bractées ....
. . à siphon 175
. . de Turbaco..... .
. . de Virginie .... .
. . des vignes 172
. . en arbre 175
. . longue......... 173
. . ponctuée....... 174
. . ronde......... .
. . toujours verte.. .
Aristolochia anguicida 172
. . bilobata ....
. . bracteata ....
. . clematitis...... .
. . cordifolia 173
. . fœtida ....
. . fragrantissima.. .
. . grandiflora .... .
. . indica......... .
. . longa.......... 173
. . macrura........ 174
. . odoratissima ... .
. . pistolochia ..... .
. . punctata ....
. . riugnes ....
. . rotunda........ .
. . sempervirens... .
. . serpentaria .... .
. . sipho 175
. . trifida.......... .
. . turbacensis..... .
Aristotelia......... .
Aristotelie ....
Armoise amère..... 176
. . bâtarde......... .
. . blanche........ 288
. . commune....... 178
. . mâle........... 176
Armol............. 185
Arnica 175
Arnotto 196
Aromadendrum.... 175
Aromate germanique............ 303
Arracacia 176
Arrête bœuf....... 349
Arroche blanche... 185
. . des jardins .... .
. . en arbrisseau .. .
. . épinard ....
. . fraise.......... 196
. . glauque........ 185
. . pourpier ....
. . puante 224
Arrode 185
Arrouse ....
Artabotrys 176
Artemisia abrotanum .
. . absinthium..... .
. . arborescens .... .
. . biennis ....

. . campestris 176
. . cœrulescens..... 177
. . dracunculus.... .
. . glacialis ....
. . indica ....
. . judaica ....
. . maritima........ .
. . pontica ....
. . rupestris....... .
. . santonica 178
. . spicata ....
. . vulgaris ....
Arthanite 248
Artichaut.......... 249
. . sauvage.... 213-350
Artocarpus hetero-
phylla........... 178
. . hirsuta ....
. . incisa.......... .
Arubajwain ....
Arugam-vory...... 150
Arum à grosses ra-
cines............ 179
. . dracunculus.... 178
. . esculentum .... .
. . macrorrhizon .. 179
. . maculatum..... .
. . tacheté ....
. . vulgare........ .
Arundo donax ..... .
. . phragmites..... .
Asa............... 272
Asaret d'Europe... 179
Asarum ....
Asclepias curassa-
vica.............. 180
. . decumbens..... .
. . gigantea ....
. . procera ....
. . prolifera ....
. . spiralis ....
. . tuberosa ....
. . undulata....... 180
. . volubilis....... .
Ascyre 181
Ascyrum ....
Asimina ....
Asiminier ....
Aspalathus ....
Asparagus officinalis .
. . sarmentosus ... .
Asperge cultivée... .
. . sarmenteuse.... .
Asperugo.......... .
Asperula arvensis.. .
. . bleue ....
. . cynanchica..... .
. . odorante....... 182
. . odorata........ .
Asphodèle blanc... .
. . mâle.......... .
Asphodelus luteus.. .
. . ramosus ....
Aspic............. 317
Asplénie dentée.... 182
. . radiée ....
. . transparente ... .
Asplenium pelluci-
dum............. .
. . radiatum ....
. . ruta ....
. . serratum....... .
Aspièle 278
. . trichomanes.... .
Assa-fœtida....... 272
Assahut 306
Aster amellus...... 183
. . chinensis ....
Astragalus ammody-
tes ....
. . bœticus....... .
. . exscapus...... .
. . glycyphyllos ... .
. . tragacanthoïdes. .

Astrantia.......... 183
Astrocaryum ....
Astroniom 184
Athamantha cervaria.............. .
. . chinensis ....
. . cretensis....... .
. . libanotis....... .
. . pubescens...... .
Atherosperma moscheta............ .
. . sempervirens... .
Athérosperme musquée............. .
Atractylide gommifère........... .
Atractylis ....
Atractylode........ .
Atragena alpina ... 185
. . flava.......... .
Atriplex glauca.... .
. . halimus........ .
. . hortensis...... .
. . portulacoïdes .. .
Atropa belladona... .
Attrape-mouche 168-169
Aturion 182
Aûbabic........... 230
Aûbart............ 391
Aubergine......... 414
Aubifoin 219
Aûbobit........... 230
Aûbrô dês copôlos. 271
Aubours 251
Aubuzon 149
Augia............. 186
Aulne 154
. . noir 275
Aune.............. 154
. . dentelé ....
Aunée............. 303
. . conyze......... .
Aunet............. 154
Auriole 251
Aurone des champs 176
. . femelle 397
. . mâle........... .
. . sauvage ....
Avena............. 186
Avicenne tomenteuse .
Avicennia ....
Avoine............ .
Avoira............ 183
Axia 186
Ayriôlo 245
Azier à l'asthme... 345
Azorelle.......... 186
Azyma 187
Azvôre do maté.... 201
. . da congonha... .

B

pages

Babis 265
Baccharis brasiliana 187
. . indica ....
. . ivæfolia........ .
. . viscosa ....
Bacile............. 243
Baccine 329
Bacopa.... 187
Bacon............. 182
Badamier ailé..... 427
. . à larges feuilles 428
. . argenté 427
. . chébule........ .
. . paniculé....... 428

Badaso 317
Badiano 302
Beckœa............ 187
Bael 148
Bœckée............ 187
Bœomices ....
Baguenaudier commun 231
. . d'hiver......... 277
. . de printemps.. .
Balais doux 403
Balanite d'Egypte.. 187
Balanites.......... .
Balanti............ 188
Balisier comestible. 210
Ballota alba........ 188
. . fœtida.......... .
. . lanata ....
Ballote blanche .... .
. . fétide.......... .
Balmos............ 328
Balsamita.......... 188
Balsamite odorante 426
Bamia.............. 295
Bananier à grappes droites 310
. . marron 292
Bancoulier 188
. . des Moluques .. 152
Bando 317
Banisteria.......... 188
Banksia............ 189
Baobab 145-189
Baptisia............ .
Baptisie tinctoriale. .
Baratte 346
Barbajou........... 407
Barbarea præcox.. 189
. . vulgaris ....
Barbarée commune. .
. . précoce ....
Barbatimao........ .
Barbeau........... 219
Barbebon 434
Barbe de bouc..... .
. . de capucin..... 440
. . de jupiter...... 219
. . de moine....... 248
Barbiche 345
Barbotine...... 177-426
Barbue............. 440
Bardane comestible 313
. . cotonneuse..... .
Bardeau........... 447
Barleria buxifolia.. 189
. . prionitis........ 190
Barlérie à feuilles de buis........... .
Barraldée ....
Barraldeia corymbosa ....
. . integerrima .... .
Barringtonia racemosa ....
. . rubra........... .
Barringtonie....... .
Basella nigra...... .
. . rubra........... .
. . tuberosa. ....
Basilic aux sauces.. 347
. . blanchâtre...... 348
. . des cuisiniers .. 347
Bassia butyracea... 191
. . djavé.......... .
. . longifolia ....
. . parkii.......... .
Bassie............ 190
Bassinet........... 383
. . blanc.... 163
. . des marais..... 441
Batatas edulis..... 191
. . jalapa ....
Batate douce...... .
. . purgative...... .

Bâton de Jacob... 182
. .. royal ....
Baume 334
. . de Calaba...... 208
. . de Copahu..... 238
. . de la Mecque... 158
. . de l'Ile plate.... 263
. . de Marie. 208
. . des Iles de France 187
. . des jardins..... 188
. . des Missions... 401
. . de Tolu....... 311
. . du Canada..... .
. . du Pérou 361
. . focot........... 208
. . houmiri........ 201
. . sauvage........ 207
Baûmé 436
Baumier........... 140
Baûmos........... 328
Bauhinia acuminata 191
. . forficata ....
. . inermis ....
. . scandens....... .
. . tomentosa 192
. . variegata ..... .
Bauhinie aiguë.... 191
. . cotonneuse..... 192
Bayssó 241
Beatsonia 192
Beauharnoise 396
Beaumont-root..... 419
Bec à l'oiseau...... 212
. . de grue.... ... 261
. . d'oie......... 376
Beccabunga 192
Bécut 226
Bédéguar 389
Bédille 236
Bédisso.......... 391
Begonia à grandes fleurs 192
. . grandiflora..... 192
. . obliqua ....
. . tomentosa...... .
Behen blanc....... 218
. . rouge.......... 421
Beilloyrouolo 233
Belgaum.......... 188
Beligas........... 239
Beligasso.......... .
Bélisso 391
Belladone 185
Bellayro.......... 233
Belle dame........ 185
. . de nuit...... .. 337
Bellis du Cap..... 353
. . fistulosa 192
. . hortensis....... .
. . integrifolia .... .
. . perennis ....
. . prolifera....... .
Belloyrouolo 233
Belonia 193
Belutta............. .
Belvédère 224
Ben de judée...... 423
Benjoin 193
. . du pays. 302
. . français........ .
. . odoriférant 193
Benjoni amygdalin 423
Benoite commune. 283
. . des ruisseaux.. .
Berberis fruticosa.. 193
. . vulgaris........ .
Berce la grande.... 291
. . laineuse........ .
Berceau de la Vierge 230
Berchemia......... 193
Berchémie.......... .
Bergera...... 193
Bergère ....
Berbéno........... 445

Bergòyro.......... 312
Bèrgnàs........... 151
Berle............. 412
. . de Chine...... .
Bèrnò............. 151
Bès............... 191
Bèsc.............. 419
Bòssino dé loup... 325
Beta cycla........ 191
. . vulgaris...... .
Bétoine........... .
. . d'eau......... 403
. . des Vosges.... 175
Betonica.......... 191
Bétouèno.......... 175
Betterave......... 191
. . champêtre..... .
Betula alba....... .
. . nigra......... .
Betulina.......... 203
Beurre de Bambara 191
. . de Bambouc.... .
. . de Galam...... .
. . de Shea....... .
Bicasso........... 391
Bicorne........... 331
Bidalbo........... 237
Bidens............ 195
. . cornuus....... .
. . tripartitus... .
Bieùlèto.......... 448
Bieùso............ 401
Bignonia brasiliana 195
. . candicans..... .
catalpa........... .
. chenoloïdes..... .
. cœrulea......... .
. . copaïa........ .
. . echinata....... .
. . equinoctialis.. .
. . heterophylla... 196
. . incarnata...... .
. . indica......... 196
. . longissima..... .
. . ophthalmica.... .
. . pentaphylla.... .
. . stans.......... .
Bimbotié.......... 394
Bimotièyro........ .
Binèto............ 391
. . saûbacho...... .
Binogrèlo......... 392
Binotiò........... 394
Binoutié.......... .
Bins.............. 394
Bioulòto.......... 448
Bioulé............ 375
Birgasso.......... 230
Bistorto.......... 372
Bixa.............. 196
Blanchette........ 442
Blanc d'eau....... 346
Blaysan........... 441
Blé de Barbarie... 373
. . froment....... 436
. . Martin........ 373
. . noir.......... .
. . rouge......... .
Blechnum.......... 196
Blette à fleurs en tête.......... .
. poirée.......... 191
Bligasse.......... 230
Blitum capitatum.. 196
Bluet............. 219
Bluèto............ .
Bobis............. 265
Bocco............. 203
Bocconia frutescens 196
Bòcconio.......... .
Bœbera............ .
Boerhaavia diandra 197
. . diffusa........ .
. . hirsuta........ .

. . . insularis....... 197
. . . peruviana...... .
. . . scandens....... .
Bois à baguettes.. 231
. . . à balle......... 289
. . . à la fièvre...... 300
. . . amer 213
. . . bénit 201
. . . bouton......... 220
. . . cachiman 327
. . . cannelle........ 315
. . . canon 217
. . . canot.......... 208
. . . carré 271
. . . chandelle 261
. . . citron....... .... .
. . . cochon......... 212
. . . corail 291
. . . d'absinthe....... 213
. . . d'agalloche..... 149
. . . d'anis......... 316
. . . d'anisette....... 307
. . . de baume 158
. . . de campêche... 290
. . . de camphre 317
. . . de cannelle 315
. . . de chêne........ 196
. . . de chien 240
. . . de clou..... 214-341
. . . de couleuvre 350-122
. . . de Diabahul.... 142
. . . d'ébène......... 257
. . . de fer 409
. . . de gaïac 277
. . . de girofle..... 311
. . . de joli cœur... 407
. . . de lait......... 369
. . . de liège........ 347
. . . de lièvre....... 251
. . . de Losteau..... 167
. . . de merle 407
. . . de musc........ 241
. . . de natte 144
. . . d'oreille 251
. . . de pissenlit 427
. . . de sang........ 300
. . . des Antilles.... 282
. . . de soie 339
. . . de source 169
. . . de tain......... 328
. . . de toon 217
. . . de vie 288
. . . doux 285
. . . gentil.......... 252
. . . jasmin.......... 261
. . . jaune ....
. . . néphrétique.... 195
. . . palmiste 161
. . . pin... 327
. . . puant...... 160-289
. . . ramier......... 339
. . . ramon.......... 218
. . . reinette........ 257
. . . rouge...... 201 288
. . . saint.......... .
. . . sans écorce 324
. . . sauvage........ 161
Blonquéto.......... 223
Bolbonach.. 324
Bolériano 141
Boletus albus 197
Bombarde......... 435
Bombax ceiba 197
. . . pentandrum ... .
Bonduc ....
Bonne femme 168
Bonhomme...... 330-144
Bonnet de prêtre... 271
. . . d'évêque ....
Bon Henry 223
Bontia 198
Borayre 443
Borbonia 198
Borbonie ....

Borboric 448
Borouot.......... 150
Borrage........... 198
Borragine ....
Borrago........... .
Borreria émetica... .
. . ferruginosa .... .
. . perrotetii ....
. . poaya.......... .
. . verticillata..... .
Bortas négró 378
Boswelia 199
Botria............ .
Boucage........... 365
Bouchingo 435
Bouchino ....
Bouco dé loup..... 395
Boués blanc....... 191
Bouffo dé loup 325
Bouffon........... 351
Bougrane.......... 394
Bouillard......... 191
Bouillon blanc..... 444
. . mâle.......... .
. . noir 313
Boûis 246
Bouleau 191
. . pubescent...... .
. . bernó.......... 154
Boule d'or....... .. 437
Boulou 444
Boun aûbrét 320
Bounót dé copélo.. 271
Bounto........... 317
Bourdaine..... 275-384
. . blanche........ 447
Bourden layo...... 376
Bourdolay ....
Bourgène.......... 384
Bourgère.......... 275
Bourgogne 349
Bourguèpine 381
Bourrâche......... 193
Bourratchó.........
. . saûbachó 280
Bourse à pasteur,. 212
Boursette..........
Bourreau des arbres 217
Boussèrole........ 170
Bouton d'or....... 388
. . noir.......... 185
Bouyssillo..... 170-392
Bouyssorillo.......
Bouyssou nógré... 378
Bowdichia 199
Boyaux du diable.. 237
Brachyre.......... 199
Brachyris ....
Bragantia de Wallich. 167
Bragos dé coucût... 378
. . dé loup 293
Brairelle......... 378
Branche ursine. 143-291
Branc ursine...... 143
Brasiliastrum...... 199
Brassica esculentus
. . napus..........
. . nigra ....
. . rubra..........
. . viridis.........
Brayera abyssinica 200
. . anthelmintica .. 290
Brède. 156
Brèdes d'Angole... 190
Brégeotte 263
Brèse. 449
Brète. 156
Brésillet 199
Brigbog........... 172
Brimballier 441
Brindonia 200
Brise pierre 361
Briwillière 418

Brome purgatif.... 200
Bromus purgans... .
Bronde............ 414
Brosse de bruyère.. 375
Broutounico........ 428
Browallia.......... 200
Browallie.......... .
Bruccea antidysenterica;.......... .
. . sumatrana..... .
Brugo............ 263
Bruyère............ .
Brumaillo......... .
Brumelle......... .
Brunella.......... 201
Brunelle.......... .
Brusc............ 392
Bruyère cendrée... 263
. . commune....... .
. . précoce........ .
Bryone calleuse... 201
. . d'Amérique.... 236
. . noire.......... 201
Bruyèyro.......... 263
Bryonia alba...... 201
. . africana....... .
. . callosa........ .
. . cordifolia...... .
. . dioica.......... .
. . epigaea......... 202
. . scabra.......... .
Bryum............. .
Bubon galbanum... .
. . gummiferum... 202
. . macedonicum.. 203
Bucail............ 373
Bucane............ 263
Buchananie........ 203
Buchania.......... .
Bucco.......... 203-256
Buchu............. .
Bucida............ 203
Bucna............. .
Buène à gros fruits. .
Bugle............. 151
Buglosse.......... 160
. . officinale...... .
Bugrane épineuse.. 349
. . rampante...... .
Buis commun....... 204
. . piquant........ 392
Buisson noir...... 378
Buniade.......... 203
Bunias............ .
Bunium........... .
Buphtalmum....... .
Buplèvre.......... .
Buplevrum falcatum............ .
. . petiolare....... 204
. . rotundifolium... .
Buranhem.......... 206
Burchée d'Afrique. 204
Burgo............. 263
Burkea............ 204
Bursera........... .
Busserole......... 170
Butea frondosa.... 204
. . superba........ .
Butome........... .
Butomus.......... .
Butée feuillue..... .
Buxus............. .
Byrsonimia cotinifolia........... 205
. . crassifolia..... .
. . chrysophylla... .
. . verbascifolia... .

C

	pages
Cabaret	179
Cabasse	206
Cacalia bulbosa	205
. . hastata	.
. . sarracenica	.
. . Kleinia	.
. . viridis	.
Cacalie écarlate	.
Cacao bicolor	206
. . sativa	.
Cachou	142
... du Bengale	.
. . de Bombay	.
. . en masse	.
. . rougeâtre	.
Cachimen	166
Cacoyer	206
Cactus sepium	.
. . triangularis	.
Cadalari	144
Cade	307
Cadé	.
Cadia purpurea	206
. . varia	.
Cadie pourprée	.
Cadoque	259
Cagarelle	335
Cahïnitier	226
Caille-lait	179
. . jaune	279
Caïmitier	206
Caïnca	.
Cajeputier	332
Cakile maritima	206
Caladium auritum	.
. . doré	.
Calacs	213
. . de l'Ile Bourbon	213
. . de Madagascar	.
Calagéri	445
Calagirah	.
Calaguala	207-374
Calahuala	.
Calambac	154
Calament à grandes fleurs	207
. . à petites fleurs	.
. . des montagnes	.
Calamintha grandiflora	.
. . nepeta	.
. . officinalis	.
Calamus draco	.
Calceolaria inflexa	.
. . pinnata	.
. . trifida	.
Calebasse	242-311
Calebassier	242
Calendula arvensis	207
. . officinalis	208
Calla des marais	.
. . palustris	.
Calliandra grandiflora	.
. . tetragona	.
Calliandre tendre à cailloux	.
Callicarpa americana	.
. . lanata	.
Callithrix aquatica	.
Callitriche aquatique	.
Calluna	.
Calophyllum calaba	.

CAHIER (S) OU PAGE (S) INTERVERTI (S) A LA COUTURE RETABLI (S) A LA PRISE DE VUE.

DE LA PAGE
À LA PAGE

Calotropis......... 209
. . gigantea.. .... .
. . procera........ .
Calsos dé coucùt... 378
Calsotrèn.......... 259
Caltha bisma...... 209
. . palustris....... .
Camarine.......... 261
Cambar........... 256
Cambé............ 210
Cambi............ .
Cambouis.......... .
Camélée noir....... 251
Caméléon blanc.... 214
Camérisier des bois 324
Camomille puante.. 166
. . Romaine... 222- .
Campanula cervicaria........... 209
. . glomerata...... .
. . speculum....... .
. . trachelium...... .
Campanule cervicaire............ .
. . gantelée....... .
Camphora......... .
Camphorosma...... 210
Camphre....... 209-315
Camphrier..... 209-315
Canarion.......... 210
Canarium......... .
Canavali cathartica. .
. . maritima....... .
Cannabis ....
Canna edulis....... .
. . indica ....
Canne de Congo.... 158
. . d'Inde......... .
. . de Provence.... 179
. . de rivière 158
. . des vipères..... 310
Canneberge. 441
Cannelier de Malabar............ 315
Cannelle aromatique .
. . bâtarde........ 451
. . blanche........ .
. . de Chine.... .. 315
. . de Coromandel. .
. . plate.......... .
Cannette........... 179
Canthium.......... 211
Caoû d'asé..... 256-144
. . dé bordano..... 313
. . soûbaché....... 256
Capélét............ 241
Capélou ....
Capillaire blanc 182-374
. . d'Ethiopie...... 146
. . de la Jamaïque. .
. . de Montpellier . .
. . doré........... 375
. . du Canada..... 146
. . du Cap........ .
. . noir ....
. . radié......... .
. . rouge......... 182
Capille à teigneux.. 278
Capparis ægyptiaca. 211
. . breyna........ .
. . dahi ....
. . ferruginea...... .
. . jamaïcensis .... .
. . mithridatica.... .
. . siliquosa....... .
. . spinosa ....
Capraire biflore.... .
Capraria.......... .
Câprier commun... .
. . d'Egypte...... .
Caproxylon 212
Capsella ....
Capsicum.......... .
Capuche de Moine.. 145

Capuchon...... 145-172
Carabin............ 373
Caragate recourbée. 433
Carapa de Guinée.. 212
. . de la Guyane... .
. . du Sénégal..... .
. . guineensis...... .
Cardamina amara .. .
. . pratensis ....
Cardo poirée....... 194
Cardère à carder ... 257
. . des bonnetiers.. .
. . des foulons .... .
Cardiaca........... 213
Cardiaire 318
Cardiaque 213
Cardinale rouge ... 323
Cardiospermum 213
Cardouilles 403
Cardoussés ....
Carduus marianus.. 213
Carex ....
Carica ....
Caritsa madagascariensis ....
. . xylopicron ..... .
Carive............. 212
Carlina acanthifolia.............. 214
. . acaulis.......... 213
. . gummifera..... 214
Carline blanche.... .
. . des Alpes 213
. . noire........... .
Carlotte 233
Carmantine bicaliculée............ 309
Caroba............ 195
Carotte commune .. 253
. . sauvage........ .
. . des montagnes.. 184
Carragahen 214
Caroubier 220
Carthame.......... 214
Carthamus lanatus. .
. . tinctorius ....
Carum carvi ....
Carvi.............. .
Caryophyllus....... 214
Cascalote 244
Cascara sagrada 215-381
Cascaria........... 215
Cascarilla de angortura 248
Cascarille.......... 244
Cascavelle 141
Casque 145
Casse.............. 215
. . de Java ....
. . en bois......... 315
. . lunettes..... 219-270
. . odorante 315
. . puante 215
. . pierre.......... 400
Cassia absus 215
. . acutifolia....... .
. . æthiopica ....
. . biflora ....
. . brasiliana ....
. . fistula......... .
. . fœtida ....
. . javanica ....
. . ovata.......... .
. . obovata ....
Cassie............. 388
Cassina............ 215
Cassis 387
Cassita 216
Cassolette 295
Castanea.......... 216
Castanha do Jobata 166
Casuarina 216
Casuarines......... .
Cataire 344

Catalpa........ 216-428
Catananche azurée. 216
Catappa........... 428
Catapuco 269
Catopuço.......... .
Catha edulis 233
Caturus 216
Caucalis daucoïdes . .
. . grandiflora..... .
. . latifolia ....
Caucalier.......... 433
Ceanothus americanus.......... 216
. . benghalensis.... .
. . bicolor......... 217
. . decumbens..... .
. . discolor........ .
Cébodillo 269
Cecropia.......... 217
Cédratier 230
Cèdre de Virginie .. 308
Cedrela febrifuga .. 217
. . roona. ....
. . rosmarinus..... .
Célastre grimpant.. .
Celastrus scandens . .
. . senegalensis.... .
Céleri 168
Céline 333
Celosia paniculata.. 218
. . trigyna ....
Celtis australis..... 217
. . occidentalis 218
. . orientalis.. ... .
Cenchrus ægyptius. .
. . granularis ..... .
Centaurea behen ... .
. . calcitrappa..... .
. . cyanus......... 219
. . jacea ....
. . montana ....
. . nigra ....
. . rhapontica 219
Centaurée blanche.. 314
. . bleue 219
. . des prés 325
. . jacée.......... 219
. . jaune.......... 225
Centaurium officinale .219
Centhrantus ....
Centhrente..... 219-442
Centinode.......... 372
Centrolobium 219
Cephaëlis bearii .... .
. . elata........... 220
. . ipecacuanha.... .
. . muscosa ....
Cephalanthus ....
Ceradille.......... 414
Cerasus avium 220
. . des Antilles .... .
. . virginiana ..... .
. . vulgaris ....
Ceratonia.......... .
Cerbera allamanda. 221
. . lactaria ... .
. . manghas ....
. . rauwolfia ....
. . thevetia........ .
Cercifis........... 403
Cerfeuil 167
. anisé 401
. . musqué ....
Cèrfûl 167
Cerise d'hiver...... 363
. . de Juif ....
Cerisier 220
. . des Antilles 328
Césó.............. 226
Cestreau........... 221
Cestrum diurnum .. .
. aurifolium .... .
. . pseudoquina.... .

. . undulatum 221
Cétérach........... .
Cétraria ... .
Cévadille 444
Chabarro 205
Chacourroie 431
Chaillerie 166
Chaméléon blanc... 184
Chambreule....... . 278
Chamecisse à feuilles de lierre... .. 281
Chamomilla matricaria 222
. . nobilis......... .
Chandelier......... 391
Chandelle.......... 417
Chantransia........ 222
Chanvrain 267
Chanvre 210
Chanvre d'eau.. 195-326
. . folle 278
. . indien 168
Chapaia 205
Chapelière......... 438
Charbonière 201
Chardon acanthe... 350
. . argenté 213-410
. . bâtard 350
. . béni 231
. . béni des Antilles 171
. . des parisiens ... 214
. . d'âne 265
. . de N.-Dame ... 410
. . étoilé 218
. . lacté 410
. . de Vénus 257
. . Marie 213-410
. . roland 265
. . roulant ....
. . taché 410
. . velu 350
Chardousse......... 214
Charme noir........ 433
Charpentaire 402
Chasmantera bakis. 222
. . flavescens ....
. . palmata......... .
. . peltatus ....
Chasse-diable..... 300
. . rage 318
. . taupe 252
. . vaches 183
. . venin 321
Châtaigne d'eau... 435
. . de la Guyane .. 178
. . des Antilles.... .
. . de terre 203
Chaudron...... 150-342
Chausse trappe..... 218
Chayaver 349
Cheiranthus 222
Chélidoine......... 223
Chelidonium ....
Chêne à la Galle... 382
. . au Kermès ..... .
. . à silique 196
. . commun 382
. . blanc 445
. . d'Espagne 382
. . noir. 196
Chenette........... 428
Cheneuse 318
Chénopodée 223
Chenopodium album .
. . ambrosioides ... .
. . anthelminticum. .
. . bonus henricus . .
. . botrys ....
. . scoparia 224
. . vulvaria ....
Chenuelle.......... 264
Chervi............. 412
. . des marais..... 348
Chevelu des pauvres 264

Cheveux de Vénus 218-345
. . du diable 248
. . du roi 433
Chèvrefeuille 323
. . xylosteon 324
. . des Antilles.... 224
Chicorée blanche .. 311
. . sauvage 226
Chicot............. 290
Chicotin........... 154
Chicouréyo 226
Chiendent 436
. . citronnelle 162
Chien roux 373
Chigommier 234
Chimaphila 224
Chimaphile à ombelle ....
Chiococca anguifuga ....
. . racemosa ....
Chiocoque à rameaux .
Chionanthus....... .
Chirayte........... 281
Chironia angularis. 224
. . chilensis 225
. . linearifolia..... .
Chiva-fou 193
Chlora 225
Chloranthus officinalis............ .
Chondrilla......... .
Chou caraïbe...... 179
. . cavalier....... 199
. . de Paris 392
. . de vigne....... 438
. . marin 236
. . rouge 199
Christophariane ... 145
Chryphisospermum. 225
Chrysanthemum indicum ....
. . segetum 225
Chrysobalane...... .
Chrysobalanus..... .
Chrysocoma ....
Chrysophyllum caïnito 226
. . cœruleum...... .
. . jamaïcense..... .
. . microphyllum .. .
Chrysosplenium alternifolium ....
. . oppositifolium. .
Chuchoraoû 201
Chuchorèlo ....
Chuquiraga........ 226
Ciardoussó........ 214
Cicer.............. 226
Ciche ....
Cichorium intybus . .
Cicourèyo ....
Cicuta maculata ... .
. . virosa ....
Cicutaire 353
Cierge de N. Dame 444
. . lézard 206
Ciguë aquatique ... 226
. . d'Athènes...... 235
. . des anciens .... .
. . des jardins 148
. . de Socrate..... 235
. . maculée....... 226
. . tachetée 235
. . vireuse 226
Cigùdo 235
Cigùo ....
Cimicaire fétide ... 227
. . rameuse ....
Cimicifuga fœtida.. .
. . ramosa ....
Cinchona calysaya . .
. . condaminea.... .
. . grandiflora..... .

. . nitida.......... 227
Cineraria.......... 228
Cinnamodendron axillare ....
. . corticosum..... .
Cinnamosma ....
Circée des Alpes... .
Circæa alpina...... .
. . canadensis. ... .
. . lutetiana....... .
Cissampelos acida.. .
. . caapeba. ....
. . digitata ....
. . ebracteata 229
. . mauritiana... .
. . pareira .... 356- .
Cissus pedala...... .
. . quinquefolia ... .
. . salutaris ....
. . vitiginea....... .
Cistus creticus.... .
. . ierus ....
. . laurifolius ..... .
. . monspeliensis .. .
Citron............ 230
Citronnelle 176-333
. . de la Guyane .. 379
Citrouille.......... 246
Citrounèlo.......... 333
Citrus aurantium .. 229
. . bigaradia 230
. . limonium ....
. . medica ....
Clair-bassin 323
Clavalier 452
. . jaune . ...
Clematis dioïca 230
. . flammula ....
. . viorne ....
. . vitalba......... .
Clématite brûlante. .
. . des haies ....
. odorante 230
Cleome dodecandra .
. . felina......... .
. . frutescens ..... .
. . icosandra ....
. . pentaphylla 231
Clerodendrum ..... .
Clinopode champêtre 431
. . rugueux 231
Clinopodium. ..... .
Clitoria ....
Clitorie............ .
Cloche blanche 277
Clochette...... 236-276
Cloqueret 363
Cloranthe officinal . 225
Cloucourdo 164
Clou de girofle..... 214
Cloux de Dieu 417
Clusia rosea 231
. . venosa......... .
Clusier ....
Cneorum 231
Cnicaut ....
Cnicus benedictus.. 231
. . casabonæ...... .
Cniquier........... 198
Coca............. 266
Cocage........... 276
Cocane............. .
Coccigrolle 276-363
Coccis en gueule .. 391
. . moyen ....
Coccoloba 231
Cocculus bakis..... 232
. . cinerescens .... .
. . cordifolius ..... .
. . crispus ....
. . fibra aurea .... .
. . flavescens...... .
. . peltatus ....
. . platyphylla..... .

Cochongo 167
Cochlearia armorica 232
. . de Bretagne.... 388
. . officinalis 232
Cocolico........... 355
Cocos coronata 232
. . nucifera 233
Cocotier de mer... 324
. . lontar ....
Cocuasse 235
Cocue 149
Cœlestis........... 233
Codagapala........ 451
Codagen de Malabar 298
Coffea.............. 233
Coignassier........ 218
Coings ....
Coix gigantea...... 233
. . gigantesque.... .
Colbertia ....
Colchicum autum-
nale ....
. . illyricum....... .
. . variegatum .... .
. . vernum ....
Colchique d'automne .
. . du printemps .. .
Coldenia 231
Collinsonia ....
Colocases.......... 316
Colombine......... 169
Colombo d'Amérique 275
. . de Mariette..... .
Columbo...... 222-331
Coloquinte......... 245
Colutea............ 234
Coluvrine de Virginie 174
Comaret 234
Comarum......... .
Combé............. 210
Combretum cocci-
neum 234
. . grandiflora 234
Comméline commune .
. . medica......... .
Commia........... .
Comomillo 166
Comoumillo........ .
Compagnon blanc.. 325
Complièe 424
Compono blonco ... 277
Comptonia 235
Concombre 246
. . d'âne 338
. . sauvage 259-338
Condori paon 146
Condurango 287
Conferva.......... 235
Conium ....
Connarus.......... .
Conobéro.......... 179
Conobou.......... 210
Conroso........... 335
Consyre 424
. . moyenne....... 151
Contorto 448
Contrayerva du Bré-
sil 258
Contre-peste....... 438
Convallaria........ 235
Convolvulus altheoi-
des ....
. . arvensis 236
. . calystegia ....
. . discolor....... .
. . gemellus....... .
. . grandiflorus.... .
. . iticucu......... .
. . jalapa ....
. . macrocarpus ... .
. . macrorrhizon .. .
. . mecoacanha.... .
. . officinalis 237
. . operculatus .... .

. . orizabensis 237
. . panduratus .... .
. . paniculatus .... .
. . papirus........ .
. . pentaphyllus ... .
. . pes capræ...... .
. . repens ....
. . scammonia .... .
. . sepium ....
. . soldanella 238
. . speciosus ....
. . turpethum ..... .
Conyza balsamifera. .
. . odorata........ .
. . salicifolia ..... .
. . squarrosa...... .
Conyse des prés ... 303
. . moyenne ....
. . vulgaire 238
Copaifera officinalis .
Copal oriental 443
Copalchi 245
Copalme du Canada 322
Copayer du Brésil. 238
Coquelicot......... 355
Coquelourde....... 164
Coquemollier 431
Coquerelle 164-363
Coqueret ....
Coquette 248
Coquillier 206
Corail des jardins.. 212
Corrallina 239
. . mediterranea... .
. . officinalis ....
Coralline de Corse. .
Corchorus capsularis .
. . japonicus ....
. . olitorius ....
. . tridens......... .
Corde à violon 248
Cordia myxa....... 239
. . rotundifolia.... 239
. . sebestena ....
Cordie ....
Cordomou 257
Cordouillo......... 214
Cordus 257-318
Corète à capsule .. 239
. . comestible ..... .
Coriandre.......... .
Coriandrum........ .
Coriaria 240
Coris.............. .
Cormier 416
Cornaret anguleux . 331
Corne de cerf.. 368-407
. . de cerf d'eau ... 240
Cornet giron 170
Cornichon 246
Cornicularia 240
Cornue............ 435
Cornuelle......... .
Cornouiller de la Floride......... 240
. . fleuri ....
. . mâle........... .
Cornus alba ....
. . canadensis ....
. . circinata........ .
. . florida......... .
. . mas........... .
Coronilla emerus... .
. . légitima........ .
. . varia ....
Coronille ....
. . variée ....
Coronopus......... .
Corossol à trois lobes............ 181
Corossolier........ .
Corouotto 253
Correa. 240
Corrigiola 241

Corrigiole.......... 372
Corroyère.......... 240
Cortusa........... 241
Coryllus avellana .. .
Corypha........... .
Coscinie........... 242
Coscinium ....
Costus arabicus.... .
. . arabique....... .
. . doux 451
. . indien 241
Cotonnier mapou .. 197
Cotula............ 241
Cotyledon brasilica. .
. . laciniata ....
. . umbilicus ....
Cotylet de Brésil... .
. . ombilic ....
Coucomèlo......... .
Coucou 312-378
. . bleu 380
Coucoumbré 246
Coucùt 378
Coudoumbré....... 246
Coudoumé ....
Coudounnié....... 248
Coudouns......... .
Coudrier 241
Couis............ 242
Coujorasso dé sérp. 201
Couleuvrée ....
. . noire 426
Coulliré 320
Couloumbré....... 246
Coumarouna 242
Councoumbré...... 246
Couo dé rat....... 263
. . dé rato ....
Couporélo 241
Courbaril......... 209
Courals 212
Couraoùs......... .
Courge 246
Cournianou........ 361
Couronne de St-Jean 178
. . de terre........ 284
. . impériale 276
. . royale 333
Courrejado......... 372
Courréjoudélo....... .
Courroie de St-Jean 284
Courroieto 241
Courtine........... 368
Coussé.. 395
Cousso 290
Coutarea. 242
Coutoubea alba.... .
. . purpurea....... .
Crachat de la lune. 345
Cran 436
. . Berry........... 441
. . des allemands .. 388
. . des Anglais 232
Cranson de Bretagne .
. . des Anglais 388
. . des montagnes.. 278
Crapaudine des champs 278
. . des montagnes.. 409
Crassula rubens... 242
. . tetragone ..... .
Crassule rouge..... .
Cratægus crux galli .
. . torminalis ....
Cratæva religiosa... .
. . tapia........... .
Crèbo-co 415
Crépinette 372
Crescentia cujute... 242
. . minima......... .
Cresson............ 343
. . alénois 318
. . de chien 446
. . de fontaine 343

. . de Malacca..... 419
. . de Para........ .
. . de roche 226
. . des jardins..... 189
. . des prés 212
. . des vignes 189
. . de Ternate..... 419
. . de terre 189
. . élégant........ 212
Cressonnette ... 189-212
Cressonnière 446
Cresson 343
Crête de coq 293
. . de paon........ 289
Crève-chien 414
Creyssélou......... 343
. . négré.......... .
Creyssélous dés prâtchs 212
Crinum............ 243
Criophorum. ....
Cristaria.......... .
Criste-marine...... .
Cristophoriane 145
Crithmum 243
Croc de chien...... 415
Crocus 243
Croisette noire 278
. . velue.......... .
Croix de Malte..... 435
. . de St-André ... 278
Cron.............. 436
Cropal.... 451
Crotalaria angulosa 243
. . sagittalis 244
Croton antisyphilitica ... .
. . camaza......... .
. . campestris...... .
. . cascarilla....... .
. . corylifolium.... .
. . clutheria ....
. . perdicipes........ 245
. . plicatum ....
. . tiglium ....
Cruchon 346
Crugeon ....
Crurianella cynanchica 245
. . odorata ....
Crucianelle odorante .
Crumène 326
Crustolle 391
Cubeba 245
Cubèbe 368
. . de Bourbon ..... .
. . officinal........ 245
Cucubalus bacciferus 245
. . suberosum ....
. . variegatum..... .
Cucumères.......... .
Cucumis colocynthis .
. . melo........... 246
. . sativus.......... .
Cucurbita maxima.. .
. . popo. ....
Culotte de suisse .. 357
Cumin des prés 214
. . sauvage 311
Cuminum 246
Cunila............ 247
Cuphea antisyphilitica ....
. . microphylla..... .
Cupidone azurée ... 216
Cupressus 247
Curage 373
Curanga.......... 247
Curatella........... .
Curculigo.......... .
Curcuma longa...... .
. . rond........... 248
. . rotunda. ....
Curé-dent d'Espagne 137

Curo-coupos....... 263
Cuscuta americana. 248
. . corymbosa ..... .
. . minor ....
Cuscute........... .
Cusparia........... .
Cyclamen ....
Cyclanthe.......... .
Cyclanthus......... .
Cydonia............ .
Cymbalier.......... 241
Cynanchum arguel. 249
. . extensum....... .
. . ipecacuanha .... .
. . monspeliaca .... .
Cynara albida...... .
. . italica... ..... .
. . scolymus.... .. .
. . viridis ....
Cynoglosse 249
Cynoglossum angus-
. . tifolius......... .
. . officinale........ .
. . omphalodes 250
Cynosurus ....
Cyperus esculentus. .
. . longus ....
. . rotundus ....
. . viridis ....
Cypre.... 401
Cyprès 217
. . de la Louisiane. 401
Cypripedium....... 250
Cytise. 251
. . à grappes 250
Cytisus cajan....... .
. . flavus.......... .
. . laburnum ....
. . scoparius 251

D

pages
Daïs............... 251
. . à huit étamines. .
Dalbergia.......... .
Damier 276
Daphne alpina 251
. . altaïca ....
. . cannabina...... .
. . cneorum ....
. . cochinchine .... .
. . gnidium........ .
. . laureola........ .
. . mezereum 252
. . thymelæa...... .
Dartrier...... 443
Datisca............ 252
Datisque........... .
Dattes du désert.... 188
Dattier 362
. . à pain ....
Datura arborea 252
. . ceratocaula ..... .
. . fastuosa......... .
. . stramonium..... .
. . tatula.......... 253
Daucus carota ..... .
. . sativus......... .
Dauphinelle........ 254
Dauphinette......... .
Daurade........... 221
Davilla elliptica ... 253
. . rugosa......... .
Delphinelle. 254
Delphinium ajacis.. 253
. . consolida....... 254

. . staphisagria.... 254
Dentaire........... 369
Dentaria bulbifera . 254
. . pentaphyllos.... .
Dentelaire 369
. . grimpante...... .
Diagrède........... 237
Dianthus arenarius. 254
. . barbatus ....
. . caryophyllus.... .
. . moschatus...... .
. . saxifragus...... 255
. . superbus ....
Dicentra........... 255
Dicentre........... .
Dicrostachys....... .
Dictame blanc...... .
Dictamne de Candie 156
. . de Crète ... 156-351
. . de Virginie..... 331
Dictamnus albus ... 255
. . fraxinella....... .
Diervilla acadiensis. .
. . canadensis...... .
. . lutea........... .
Digitale jaune...... .
. . pourprée ....
Digitalis ambigua .. .
. . epiglottis lutea.. .
. . purpurea........ 256
. . tomentosa....... .
Digitale ....
Digne dame........ 330
Dill-Water 161
Dioscorea.......... 256
Diosma.... ... 203-256
Diospyros ebenum . 257
. . virginiana...... .
Dipsacus fullonum . .
. . pilosus......... .
Dodonœa........... .
Dogue............. 392
Doigtier 256
Dolichos acinaciformis.............. 257
. . pruriens......... .
. . soja ....
. . urens 258
Dompte-venin 148
Doradille 221
. . blanche......... 182
. . d'Espagne....... 221
. . des murailles... 18
. . dorée ....
. . noire........... 146
Dorelle............ 225
Dorenia. 258
Dorine............. 226
Dormeuse 309
Dorstenia arifolia.. 258
. . brasiliensis...... .
. . caulescens ....
Dorycnium hirsutum .
. . incanum ....
Douce-amère 414
Doucette.......... 442
Doucette ....
Douçomère 414
Doulcette......... 242
Douma 458
Dracæna draco .... .
. . terminalis...... .
Dracocéphale de Moldavie 259
Drococephalum canariense.......... 258
. . moldavica 259
Draconte fétide .... .
Dracuntium ....
. . fœtidum 258
. . pertusum....... 259
. . polyphyllum.... .
Drageline.......... 228
Dragées de cheval.. 373

Dragonnier........ 258
... pourpre........ .
Dragon-root....... 172
Dryas............. 259
Drymis........ 228-259
Dunrus.............. 259
Duriou jaune....... 225
Duvaua.............. 259

E

pages
Eau d'asé.......... 441
Ebène............. 257
Ebouf............. 395
Ecbalium.......... 259
Echelle de Jacob... 370
Echinops multiflorus............. 260
... pauciflorus...... .
Echites antidysenterica........... .
... syphilitica...... .
Echium violaceum . .
... vulgare........ .
Eclaire............ 223
Eclairette......... 273
Eclipta erecta...... 260
... prostrata ....
Ecorce de Geoffré. 161
... de la Jamaïque. .
... de jeunesse..... 336
... de Malabar 451
... des Antilles 161
... de Surinam .... .
... de virginité.... 336
Ecuelle............ 211
... d'eau.......... 299
Edelweiss 286
Eglantier.......... 388
Eglantine 169
Egle.............. 148
Egous............. 395
Ehretia........... 260
Elœagia Mariæ .... .

pages
. . utilis........... 261
Elœocarpus......... .
Elœodendron croceum............. .
. . indicum........ .
. . roxburgii ....
Elaterium.......... 338
Eléagie de Marie .. 261
Eléphantope de Mars .
. . rude........... .
Elephantopus carolinianus......... .
. . martii......... .
. . scaber ....
Eleusine 218
Eli................ 320
Embésc 449
Empé 372-424
Empétrum nigrum. 261
. . pinnatum ....
Empoudrié 313
Emplerum......... 203
Empoudro......... 313
Empouléto 442
Encens terrestre... .
. . d'eau 406
Encensie 389
Encensoir ....
Enchanteresse 228
Endormie commune 252
Endourmidouyro .. 299
Enno............. 291
Eoussé............ 395

Epanille........... 264
Eparette 319
Eperon de chevalier 254
Eperonelle 278
Epervière des murs 296
Ephedra distachys.. 261
Ephèdre.......... .
Ephémère 434
Ephémérine ....
Epi d'eau.......... 376
. . de nard 441
. . fleuri 420
Epidendron auriculé 262
. . en coquille..... .
. . jaune......... .
. . à feuilles obtuses .
. . à fleurs en queue .
. . peint............ .
Epidendrum auriculatum.......... .
. . caudatum ....
. . cochleatum...... .
. . luteum......... .
. . obtusifolium .... .
. . scriptum ....
. . tenuifolium .... .
. . vanilla ....
Epiglotte 255
Epilobe à larges feuilles.......... 262
. . en épi. ....
Epilobium latifolium .
. . spicatum....... .
Epimède ....
Epimedum alpinum .
Epinard d'Amérique 190
. . de Hollande.... 419
. . des Indes...... 190
. . fraise........... 196
. . immortel....... 392
. . marron 156
. . sauvage........ 232
Epine blanche . 213-410
. . de cerf.......... 384
. . de Jérusalem.... 356
. . du Christ....... 354
. . jaune 403
. . vinette.......... 193
Epinoche........... 419
Epipactis latifolia.. 263
. . unilateralis .... [illegible]
Epravlt 168
Epurge............ [illegible]
Equisetum .... [illegible]
Erica carnea ...... [illegible]
. . cinera.......... [illegible]
. . vulgaris........ [illegible]
Erigeron acre...... [illegible]
. . alpinum........ [illegible]
. . canadense....... [illegible]
. . glutinosum...... [illegible]
. . philadelphicum .. [illegible]
. . podolicum ...... [illegible]
. . serotinum....... [illegible]
. . villarsii......... [illegible]
Eriocaulon 264
. . de Malabar ..... [illegible]
Eriocephalus ...... [illegible]
Eriophore à larges feuilles .... [illegible]
Eriophorum .... [illegible]
Erithalis fruticosa.. [illegible]
. . inodora......... [illegible]
Erode.............. [illegible]
Erodium gruinum.. [illegible]
. . moschatum .... [illegible]
Eruca.............. [illegible]
Eryngium aquaticum.............. [illegible]
. . campestre........ [illegible]
. . fœtidum .... [illegible]
. . maritimum...... [illegible]
. . planum .... [illegible]
. . tricuspidatum .. [illegible]

Erysimum sysimbrium 265
Erythræa.......... .
Erythrina corallodendron......... .
.. indica ....
.. monosperma.... 266
Erythrone......... .
Erythronium ....
Erythroxylon areolatum 266
.. coca du Pérou.. .
Escallonia myrtyloides.......... .
.. resinosa ....
Escaro-coupo...... 261
Escoléto........... 183
Escoubotte jaune.. 225
Escouréjado....... 372
Escourgeon........ 297
Escudélou......... 241
Escuréto.......... 263
Esembeckia........ 266
Esparcette........ 349
Espargoule........ 417
Espargoutte.... 331-
Espèrjo 181
Espic 317
Esquine........... 412
Estonissou 312
Estonco buoù...... 349
Estournicotouèro .. 175
Estragon 177
Esule............. 269
Étoile de berger.... 152
.. du matin....... 304
Étranglo chien..... 245
.. loup........... 356
Eucalyptus globulus 266
.. risinifera ....
Eugenia acutangula .
.. jambos......... 267
.. malaccensis.... 267
.. racemosa....... .
Eugénie ....
Eupatoire.......... .
.. aquatique...... 195
.. ayapane 267
.. d'Avicenne..... .
.. de Messué...... 143
.. femelle 195
.. triplinerve 267
Eupatorium atriplicifolium ....
.. ayapana......... .
.. cannabinum ... .
.. crenatum ....
.. perfoliatum 268
.. rotundifolium.... .
.. sophiæfolium .. .
.. teneruifolium .. .
Euphorbe 269
.. à feuilles de cyprès.......... 268
Euphorbia antiquorum............ .
.. canariensis..... .
.. canescens ....
.. capitata ....
.. corollata ....
.. cyparissias ..... .
.. esula........... 269
.. helioscopia...... .
.. heptagona ....
.. ipecacuanha.... .
.. lathyris........ .
.. linearis ....
.. officinalis ....
.. palustris........ .
.. papillosa........ .
.. peplis........... .
.. peplus........... .
.. pithyusa......... .
.. portulacoides.... .

. . sylvatica........ 270
. . thymifolia....... .
. . tirucalli......... .
. . tortilis.......... .
. . tribuloïdes ..... .
. . verrucosa ....
. . villosa......... .
Euphraise......... .
Euphrasia ....
Euscaphis ....
Evodia. ....
Evolvulus ....
Evonymus europæus 271
. . latifolius.........
. . macrophyllus...
. . tenuifolius .....
Exacum guyanense.
. . tenuifolium ....
Excœcaria cochin-chinensis ....
. . hibernica ......
. . spinosa.........
. . sylvatica.........
Exostemma..........

F

pages
Faba dô san Ignatio 166
Fabiana.......... . 271
Face de loup 326
Fagara capensis ... 272
. . octandra........ .
Faham............. 165
Fahou............. ..
Fahun............. .
Farioyro 379
Faûguioyro........ 375
Fausse ambroisié .. 223
. . angusture...... 422
. . bourrache...... 160
. . cochenille...... 187
. . écorce de Winter 451
. . germandrée.... 446
. . réglisse........ 183
. . rhubarbe 430
. . roquette 203
. . sénille......... 372
Faux acacia 388
. . buis............ 392
. . capillaire....... 182
. . caprier 454
. . chamarras...... 249
pages
. . colombo 75
. . dictamne.........
. . ébénier.......... 2
. . galanga.......... 31
. . garou.......... 252
. . indigo 271
. . ipecacuanha 180-249
. . jalap 337
. . kino de la Jamaïque............ 231
. . marrube 4
. . persil........... 1 8
. . quinquina........ 5
. . romarin..........
. . safran...........
. . scordium ....
. . séné.............
. . simarouba...... 195
. . simaroube de Bourbon........... 6
. . staphyllier........
. . sucrier.......... 2
. . thé.............. 31
. . turbith.......... 3
Félougno.......... 2

Félzé 380
Fénasse 349
Fenouil 274
. . annuel 157
. . de porc 361
. . des Alpes 336
. . marin 243
. . puant 164
. . tortueux 409
Fenouillas 178
Fenu-grec 436
Fer à cavalo 172
. . à cheval 373
Ferraria cathartica. 272
. . purgans ....
Ferula asa-fœtida .. .
. . persica ....
. . sylvatica ....
Feuilles d'or 226
Feuillotte 372
Fève d'Egypte 346
. . de loup 293
. . de pichurine ... 314
. . de porc 299
. . de St-Ignace 422
. . du diable 211
. . épaisse 405
. . lupine 240
Fevillea cordifolia . 272
. . javilla 273
. . scandens ....
Ficaire ....
Ficaria ranunculoïdes ....
Ficoïde glaciale 335
Ficus benghalensis. 273
. . carica ....
. . dolliaria ....
. . gamaleira ....
. . septica ....
Fiel de terre 276-265-364
Figue infernale 171
Figuier 273
. . des Hottentôts .. 333
. . des Iles 213
. . de Surinam 217
. . maudit 231
Filaos 216
Filicule-frêle 374
Filipendule 419
Filius ante patrem . 438
Finterno 172
Fistulina 273
Flacurtia cataphracta 274
. . ramontchi ....
. . sepiaria ....
Flaveria chilensis .. .
. . contrayerba .... .
Flambe d'Allemagne 304
. . d'eau 305
. . flamme 304
Flèche d'eau 393
Fleuneunette 392
Fleur admirable ... 337
. . cardinale 304
. . d'amour 156
. . de coucou 325
. . d'hiver 293
. . de jalousie 156
. . de la passion ... 357
. . de la Trinité 449
. . de muscade 341
. . de paon 370
. . de Pâques 164
. . de quatre heures 236
. . des dames 164
. . de St Jacques ... 408
. . de St Joseph ... 344
. . de tous les mois 207
. . d'un jour 434
. . du Parnasse 320
Flour dé Sén Jan ... 357
. . dé sèrp 355

Fluteau........ .. 204
.. étoilé...... . 152
. plantaginé .... .
Flûte de berger.... .
Fœniculum. 274
Foirande. 335
Foirolle . . ....
Folguièyro... . . . 379
Folièyro ....
Fontèrno 172
Forgasso 377-131
Forskalea 274
Fort Jean. 426
Foûbièyro... 379
Fougère commune.. .
. femelle...... ... .
. . mâle 375
Fougerolle. 374
Foûgino 475
Fourgon........ . . 392
Fourrage de disette 417
Foûtèrno 172
Foyèyro 380
Fragaria 274
. domingensis.... .
Fragon...... 392
. . à larges feuilles 393
Fraisier,.......... 274
Framboisier 390
Francisca 274
Francoa 275
Francoèe........... .
Frangipanier blanc 369
Frangula........... 275
Frasera ....
Fraxinelle. 255
. . commune ....
Fraxinus excelsior . 275
. . heterophylla.... .
Frène commun .... .
Frèto-boyssèlo 263
. . pinto........... .
Frézillon. 320
Frigoulo. 432
. . saûbacho....... .
Frioul............ .
Frioulo............ .
Fritillaire impériale 276
Fritillaria imperialis. 275
. . meleagris 276
Fromager 197
Froment 436
Fucus dulcis...... 276
. . helmintocorton . .
. . vesiculosus..... .
Fulwa............ 191
Fulwara........... .
Fumaria.......... 276
Fumeterre......... .
Fumotèrro......... .
Funaire ....
Funaria. ....
Fusain. 271
Fuschia 276
Fustèt 387

G

pages

Gafarots 313
Gaïac 288
.. de Cayenne 242
Gaiacum officinale.. 277
. . sanctum........ .
Gaïacum. ....

Galanga.......... 155
. . des marais . . . 145
Galanthin 277
Galanthus littoralis. .
. . nivealis......... .
Galantine nivéole .. .
Galbanum...... 202-258
Galega officinalis .. 277
. . purpurea ....
. . virginiana...... .
Galeobdolon la-
mium ....
. . montanum .. .. .
Galéope à grandes
fleurs 278
. velouté ....
Galeopsis grandi-
flora. ....
. . ladanum. .. ..
. . ochroleuca...... .
. . tetrahit....... .
Galiote. 283
Galipea 278
Galium aparine .... .
. . cruciatum....... .
. jaune ....
. . mollugo .. ..
. . uliginosum. 279
. . vernum.......... .
Galofot......... ... 313
Galvezia........ ... 279
Gambir. 139
Gandio. 256
Gant de Notre Da-
me 168-209-256
Garance de chien... 181
. . des teinturiers . 390
. . voyageuse .... .
Garancie. ....
Garcinia cambogia. 279
. . malabarica..... .
. . mangostana .... .
. . moreilla 279
Gardenia grandi-
flora . ...
. spinosa ....
Garde-robe 176
Gariot recise..... . 283
Garou............ 251
Garouette ....
Garouilhe. 38
Gauchefer......... 207
Gaultheria 279
Gayac.......... ... 278
. . des Allemands.. 275
Gazon d'Espagne .. 421
. . de montagne ... .
. . d'Olympe ....
Geissosperme....... 280
Geissospermum .... .
Gelsemium nitidum .
. . sempervirens... .
Gendarussa ....
Génépi blanc...... 143
. . des Alpes...... 177
. . vrai........... .
Génestrolle 280-399
Genêt. ....
. . à balai..... 280-399
. . d'Espagne.. 417
. . des teinturiers.. 399
purgatif 280
Genévrier. 307
. oxycèdre .. ... .
Genista hispanica... 280
purgans ..... .
. . scoparia ..... .
. siberica.. ..... .
. . tinctoria ....
Gentiana amarella . 281
. . campestris...... .
. . catesbæi. ....
. . chirayta .. ..
. . exaltata. ....

. . lutea 281
. . macrophylla . . . 282
. . pneumonanthe . . .
. . punctata . . . . .
. . purpurea . . . .
. . rubra . . . .
. . verticillata . . . . . .
Gentiane des marais
. . pourprée . . . . . .
. . rouge . . . .
Gentianelle 265-281
Geoffrée de la Jamaïque 282
. . de Surinam . . . . .
. . des Antilles . . . . .
Geoffroya . . . .
Geranium . . . .
Geranium columbinum . . . .
. . hortense . . . .
. . maculatum 283
. . pratense . . . .
. . robertianum . . . .
Gerardia . . . .
Germandrée aquatique 429
. . des montagnes . .
. . fausse ivette . . . .
. . maritime . . . .
. . petit chêne 428
. . sauvage 429
Gervao 420
Gerzeau 281
Geum chamœdrifolium 283
. . montana . . . .
. . rivale . . . .
. . urbanum . . . .
Ghée 191
Ghi . . . .
Gigartina 281
Gillon 449
Ginèbré 307
Ginès 309
Ginèst . . . . 280- .
Ginèsté . . . .
Ginèsto . . . . 280- .
Gingembre 453
. . bâtard 210
. . blanc 453
. . brun . . . .
. . noir . . . .
Giniébré 307
Giniébrié . . . .
Ginoria 284
Ginousèle 269
Ginsono 281
Girarde 205
Girard-roussin 179
Girofle 214-341
Giroflée des murailles 222
Girolles 412
Giroville 216
Githago 281
Gladiolus communis .
. . segetum . . . .
Glais . . . .
Glaiteron 451
Glands doux 382
Glaucienne jaune . . 284
Glaucium . . . .
Glaûjou . . . .
Glaux . . . .
Glayeul . . . .
. . bigarré 305
. . bleu . . . .
. . de la Caroline . . .
. . dès moissons . . . 284
. . jaune des marais 305
Glechoma 284
Globba nutans 285
. . uniformis . . . . . .
Globbée penchée . . .

. . uniforme....... 285
Globulaire à tige nue .
. . commune ....
. . turbith ....
Globularia alypum. .
. . frutex terribilis .
. . nudicaulis...... .
. . vulgaris........ .
Gluta benghas ..... .
Gluten 437
Glycyne 285
Glycyrrhiza glabra. .
. . italica.......... .
Gmelina asiatica ... .
. . parvifolia 286
Gnaphalium arenarum.............. .
. . conglobatum ... .
. . dioïcum........ .
. . fœtidum ....
. . leontopodium .. .
. . maritimum .... .
. . vira-vira....... .
Gnavelle 401
Gobleau vulgaire... 299
Goléntié........... 388
Goloncié........... .
Gombo 295
Gomenol........... 345
Gomfrena globosa.. 286
. . macirocephala.. .
. . officinalis 287
Gomme 202
. . copal-dure 443
. . d'Afrique 202
. . en larmes...... .
. . gutte 291
. . gutte de Ceylan. 279
. . jaune.......... 415
. . séraphique 272
Gomphia hexasperma.............. 287
. . ovalis 287
Gomouti........... 171
Gonobulus......... 287
Gorgonne 276
Gorric............. 382
Gossypium 287
Gouania ....
Gouet commun 179
Goujo dé sèrp 201
Goupia 287
Gourganes........ 290
Goutte de sang..... 147
Goyavier 379
Gragelino 223
Graines à dartres .. 443
. . de zédoaire 177
Gramas 436
Gramen citronné... 162
. . de montagne ... 412
Grân 436
Grand basilic 347
. . baume......... 426
. . beccabunga 446
. . bleuet. 219
. . bonhomme..... 330
. . bouquetin...... 365
. . coccis.......... 391
. . corossolier..... 166
. . cousin 437
. . épinard........ 419
. . frêne 275
. . galanga 155
. . liseron.. 237
. . mufle de veau .. 167
. . nénuphar 346
. . œil de bœuf.... 319
. . oursin 260
. . plantain........ 368
. . roseau 179
Grande absinthe. .. 176
. . aristoloche. ... 173

. . aunée 303
. . bardane........ 313
. . berce.......... 113
. . boulette....... 260
. . carline........ 213
. . cataire........ 344
. . célandine 396
. . centaurée 219
. . chélidoine...... 223
. . cigué 235
. . consoude....... 421
. . éclaire. 223
. . ésule. 269
. . euphorbe....... 268
. . gentiane........ 281
. . marguerite. 183-319
. . mère........... 384
. . morelle 403
. . ortie........... 440
. . orvale 401
. . oseille. 372
. . passerage .. 318-343
. . pervenche...... 417
. . pimpinelle 365
. . pucelage 447
. . pulmonaire..... 380
. . saponaire 398
. . sauge.......... 238
. . scrofulaire... . 401
. . valériane 442
Grando morgorido . 319
Grangea........... 287
Granitor 318
Grapelle 451
Grasseline 223
Grassette 365-406
Grass-oil of nemaur 162
Grasso poulo 405
Grateron 278
Gratia Dei......... 288
Grateau. 313
Gratiola monniera. 287
. . officinalis 288
. . peruviana ....
Gratiola 287
Gratteau 216
Gratto-poulo 405
Grémil 322
. . des champs .... .
Grenade 320
Grenadier ....
Grenadille 357
Grenette........... 177
Grenouillet 372
Grenouillette....... 383
Griffe de chat...... 331
Griffoul............ 301
Griffoulas.......... .
Grippe 313
. . des champs 326
Grofforot 313
Gronovia 288
Gros capou........ 312
. . chiendent 249
. . févier.......... 290
. . grains 412
. . ricin............ 306
Groseiller à grappes 387
. . à maquereaux .. .
. . commun ....
. . noir. ....
. . rouge ....
Grosse casse....... 215
. . croisette 268
. . vrillée 297
Grosso poulo 442
Gruau............. 186
Guaco 173
Guajacum officinale 288
. . sanctum ....
Guaranhem........ 206
Guarana.......... 358
Guarea aubletii 289

. . purgans 289
. . purgative ....
. . spicæfolia ..... .
Guazuma ....
Guérit-tout 234
Gudron 392
Guettarda.......... 286
Gueule de lion. . . . 167
. . de loup ....
Guilandina bonduc. 289
. . bonducella ....
Guillebode......... 172
Guimalbo.......... 155
Guimaûbo ....
Guimauve officinale .
Guimògo. ....
Gunnera........... 289
Gustavia angusta.. .
. . nuga 290
Guttier 291
Guy 419
Gymnocladus 290
Gynema ....

H

pages

Hæmatoxylum 290
Hannebane 299
Hagenia........... 290
Hamamelis ....
Hamellia coccinea.. 291
. . erecta ....
Hancornia ....
Haut bois.......... 390
Hebradendron 291
Hedera helix... 141- .
Hedyosmum arborescens.......... 292
. . granizo......... .
. . nutans......... .
Hédyotis ....
Hédysarum alhagi. .
. . hamatum....... .
. . linéare......... .
Helianthemum fumana........... .
. . vulgare ....
Heliconia ....
Helicteres isora.... .
. . sacarolha ....

pages

Héliotrope......... 293
Heliotropium europæum ....
. . indicum ....
. . odoratum ..... .
Helleboraster ....
Hellébore 291
. . à fleurs roses .. .
. . à fleurs vertes.. .
. . blanc 443
. . d'Hippocrate ... 293
. . noir....... 293-444
Helléborine 262
Helleborus fœtidus. 293
. . hyemalis ....
. . niger ....
. . officinalis ....
. . viridis ....
Hémidesme........ 294
Hemidesmus ....
Henné............ 317
Henne............ 291
Hépatique blanche.............. 357

. . contre la rage. 359
. . étoilée des bois. 182
Heracleum lanatum 294
. . sphondylium... .
. . tuberosum .... .
Herba chamœdryas 259
. . alpina ....
. . Dei........... 288
Herbe amère 426
. . bénite 283
. . blanche 166-286
. . bonhomme..... 330
. . caraïbe 391
. . dorée 221-408
. . flottante 398
. . grasse 365
. . huileuse ....
. . indienne....... 155
. . judaïque 105
. musquée....... 295
. . puante 224
. . royale 176-347
. . sacrée 445
. . St-Fiacre .. 293-444
. . sans couture... 350
. . tierce.......... 228
. . terrible 285
. . toute épice.. 342-345
. . triste 337
. . tue brebis 365
. . vierge 330
Herbe à balayer ... 403
. . à bonhomme... 444
. . à cent goûts ... 178
. . à cent nœuds .. 372
. . à chiques 431
. . à cloques 363
. . à collet. 367
. . à daucune 350
. . à éternuer...... 144
. . à esquinancie .. 283
. . à Gérard 148
. . à jaunir 280-399
. . à Kœmpfer 310
Herbe à la capucine 447
. . à la coupure 406-424
. . à la fièvre 265
. . à la gravelle ... 400
. . à la paralysie... 378
. . à la purgation.. 197
. . à la taupe...... 252
. . à la teigne...... 299
. . à l'esquinancie 181-245
. . à l'hirondelle 223-241
. . à l'ophthalmie.. 270
. . à malingres.... 434
. . à mille trous... 300
. . à midi......... 305
. . à omelette 426
. . à pain 179
. . à Pâris 356
. . à patagon...... 197
. . à pians 357
. . à pisser 381
. . à plomb.... 291-312
. . à printemps 223
. . à retour....... 293
. . à Robert 283
. . à sept têtes 421
. . à sept tiges .... .
. . à serpents 268
. . à vers. 331
Herbe au beurre... 410
. . au bitume 379
. . au charbon 401
. . au charpentier 283-408
. . au chat 267
. . au coq 188-426
. . au diable....... 369
. . au fic.......... 293
. . au lait. 371
. . au mal d'estomac 310
. . au pauvre homme 288

. . au porc........ 326
. . au sang-dragon. 392
. . au scorbut..... 232
. . au soleil....... 293
. . au vent........ 164
Herbe aux ânes.... 348
. . aux aulx....... 411
. . aux brûlures... 187
. . aux cancers.... 369
. . aux cent maladies 326
. . aux cent maux . .
. . aux chancres... 293
. . aux chantres... 411
. aux charpentiers 189-309
. . aux cochons... 372
. . aux cors....... 407
. . aux couronnes . 389
. . aux cuillers.... 232
. . aux écrouelles.. 401
. . aux écus....... 326
. . aux engelures .. 299
. . femmes battues 201
. . aux flèches..... 330
. . aux foulons 398
. . aux gueux 230
. . aux hanches.... 241
. . hémorroides 273-403
. . aux ladres 446
. . aux magiciens.. 329
. . aux malingres.. 195
. . aux mamelles .. 312
. . aux moucherons 238
. . aux mouches... .
. . aux oies 376
. . aux panaris. 357-372
. . aux perles 322
. . aux pierres..... .
. . aux piqûres.... 300
. . aux poumons... 380
. . aux poux... 145-358
. . aux puces 238-335-368
. . aux punaises.... 238
. . serpents 174-336-353
. . aux sorcières .. 228
. . aux sorciers.... 252
. . aux taureaux... 352
. . aux teigneux 313-438
. . aux trachées ... 209
. . aux verrues. 293-447
. . aux vers....... 426
Herbe d'amour 369-381
. . d'autal......... 249
. . de bouc 224
. . de Hongrie..... 278
. . de Jacob....... 408
. . de Jupiter...... 407
. . de lion 169
. . de madame Boivin 180
. . de Monserrat .. 2 2
. . de Notre-Dame 356
. . de réglisse..... 403
. . de St Barthélemy .
. . de St-Benoit... 283
. . de St-Cristophe. 145
. . de Ste Athalie. 251
. . de Ste Barbe... 189
. . de Ste Catherine 302
. . de Ste Cunégonde 267
. . de Ste Marie... 426
. . de Ste Rose.... 354
. . de St Etienne .. 228
. . de St Guilhaume 149
. . de St Innocent. 372
. . de St Jacques.. 408
. . de St Jean..... 300
. . de St Julien 189-399
. . de St Laurent 151-335
. . de St Marc..... 426
. . de St Paul...... 378
. . de St Pierre.... .
. . de St Philippe.. 305
. . de St Quentin .. 438
. . de St Simon.... 228
. . de sang. 445

. . de Turc........ 295
. . de vanille...... 293
Herbe de la rache. 369
. . de la rate...... 402
. . de la rupture... 372
. . de la Trinité... 16?
Herbe des grands bois .
. . des Jésuites.... 301
. . des Juifs 416
. . des magiciens.. 414
. . des magiciennes 228
. . des marais..... 358
Herbe du bon Henry 149
. . du charpentier. 143
. . du diable...... 252
. . du feu......... 187
. . du foie........ 445
. . du musc........ 147
. . du nombril.... 250
. . du Paraguay... 301
. . du St Esprit... 161
. . du siège....... 403
Herbier........... 373
Herbo doñrado.... 221
. . nousàdo....... 372
. . solado......... 391
Herbo dé boulou... 444
. . dé cinq costos.. 368
. . dé loubét....... 299
. . dé millo fuéillos 143
. . d'estan........ 263
. . dé porc........ 372
. . dé Sént Anno.. 312
. . dé Sént Benouét 283
. . dé St Héléno... 265
. . dé St Honoré... .
. . dé St Olé....... .
. . dé Sént jon.... 281
Herbo dél brullàl.. 179
. . dél corpontio.. 143
. . dél coyssal.... 299
. . dél culié....... 232
. . dél mal foundomén............. 259
. . dél morfoundomén............. .
. . dél quint....... 263
. . dél sèxé....... 404
. . dél soblou..... 398
. . dél tal...... 143-415
. . dél trouon..... 497
. . dél trouoné.... .
Herbo dé lo blonquéto........... 223
. . dé lo brosiéyro. 222
. . dé lo coréillado 299
. . dé l'escoléto... 183
. . dé lo floquiéyro 152
. . dé lo mérbéillo. 445
. . dé lo morrubo. 330
. . dé lo morruo... .
. . dé lo motriço.. 331
. . dé lo pas...... 319
. . dé lo pigouoto. 380
. . dé lo porétaillo 356
. . dé lo rato..... 445
. . dé lo rougno.. 400
. . dé lo séntégno. 424
. . dé lo sobounado 398
. . dé lo taco...... 332
. . dé lo tégnéyro. 404
. . dé lo tolo...... .
. . dé lo touoro... .
Herbo dé los borrugos........... 223
. . dé los compános 256
. . dé los dens.... 299
. . dé los enfluros. 256
. . dé los flébrés.. 265
. . dés ponoris.... 372
Hérisson d'eau.... 417
Hernandia ovigera 294
. . sonora......... .
Herniairo glabro... .

Herniaria glabra... 294
. . hirsuta 295
Herniole glabre.... .
Herpestis.......... .
Herreria ....
Herrérie........... .
Hesperis. ....
Heuchera........... .
. . villosa. ....
Hibiscus abelmoschus. ....
. . alba ....
. . esculentus ..... .
. . mutabilis. ..... .
. . populneus...... .
. . præcox 296
. . sabdarifa ....
Hièble 395
Hieracium murorum 296
. . pilosella........ .
. . sabaudunum... .
. . umbellatum.... .
Hipidule........... 166
Hippocratea comosa 296
. . volubilis ....
Hippocrepis ....
Hippomanum mancinella. ....
. . spinosa ....
Hippophæ.......... .
Hirondinaire 418
Hispidule 286
Homalium.......... 297
Homeriana ....
Hordeum vulgare .. .
. . hexasticon ..... .
Hortia bresiliana .. .
Houblon grimpant. .
Houx. 391
. . à larges feuilles 393
. . apalachine 301
. . du Paraguay... .
. . frelon 392
. . maté........... 301
Huaco......... 173-336
Hugonia. 297
Huile de marmotte. 386
. . de ricin 388
Humulus 297
Hura............. 298
Hyacinthus ipecacuanha......... .
. . microphyllus... .
. . parviflorus..... .
Hydrastis.......... .
Hydrocharis....... .
Hydrocotyle asiaticus ....
. . commun ....
. . umbellatus..... .
. . vulgaris ..... .
Hygrophila obovata 299
. . ringens........ .
Hymenæa courbaril .
. . martiana ....
Hyoscyamus alba. .
. . niger. ....
Hyoseris 300
Hypericum lanceolatum. ....
. . latifolium ....
. . perforatum..... .
. . quadrangulum . .
Hyssope à feuilles de myrthe ....
. . de haie 288
. . officinal 301
Hyssopus myrtifolius 300
. . officinal....... 391

I

	pages
Iberis amara	30'
. . amer	.
Icaquier...........	225
Icñe...............	395
Icñle..............	.
If baccata.........	301
. . commun	426
Igasure	422
Iguame blanche ...	256
. . commune	.
. . cultivée....	.
Ilex aquifolium ...	[illegible]
. . mathé	.
. . Paraguariensis.	.
. . vomitiva.......	.
Illecebrum	302
Illicium anisatum..	.
. . floridum	.
Immortelle	286
Impatiens noli me tangere..........	302
Impatiente	.
Impératoire........	.
Imperatoria	.
Impériale.........	276
Indian tabacco	323
. . turnip..... ...	172
Indiennes	315
Indigo bâtard	277
Indigofera angustifolia	302
. . anil...........	.
. . arcuata	.
. . enneaphylla	303
. . oblongifolia	.
Indigotier	302
. . anil.	.

	pages
Inga	303
Inula conyza.......	.
. . crispa.	.
. . helenium.......	.
Ionidium	.
Ipéca..............	220
. . blanc..........	298
Ipecacuanha.......	220
. . amylacée	388
. . bâtard	180-391
. . blanc	298
. . branca	448
. . de Cayenne.	197-.
. . des Allemands .	.
. . des Antilles....	180
. . des antipodes ..	189
. . des mines d'or.	379
. . noir.	.
Ipo	423
Ipomæa bicolor....	303
. . cathartica......	304
. . quamoclit......	.
Iris à longues feuilles	.
. . de Florence	.
. . de la Caroline..	305
. . de la Martinique	304
. . des jardins.....	.
. . des marais.....	305
. . dichotoma	304
. . flavescens......	.
. . florentina......	.
. . germanica	.
. . jaunâtre	.
. . jaune	305
. . longifolia	304
. . martinicensis...	.
. . nostras	281

. . pseudo-acorus . 305
. . versicolor . . . . . .
Isatis . . . .
Isertia . . . .
Itoubou 448
Iva 305
Ivette commune 429
Ixora bandhuca 305
. . coccinea . . . .
. . paniculata . . . . .

J

pages

Jaborandie 361
Jacée des prés 219
Jacinthe des Pyrénées 402
. . musquée 298
Jacobée 408
. . blanche 228
. . maritime . . . .
Jalap 236
. . blanc . . . .
. . mâle 237
Jarnote 203
Jasione 305
Jasmin à feuilles étroites 306
. . bâtard 224
. . blanc 306
. . commun . . . .
. . de l'Inde . . . .
. . jaune 280
Jasminum angustifolium 306
. . officinale . . . . . .
Jaubert 360
Jatropha curcas . . . 306
. . glandulosa . . . . .
. . glauca . . . .
. . maniot . . . .
. . multifida . . . .
Jaunet d'eau 346
Jeannette 342

pages

Jeffersonia 306
Johennesia princeps 161
Joli bois 252
Joli bouès . . . .
Jonc à mèche 307
. . à mouches 408
. . à tête 307
. . de la passion . . . 417
. . étalé 307
. . fleuri 204
. . jaune 307
. . odorant 348
Jotte 191
Joubarbe 406
. . âcre 405
. . blanche . . . .
. . des toits . . . 406-407
Joubert 360
Juglans cathartica . 307
. . regia 306
Jujubier 454
Julienne des dames 295
Juncus conglomeratus 307
. . effusus . . . .
. . glaucus . . . .
Juniperus communis . . . .
. . oxycedrus . . . . . .
. . sabina 308

. . virginiana 308
Jusclano 299
Jusquiame blanche. .
. . noire.......... .
Jussiæa peruviana . 308
. . suffruticosa .... .
Justicia biflora..... 308
. . echioïdes ....
. . gendarussa..... .
. . malabarica 308
. . nasuta 309
. . paniculata ..... .
. . parviflora ....
. . pectoralis ....
. . peruviana...... .
. . procumbens.... .
. . trifolia......... .
. . viridis......... .

K

pages

Kæmpferia galanga 309
. . longa......... 310
Kaïnca 224
Kaïnça............ .
Kamala 390
Kalmia............ 310
Karatas........... .
Karo.............. 178
Kat 233
Ketmie............ 295
. . acide 296
Kija-Nelly......... 362
Kina nova......... 376
Kino de Botany-Boy 266
. . de la Nouvelle-Hollande ....
. . du Bengale 204
. . du Sénégal..... 380
Kinos 343-360
. . d'Amérique 232
Knowltonie du Cap 160
Krameria ixina 310
. . triandra........ .
Kunthia montana.. .
Kuta-Kan 298

L

pages

Labdanum 229
La crinière........ 240
Lactuca canadensis 311
. . sativa ....
. . virosa ....
Lactucarium....... .
Ladanum.......... 229
La gaude 381
Lagenaria 311
Lagœcia........... 311
Laiche 213
. . des sables...... .
Laiteron 416
Lait d'âne........ .
. . de N.-Dame 213-410
Laiteron 416
Laitron............ .
Laitue commune... 311

. . de chouette 416
. . pavot......... 311
. . vireuse ....
Lalo 146-189
Lambourde........ 451
. . aux écrouelles. .
lambourde 313
Lamburon......... 119
Lamier archangélique............ 311
. . blanc ....
. . tacheté 312
Laminaire sucrée... 311
Laminaria ....
Lamium album ....
. . maculatum..... 312
. . purpureum..... .
Lampaoûto........ 273
Lampsana......... 312
Lampsane commune .
Lance de Christ 326-350
Langeolé 270
Langue d'agneau... 369
. . de bœuf 160-179-402
. . de cerf. 350-353-402
. . de chat. 267
. . de chien ... 249 376
. . de Christ 350
. . de passereau ... 372
. . de serpent 350
. . d'oie 160-368
. . de vache 268-400 424
Lantana aculeata .. 312
. . camara. ....
. . flava.......... .
. . involucrata .... .
. . lanuginosa .... .
. . macrophylla.... .
. . odorata ....
. . pseudo-thea.... .
. . sellowiana..... .
Lantar 171
Lanterne.......... 363
Lapageria 312
Lapagérie ....
Lappa edulis....... 313
. . major ....
. . minor ....
. . tomentosa...... .
Lappulier 437
Largo 416
Laser d'Esculape .. 430
Laserpitium gallicum............ 314
. . latifolium ....
. . siler........... .
Latania. ....
Latanier........... .
Lathræa. ....
Lathrée écailleuse.. .
Lathyrus ocrus..... .
. . sativus......... .
La trompe 325
Laurelia 314
Laurélie........... .
Laurelle... 344
Lauréole femelle... 252
. . gentille ....
. . mâle........... .
Laurier à jambon.. 316
. . à petites feuilles .
. . à sauces ....
. . avocatier....... .
. . cannelle 315
. . cerise.......... 314
. . commun 316
. . cubèbe 315
. . de Bourbon .... .
. . de St Antoine.. 262
. . des bois 252
. . des Iroquois.... 317
. . épurge......... 252
. . étendu......... 317

. . fétide.......... 316
. . franc.......... .
. . purgatif....... 252
. . rose d'Europe.. 344
. . rose des Alpes. 386
. . rouge.......... 315
. . sassafras...... 317
. . tin........... 417
Lauro cerasifolia.. 314
Laurose........... 344
Laurus borbonia.. 315
. . camphora...... .
. . cassia......... .
. . cinnamomum... .
. . cubeba........ .
. . culibaban...... .
. . cupularis...... .
. . cylindica...... 316
. . fœtens......... .
. . involucrata... .
. . massoy........ .
. . myrrha........ .
. . nobilis........ .
. . parviflora..... .
. . persea........ .
. . pichurim...... .
. . porrecta...... 317
. . quixo......... .
. . sassafras...... .
Lavande femelle... .
. . mâle........... .
. . officinale...... .
. . spic........... .
Lavandula latifolia. .
. . spica.......... .
. . stœchas........ .
Lavatora.......... .
Lawsonia alba..... .
. . spinosa........ .
Lecythis.......... .
Ledon à larges fouilles......... 318
Ledum........... 318
Lempaoûto....... 273
Longo de buoû.... 402
Lèono............ 291
Leonurus cardiaca. 318
. . nepeta folius... .
Lepègue.......... 355
Lipidium iberis.... 318
. . latifolium...... .
. . ruderale....... .
. . sativum........ .
Leptospermo....... 319
Leptospermum scoparium......... .
. . thea.......... .
Les saraquiers..... 398
Leucanthemum.... 319
Leucas........... .
Leucolium æstivum .
. . vernum....... .
Li........... 320-321
Liane............ .
. . à calebasse.... 272
. . à caleçon..... 357
. . à cœur........ 249
. . à cordes...... 105
. . à crabes....... .
. . à l'anse....... 349
. . à médecine.... 301
. . à minguet..... 236
. . à paniers..... 105
. . à persil....... 408
. . à pomme...... 357
. . à raves....... 256
. . à réglisse..... 141
. . à serpent..... 220
. . à vers........ 206
. . blanche....... 195
. . purgative...... 301
Liard............ 375
Liargo........... 416
Lichen islandicus.. 319

Lichen brodé...... 356
. . de chêne....... 320
. . d'Islande... 319-361
. . des montagnes. 221
. . pulmonaria.... 320
Lidé.............. .
Lie glane......... 372
Lierre à cautères .. 291
. . grimpant...... .
. . rampant....... .
. . terrestre....... 281
Ligusticum ajawain 220
. . officinale...... .
Ligustrum......... .
Lilac.......... 320-424
Lilas.......... 320- .
. . des Indes...... 333
. . de terre........ 442
Lilium candidum .. 320
. . japonicum..... 321
Limon............ 230
Limpaoûto......... 273
Lin bâtard......... 251
. . commun....... 321
. . cultivé......... .
. . des marais..... 261
. . sauvage........ 321
Linaigrette....... 261
Linaigrettes....... 243
Linaire auriculée .. 321
. . bâtarde........ .
. . commune...... .
. . femelle........ .
Linaria arvensis 321-446
. . cymbalaria..... 321
. . elatine......... .
. . minor.......... .
. . spuria......... .
. . vulgaris........ .
Lianea........... .
Linnée............ .
Linum............. .
Liquidambar orientale............ 322
. . styraciflua...... .
Liré.............. 320
Liriodendron....... 322
Lis............... 320
. . blanc.......... .
. . d'eau.......... 346
. . de la St Jean .. 284
. . d'étangs....... 346
. . des vallées..... 235
. . jacynthe....... 401
. . jaune des étangs 346
. . mathiole....... 355
. . rose du Nil.... 346
Liseret........... 236
Liserolle.......... 270
Liseron à feuilles de guimauve..... 236
. . des champs.... .
. . des haies...... 237
. . des teinturiers . .
. . épineux........ 412
. . rude........... .
Liset............. 236
. . piquant........ 412
Lisette........... 236
Lisianthus alatus.. 322
. . amplissimus.... .
. . cœrulescens.... .
. . grandiflora..... .
. . pendulus...... .
. . purpurescens .. .
. . revolutus....... .
Lithospermum camporum.......... 322
. . officinale...... .
Littorella......... 323
Livèche.......... 320
Lobândo......... 317
Lobelia campestris. 323
. . cardinalis...... .

. . inflata........ 328
. . syphilitica ..... .
Lobélie bleue...... .
. . cardinale de la Virginie......... .
. . enflée ....
. . rouge ....
Lochét............ 416
Locheû............ .
Lochèyrou......... .
Lompoudro......... 313
Lonicera caprifolium 323
. . xylosteum...... 324
Lontar............ 171
Lontarus.......... 324
Lopas............. 313
Loporasso 313 441
Loque.......... 214-414
Loranthus americanus 324
. . rotundifolius... .
Lotchûgo.......... 311
Lotchuo........... .
Lotier............ 324
. . hémorroïdal ... 258
Lotus 324
Louocos........... 448
Loûriô 316
Lovando 317
Lucciole.......... 350
Lucet 441
Lucuma............ 321
Ludia............. .
Ludwigia.......... .
Lulon............. 182
Luminet........... 270
Luna campana...... 303
Lunairo 324-353
Lunaria........... 324
Luno d'cau........ 346
Lunetto d'cau..... .
Lunlo compôno 303
Luno compano..... .
Lunon 182
Lupin blanc....... 325
Lupins............ .
Lupinus........... .
Lupulin........... 297
Lusette........... 394
Luzerne tachée 332
Luxemburgia...... 325
Lychnis alba ....
. . flos cuculi..... .
Lyciet ombragé .... .
Lycium............ .
Lycoperdon........ .
Lycopersicum...... .
Lycopode. ....
Lycopodium cernuum.......... .
. . clavatum ....
. . complanatum .. 326
. . phlegmaria .... .
. . selago ....
Lycopsis ....
Lycopus europæus. .
. . laciniatus ....
Lysimachia ephemerum............. .
. . nummularia ... .
Lysimachie bleue.. .
Lysimaque nummulaire ....
Lysurus........... .
Lythrum hyssopifolia 327
. . salicaria....... .

M

pages

Maceron ... 413
Mache ... 442
Macis ... 311
Macre ... 435
Macrocnemum ... 327
Madia ... .
Mador ... 209
Maduga ... 201
Magnolia fragrans ... 327
. . grandiflora ... .
. . plumieri ... .
. . yulan ... .
Main de gloire ... 329
Maïs ... 452
Malacoxylon ... 328
Malaguette ... 157
Malbo ... 328
Mâle fou ... 351
Malherbe ... 331-369
Malpighia crassifolia 328
. . latifolia ... .
. . punicifolia ... .
. . spicata ... .
. . urens ... .
Malus reinette ... .
Malva moschatella ... .
. . sylvestris ... .
Malvaviscus ... 329
Mancenillier ... 206
Manchette de la Vierge 237
Mancienne ... 147
Mandragora micro-carpa ... 329
. . officinalis ... .
. . vernalis ... .
Mandragore ... .
. . femelle ... 329
Manettia cordifolia ... .

pages

. . lanceolata ... 329
Mangifera ... .
Mangle rouge ... 232
Manglier ... 385
. . chandelle ... .
. . droit ... 203
. . gris ... .
. . rouge ... 385
. . vénéneux ... 221
Manguier indien ... 329
Maniguette ... 157
Manioc ... 196
Manteau de la Ste Vierge ... 179
. . des dames ... 152
. . du Christ ... 252
. . royal ... 169
Manteca ... 205
Mantiana ... 447
Maoûbe ... 328
Mâoue ... .
Mapou blanc ... 329
Mapouria ... .
Maprounea ... 330
Marachemin ... 311
Maranta arouma ... 329
. . arundinacea ... 330
. . cachibou ... .
Marante à feuilles de balisier ... .
Marcgravia ... .
Marcgravie ... .
Marchantia ... .
Marchantie ... .
Margousier ... 333
Marguerite ... 192
. . bleue ... 285
. . dorée ... 225

Marjolaine bâtarde 250-351
. . d'Angleterre ... .
. . des jardins..... .
. . sauvage........ .
Mari de la punaise. 239
Maroute........... 166
Marron des cochons 218
Marronier......... 148
Marrube aquatique. 326
. . blanc 330
. . d'eau... 326
. . de Crète 330
. . noir 188
Marrubin.......... .
Marrubium pseudo dictamnus....... 330
. . vulgare ....
Marselle.......... 417
Marsicùré 393
Marum d'Egypte ... 391
Martynia 330
Masca............. 338
Masclaoù.......... 245
Masse à bedeau 203-417
. . d'eau ....
Massette ....
Massue d'Hercule.. 452
Matomodouono 179
Matourea guyanensis 331
. . pratensis....... .
Matouri........... .
Matricaire......... 222
. . camomille 331
. . officinale ....
Matricaria capensis .
. . chamomilla..... .
. . parthenium .... .
. . suaveolens. .... .
Maùbo............. 328
Mauve commune... .
. . des juifs........ 239
. . musquée....... 328
. . moscatello 328
Mauvre............ 396
Maximilinea 331
Mechoacan 236
. . blanc ....
. . noir ....
Médeola 331
Médéole de Virginie .
Médicago arborea.. .
. . maculata....... 331
. . sativa. ....
Melaleuca cajeputi. .
. . genistifolia .... .
Melastoma alata ... .
. . grandiflora..... .
. . malobathricum. .
. . pauciflora ....
. . succosa. ....
. . theezans ....
Melia azederach.... 333
. . sempervirens ... .
Melianthus ....
Mélie............. .
Mélilot ....
Melilotus cœrulea.. .
. . indica ....
. . machrorhiza ... .
. . officinalis ....
Mélinot 216
Melissa........... 333
Mélisse........... .
. . de Constantinople......... 259-337
. . de Moldavie.... 259
. . des Canaries... .
. . des Moluques.. 337
. . de Turquie..... 259
. . sauvage 318
Mélitte des bois.... 334
Melittis ....
Melochia ....
Mélochie. 239

Melon 246
Mélongène 414
Melothria.......... 334
Menispermum cocculus............ 334
. . palmatum...... .
Mentha auriculária. .
. . piperita........ .
. . pulegium ....
Mentho anglaise.... .
. . aquatique ....
. . au coq..... 188-426
. . des chats. 314
. . pasté 426
. . poivrée 334
. . pouillot......... .
Mentzelia.......... 335
Menuchon 160
Menyanthe 335
Menyanthes indica. .
. . trifoliata. ....
Méon bâtard....... 320
Mercuriale annuelle 335
Mercurialis annua. .
. . perennis ....
Merde du diable ... 272
Mérisier........... 220
Merigeanne........ 414
Merveille.......... 302
. . du Pérou 337
Mesembryanthemeum 335
. . cristallinum.... .
. . edule. ....
Methonica. 336
Metrosideros ....
Meum ....
Micocouiller 217
. . de Provence.... 218
Mierge 284
Mignardise 251
Mignotise des cuisiniers 432
Migrène............ 380
Mikania contrayerba 336
. guaco.......... .
. . officinalis ....
. . opifera ....
Mil................ 452
Milium............ 336
Milie feuilles....... 148
Millepertuis 300
Millespèle 207
Millet aromatique.. 336
. . d'amour 322
. . épars. 336
. . perlé. 322
Millo fucillos...... 148
Mimosa cochliocarpos............. 336
. . pudica......... .
. . vaga........... 337
Minèto 391
Miolane............ 310
Mirabilis dichotoma 337
. . inusitata...... .
. . jalapa. ....
. . longiflora ....
. . lutea........... .
Mirette............ 209
Mirliton 400
Mirobolans bellirics 428
. . chébules 427
Miroir de Vénus.. 209
. . du temps....... 160
Modecca 337
Mœnche........... 217
Mokal. 402
Molène............ 414
Molucella lævis.... 337
. . spinosa ... .
Moly de Virginie.. 434
Momordica balsamina............ 337
. . charantia ....

. . elaterium...... 333
. . purgans ....
. . zeylanica....... .
Momordique des Indes 337
Momoysso 448
Monarda didyma.. 338
. . fistulosa........ .
. . lutea.... ..... .
Monesia 206
Monin............. 181
Monnaie du Pape.. 324
Monneria 338
Monnina polystachia .
. . pterocarpa..... .
. . salicifolia ....
Monnoyère. 326-426-431
Morœa 339
Morelle à quatre feuilles 356
. . furieuse 185
. . grimpante 414
. . marine......... 185
. . noire.......... 414
Morge ine 155
Morgoridèto 192
Morgorido......... .
Morinda citrifolia.. 339
. . royoc.......... .
. . umbellata...... .
Morjoulèno........ 352
Moræa 339
Mors du diablo. 201-401
Mort aux poules ... 299
. . aux rats 291
. . aux serpents ... 172
Morrène aquatique. 298
Morsieule 293
Morsioûrè ....
Morus nigra....... 339
. . Norwegica ..... .
Moschatelle........ 147
Moulard 394
Mourette.......... 414
Mouron blanc 155
. . bleu........... 160
. . d'eau....... 396-446
. . des oiseaux 155
. . femelle 160
. . mâle........... .
. . rouge ....
Mourtoïrol......... 335
Mousquét.. 150
Mousse de Corse 276 284
. . de l'acacia..... 364
. . de mer........ 276
. . dorée.......... 373
. . grecque........ 421
Moustardo......... 410
Moutarde blanche.. .
. . des anglais 318
. . des capucins ... 388
. . des chiens 411
. . des haies....... .
. . des moines..... 388
. . noire.... . 199-410
Moutardelle 388
Moutardin. 438
Moyenne consoude. 151
Mudar 209
Muflande.. 167
Mufle de bœuf..... .
Muflier à grandes fleurs. ....
Muguet anguleux .. 372
. . de Mai......... 235
. . des bois 182
. . des Parisiens... 235
Munchausia 339
Muntingia......... .
Muricia 310
Murier des haies... 390
. . noir........... 339
. . sauvage........ 390

Murucuja 340
Musa............. .
Musc végétal 147
Muscade de Java... 316
. . femelle 341
. . mâle 341
. . oblongue 341
. . sauvage........ .
Muscadier......... .
Musette.. 394
Musqué 298
Musquée 264
Mussænda......... 340
Myginda ....
Myoschilos ....
Myosotis.. ... .
Myosurus. ....
Myrica............ .
Myricaria....... .. .
Myristica moschata 341
. . tomentosa......
Myrobolan d'Egypte 188
Myrobolanier bâtard 294
Myrobolans bellirics 428
Myroxylon peruanum. 341
. . toluiferum ..... .
Myrsina........... .
Myrsina tatzé...... .
Myrte............. .
. . épineux....... 392
Myrtille.. 440
. . rouge 441
Myrtillus 341
Myrtus caryophillata .
. . communis. ... . .
. . cumini... 342
. . guineensis ..... .
. . luma.. ....
. . pimenta........ .
. . tarentina ....
. . ugni.. ....
Mystax.......... 297

N

pages
Nandina........... 342
Nani. 336
Napæa............ 342
Napolier.......... 313
Narcisse à feuilles de poireau... 150-342
. . d'automne 156
. . des prés....... 342
. . jaune...... 150-342
. . sauvage .... . .
Narcissus pseudonarcissus ... 150-342
Nard agreste 442
. . celtique.... 343-441
. . commun....... 179
pages
. . de Crète. 442
. . de la Magdeleine 162
. . de montagne ... 441
. . des Indes 343
. . du Gange...... 441
. . indien 162-441
. . Indique........ 162
. . raide. 343
. . sauvage. 179
. . syriaque ... 162-441
Nardostachys...... 343
Nardus celtica ..... .
. . indica ....
. . jatamensis ..... .
. . stricta. ....

Nasitor 318
. . sauvage......... .
Nasitorine......... .
Nasturtiastrum 343
Nasturtium........ .
Navet.............. 199
. . du diable. 201
. . noir. 199
. . rave........... .
Nauclea africana... 343
. . gambir. ... .
Néboul.. 395
Nectandra puchury 344
Néflier.. ....
Négrépût...... 381-415
Nelumba rose...... 344
Nelumbium ....
Nénuphar blanc... 346
. . de la Chine .... .
. . jaune.......... .
Neottia à double feuille........... 344
. . nidus avis..... .
. . ovata. ....
Nepenthes......... .
Nepeta cataria..... .
. . malabarica..... .
Nerium ....
Nerprun alaterne .. 384
. . cathartique .... .
. . purgatif ....
Nespilus. 344
Nez coupé......... 421
Niaouli.... 345
Nicotiana rustica .. .
. . tabacum. ....
Nid de lièvre 311
. . d'oiseau. 344
Nielle......... 345
. . bâtarde........ 281
. . des blés ....
. . des jardins 345
Niélo.............. 150
Nigella............ 345
. . damascena...... .
. . sativa. ....
Nigelle de Damas.. .
Niker-tree... 198
Nissolia......... 345
Nivéole d'été...... 319
. . du printemps... .
Noisetier. 241
Noix de Bancoul... 188
. . de Banda...... 341
. . de cyprès... ... 247
. . d'Espagne.. ... 188
. . de galle........ 382
. . de sassafras 317-344
. . de serpent. 278
. . des Moluques .. 341
. . muscades ....
Nombril de Vénus. 241
Nonatelia 345
Nopal.............. 351
Nostoc............. 345
Noyer.............. 306
. . de Ceylan...... 146
. . des Indes ....
Nunnari........... 294
Nunon............. 182
Nunu............. .
Nyctage........... 337
Nyctanthes........ 346
Nyctiage.......... 337
Nymphæa alba..... 346
. . lotus ....
. . lutea........... .
. . malabarica..... .
. . nelumbo........ .
. . odorata........ .
Nymphanthus..... .

O

	pages
Obaysso	241
Obédis	394
Obédissió	.
Obédisso	.
Ochroma	317
Ocotea amara	.
. . cujumary	.
. . guianensis	.
Ocotée amère	.
Ocymum americanum	.
. . basilicum	.
. . bulbatum	.
. . crispum	318
. . fimbriatum	317
. . gratissimum	318
. . guineense	.
. . lignosum	317
. . minimum	318
. . sanctum	.
. . tenuifolium	.
Œil de bouc	144
. . de chat	198
. . de cheval	203
. . de chien	166-238-286
. . de chiron	303
. . de Christ	183
. . de lion	167
. . de loup	.
. . de soleil	331
. . du diable	147
Œillet à plumes	255
. . d'amour	.
. . de Dieu	284
. . d'Espagne	370
. . de la Caroline	418
. . de Paris	421
. . de poëte	254
. . marin	421
. . rouge	254
Œnanthe crocata	348
. . fistulosa	.
. . safranée	.
Œnothera	
Ogoloncié	388
Ogoloncio	.
Ogoroussés	349
Ogréto	391
. . saûbacho	.
Ogrinio	378
Ogrunèlió	.
Oignon	153
. . musqué	298
Oisis	391
Olarguo	416
Oldenlandia corymbosa	348
. . umbellata	349
Olea chrysophylla	.
. . europaea	.
Oléandrine	344
Olédo	182
Olédou	.
Olégrió	416
Oliguio négré	.
Olivaire	224
Olivetier	261
Olivier	349
. . aux feuilles d'or	.
. . bâtard	198
. . de sable	257
Olonier	170
Olopas	414
Omblette	269

Omorino 391
Omorinos. ....
Omphalea 349
Onagre........... 348
Ongélico.. 164
Onobrychis biserata 349
. . sativa.... .... .
Ononis arvensis ... .
. . des champs .... .
. . repens ....
. . spinosa. ....
Onopordum 350
Onosma.......... .
Ophioglosse commune.. .. ..
Ophioglossum ..... .
Ophiorrhiza mitreola .
. . mungos. ....
Ophioxylon. ....
Oploun 297
Opoponax chironium 350
. . pastinaca ..... .
Opuntia reticulata . 351
. . vulgaris. ..... .
Orange amère 230
Oranger.......... 229
Orcanette. 152
Orchichâoû. ... 249-407
Orchis à larges feuilles... 351
. . à odeur de bouc .
. . des boutiques .. .
. . hircina......... .
. . latifolia........ .
. . mâle ....
. . mascula.... ... .
. morio ....
Orèdo 182
Orèdou.......... .. .
Oreille d'âne... 400-424
. . de géant. 313
. . d'homme....... 179
. . de lièvre....... 204
. . d'ours......... 378
Oreillette......... 179
Orélie. 153
Orenquiè.......... 388
Orge.............. 297
. . anguleuse ....
. . d'hyver ....
. mondé......... .
. . perlé.......... .
. . petite 444
Origan.......... .. 351
. . de Crète.. ..... .
. . des marais 267
Origanum creticum 351
. . dictamnus...... .
. . humile........ .
. . majorana ....
. . vulgare........ .
Orme d'Amérique.. 289
. . de Samarie..... 379
. . pyramidal . 289-439
Ormeau.......... .
Ormière.......... 419
Ormouèso. 178
Ornithopus nodosus 352
. . scorpioïdes .... .
Orobanche epithymium. ....
. . major ....
. . virginiana ..... .
Orobe noir. ....
. printanier ....
Orobus niger ..... .
. . vernus ....
Orouèdo..... 182
Orpin blanc. 405
. . brûlant ....
. . des vignes. 406
. . refléchi. ....
. . reprise ....
Orrèsto-bloû 349

Orroumèt. 390
Orseille feuillée.... 361
Ortie à crapaud.... 420
. . bâtarde'........ 335
. . blanche........ 311
. . bleue.......... 209
. . chanvre........ 278
. . de mer......... 142
. . épineuse...... 278
. . grièche 410
. . morte.......... 312
. . morte des bois. 420
. . puante.......... .
. . romaine........ 440
. . rouge. 278
. . royale ....
Ortichaoû......... 249
Orvale 395
. . d'eau......... 403
Oryza............. 352
Oseille blanche 295
. . commune 391
. . de brebis ..... .
. . de Guinée 296
. . des prés 391
. . rouge..... 296
Osier fleuri........ 262
. . franc. 394
. . jaune.......... .
. . vert. ....
Osmites asteriscoides 353
. . camphorina. ... .
Osmonde dentée ... .
. . en épi. 196
Osmunda cicutaria . 353
. . lancea. ....
. . lunaria ....
Ospèrjó 181
. . saûbatchó...... 297
Ospèrjo. 181
Ossohût.. 396
Ostrute............ 402
Otruche noire 183
Ouaoua............ 198
Ouaoul............ .
Ouattier......... . 347
Oûba............. 394
Oûbart............ .
Oûbloun........... 297
Oûboribió. 416
Oûbériguió. ....
Oûgloun... 297
Oûgolentió 388
Oûguedier......... 182
Oum.......... 439
Oumât. ....
Oûreillo d'asó..... 424
Oúriolo 426
Oursin.. 260
Ourtic............ 311
Ourtigo. 440
Ourtio............ .
Oussène.......... 176
Oussèns. ....
Oware............ 225
Oxalis cordata 353
. . crenata. ....
. . dodecandra .... .
. . fulva. ....
. . sensitiva. ....
Oyolèn............ 388
Oyrió... 441
Oyrièyro. ....
Ozanne........... 204
Ozion. 394

P

	pages
Pachira.	354
Pæderia.......... .	.
Pæonia corallina...	.
. . officinalis.	.
Pagapate..........	416
Paille-terre	356
Pain de crapaud	152-179
. . de lièvre	352
. . des lapins......	.
. . d'oiseau........	405
. . de poulet.......	312
. . de pourceau ...	248
Pain-pain.	348
Palais de lièvre....	416
Palétuvier.........	385
. . des Indes	200
Palicurea diuretica	354
. . longifolia.	.
. . officinalis.	.
. . sonans.........	.
. . speciosa........	.
. . strepens.	.
Paliurus aculeatus.	
. . australis	.
Pallasia..........	.
Palmier à ombelle..	211
. . à sucre........	171
. . cocotier........	233
. . condiar........	171
. . de la Thébaïde.	258
. . sagou.........	393
. . talipot.	211
Palmiste	171
Panacée des chûtes	175
. . d'Esculape.....	430
Pan dé lèbré.	352
Panais de vache ...	291

	pages
Panatario	356
Panax fruticosum..	355
. . jinseng.	.
Pancrace maritime	.
Pancratier abaissé .	.
Pancratium caribæum..........	.
. . carolinianum ..	.
Pandipave.........	337
Pangium.	355
Panicaoû.........	.
Panicaut..	265
Panicaut à cent têtes	.
Pantagruelion sauvage...........	267
Pantoufle.........	167
Pao-pareira. ..	280-442
Paparch......... .	337
Papaver rhœas	355
. . somniferum....	.
Papayer..	218
Paponouneroys. . .	419
Paquerette..	192
Paratudo..........	287
Parcœur..	163
Pareira brava......	229
. . blanc	141-356
Paròle.......... .	392
Parelle....	.
. . brodée.........	356
. . sauvage.	392
Parèno...........	.
Pariétaire.	356
Pariétaria officinalis	.
Paris............	.
Parisette	.
Parisienne	228

Parkinsonia. 356
Parmelia panniformis .
. . parietina ....
. . saxatilis ....
Parnassia 357
Paronychia........ .
Parsacre.......... 348
Parthenium. 357
Pas d'âne 438
. . de cheval 205
. . d'oucél 405
Passerage......... .
Passe rose. 156
. velours ....
Passiflora cœrulea. 357
. . fœtida. ....
. . lyræfolia....... .
. . murucuja...... .
. . ornata. ....
. . rubra.......... .
Passiflorée bleue... .
. . rouge...... .... .
Passo-curo 163
. . roso.......... 156
. rouèso.. ....
Pastel 305
Patagone diandre.. 197
. . diffus......... .
. . grimpant ....
. . tubéreux....... .
. . velu. ....
Patagonelle ....
Patate à durang... 237
. . douce 191
Patellaire géographique 358
Patellaria ....
Pater noster....... 333
Patience 392
. . aquatique...... .
. . commune...... 391
. . des Alpes...... .
. . des jardins..... 391
. . des moines..... 392
. . des montagnes . .
. . sauvage.. . ... .
Patte de loup.. 323-326
. . d'oie... .. 223-294
. . d'ours. 143
Paullinia africana.. 358
. . asiatica ....
. . mexicana. ..... .
. . sorbilis. ....
Pavée............. 256
Pavonia coccinea .. 358
. . diuretica. ....
. . odorata........ .
. . zeylanica ....
Pavot blanc 355
Pêcher. 360-420
Pectone.. 424
Pedali à fruit épineux 358
Pedalium murex ... .
Pédane.. 350
Pè d'asé........ . 438
Pè dé pouli ... .
Pedicularis palustris 358
. . sylvatica 359
Pedilanthus padifolius .
. . tithymaloïdes .. .
Peganum......... .
Peigne.. 257
. . de Vénus...... 401
Peignerolle 313
Pelargonium 359
Pelote de mer.. .. 235
Peltigera aphthosa. 359
. . canina ....
Pénché de sèrp 257
Pénchénèlo ... .
Penæa fucata..... 359
. . mucronata ..... .
Pensàdo 449
Pensée.......... .

. . sauvage........ 448
Pentecôte 351
Péone............ 354
Péot............. 313
Pépion........... 246
Pèpouli.......... 438
Perce feuille annuelle 201
. . mousse......... 375
. . neige 277-319
. . pierre......... 361
. . muraille 356
Pérelle des murs... .
Periploca emetica.. 360
. . græca.......... .
. . indica......... .
. . mauritiana..... .
. . secamone...... .
. . sylvestris...... .
Perlière 322
. . des sables...... 286
Persica vulgaris ... 360
Persicaire 373
. . âcre ....
. . brûlante ....
. . douce ....
Persil............ 360
. . de chat 148
. . de Macédoine... 203
. . des marais. 406-412
Persillée 216
Pes-cati........... 166
. . esquinus....... 298
Pèsoul 313
Pèsouille 384
Pet d'âne......... 350
Pétéraux......... 256
Petit balisier 210
. . basilic......... 348
. . basilic sauvage. 431
. . bouquetin...... 365
. . buis........... 170
. . cousin......... 437
. . cyprès 397
. . galanga 155
. . houx........... 392
. . jonc creux 307
. . liseron......... 236
. . muguet 182
. . muguet des bois 245
. . nenuphar .. 346-447
. . nymphæa...... [illegible]
. . olivier......... 231
. . oursin......... 260
. . poivre.......... 449
. . réveille matin .. 269
. . roseau......... 179
. . sabot de la mariée............ 324
. . souci........... 207
. . volet........... 447
Petite absinthe..... 177
. . angélique 148
. . aristoloche...... 174
. . bardane 313-451
. . beccabunga 446
. . boulette........ 260
. . brande......... 224
. . buglosse 326
. . centaurée 265
. . centaurée maritime........... 281
. . chélidoine...... 273
. . ciguë.......... 148
. . consoude....... 254
. . consyre........ 192
. . digitale 288
. . ésule.......... 268
. . flambe......... 284
. . garance........ 181
. . ivette......... 429
. . joubarbe....... 405
. . marguerite..... 194
. . marjolaine..... 351
. . musquée....... 147

. . ortie.......... 440
. . paquerette 192
. . passerage...... 318
. . pervenche 447
. . pimprenelle ... 377
. . pucelage....... 417
. . pulmonaire 380
. . sauge......... 395
. . scille 355
. . serpentaire..... 350
. . toque...... ... 401
. . valériane. 441
. . vinette......... 391
Petolasso.......... 313
Petoyrolo 56
Petrocarpus. 360
Pétrole........... 256
Petroselinum. 360
Peucedanum offici-
nale............. 361
. . pratense ....
Peuplier.......... 375
. . d'Amérique 231
Peziza acetabulum. 361
Pézize en ciboire .. .
Phalangère ....
Phalangium ....
Phallus ....
Pharnaceum cerviana .
. . mollugo .. ..
Phaylopsis ....
Phellandrium aqua-
ticum.. ....
. . mutellina. 362
Phellandre aquatique 361
Philadelphus 362
Phlomide à feuille .
de sauge ....
Phlomis. ....
Phœnix dactylifera. .
. . farinifera .... .
Phyllanthus emblica .
. . maderaspatensis 362
. . microphyllus ... .
. . niruri......... .
. . urenaria ....
Phyllirea 363
Physalis alkekengi. .
. . flexuosa........ .
. . pubescens ....
. somnifera...... .
Physcia furfuracea. .
. . islandica....... 364
. . prunastri ....
Phyteuma spicatum .
Phytolacca decandra .
. . petiveria. ..... .
Picaûcél.......... 408
Pichi........ 271
Pichot roubé 428
Pichurim. 316
Pichurine de Mara-
nhon............ 317
Pico poulo........ 405
Picria fel terræ. ... 364
Picrie............ .
Picris repens ..... .
Piéchatier........ 286
Pied d'alouette des
champs.......... 254
. . des jardins..... .
. . de bouc 419
. . de canard 370
. . de chat..... 166-286
. . de chèvre...... 237
. . de coq. 383
. . de corbeau..... 368
. . de corneille....
. . d'éléphant 261
. . de griffon. 293
. . de grolle....... 240
. . de lion........ 152
. . de lit 351

. . de loup 326
. . de pigeon 282
. . de poule.... 249-311
. . de veau........ 179
. . du bon Dieu ... 324
. . rouge.......... 373
Picûlas............ 355
Pigamon. 130
Pignerolle 218
Pigneuleu 213
Pilingre 373
Pilocarpus......... 364
Piment aquatique.. 373
. . botrys......... 223
. . brûlant. 373
. . commun 212
. . de la Jamaïque . 342
Pimpinella magna.. 365
. . rubens......... .
. . saxifraga ....
Pimporèlo......... 418
Pimprenelle.... 377-396
. . aquatique...... 396
. . commune 377
. . d'Afrique 333
Pinét saübachó 432
Pinguicula......... 365
Pinus picea....... .
Pipeau. 377-431
Piper amelago..... 365
. . angustifolium .. .
. . anisatum. 366
. . aromaticum.... .
. . capense........ .
. . carpunya ..... .
. . caudatum ....
. . cubeba.... 245-366
. . dichotomum.... .
. . longum. ....
. . methysticum ... 367
. . nodosum....... .
. . peltatum....... .
. . reticulatum 367
. . trifolium....... .
. . umbellatum .... .
Pipi............... 364
Pique.. 276
. . queue.. 218
Pishamin.......... 257
Pisonia............ 367
Pissenlit dent de lion... 426
Pisso-co.......... 293
Pissolliéch..... 273-426
Pistachia lentiscus.. 367
. . officinarum 368
. . terebinthus .... .
Pistachier cultivé.. .
. . térébinthe .. ... .
Pistia....... ..... .
Pistolet.. 145
Pistolochie sauvage 421
Pivoine de la Caroline.... 351
. . femelle.. ..... .
Plantago arenaria. 368
. . bellardi .... .
. . coronopus. .. .
. . cynops........ .
. . major..... 144-368
. . maritima ....
. . media.......... 369
Plantain blanc..... .
. . d'eau.......... 152
. . de moine..... .. 323
. . velu. 368
Plaqueminier d'Amérique.. 257
Plateau à fleur blanche. 346
. . à fleur jaune ... .
Plegorhiza 369
Plon blanc 394
Plumbago africana. 369

. . europæa 369
. . sarmentosa .... .
. . scandens ....
Plumieria alba..... .
. . bicolor......... .
. . drastica ....
. . nivea.......... 370
. . phagedenica ... .
Pobôt.............. 355
. . soûbachô....... .
Podagraire........ 148
Podophyllum. 368
Poinciana......... 370
Poincillade..... . .
Poincirade.. 333
Poireau 153
Poire de vallée 313
Poirier avocatier... 316
. . de la Nouvelle-Espagne........ .
. . des Antilles.... 196
. . des Iles....... .
Pois à gratter 257
. . chiche......... 226
. . gourmand 314
. . loup........ ... 325
. . quénique....... 289
Poison de terre 172
Poivre commun.... 366
. . d'eau.......... 373
. . d'Espagne 212
. . de Guinée...... 158
. . des murailles .. 405
. . des Nègres..... 158
. . du Brésil 212
. . noir......... ... 366
Poivrier d'Amérique 401
. . des Antilles.... .
Poix blanche...... 365
. . de Bourgogne .. .
Polémoine......... 370
Polemonium ....
Polyalthia......... 370
Polygala.... .... .
. . amara ....
. . austriaca....... .
. . glandulosa 371
. . poaya......... .
. . rubella ....
. . sanguinea...... .
. . seneka.... .... .
. . theezan........ .
. . thezioïdes ....
. . tinctoria....... .
. . vulgaris........ .
Polygonatum multiflorum ....
. . vulgare 372
Polygonum amphibium ....
. . antithæmorrodiale............ .
. . aviculare ....
. . historta........ .
. . fagopyrum 373
. . hydropiper..... .
. . persicaria ... . .
. . tannifolium .... .
. . viviparum. .... .
Polypodium arboreum... ....
. . baromez ....
. . calaguala 374
. . fragile ....
. . pseudotrifoliatum .
. . repandum...... .
. . rhæticum ....
. . rigidum....... .
. . simile ....
. . suspensum..... .
. . taxifolium...... .
. . vulgare........ .
Polypode commun. .
. . coriace. ....

. . de chêne....... 371
. . de Rhétie ..... .
. . goudronné ..... .
. . raide.......... .
Polyporus igniarius 375
. . officinalis.......
Polystichus........ .
Polytric........... .
. . des boutiques. 183
Polytricum commune... 375
Pome rasse........ 172
Pomme d'amour ... 325
. . de chien 329
. . de mandragore. .
. . d'or........... 398
. . de merveille ... 337
. . de terre.. 415
. . épineuse....... 252
. . poison......... 414
. . reinette........ 238
Ponotario 356
Popayan 427
Populage.......... 209
Populus alba...... 375
. . nigra.......... .
. . tremula........ .
Porcelet 299
Porcelin.......... 376
Porcellane......... .
Porchaille......... .
Porillon....... 150-342
Porlotèlo.......... 356
Porliera........... 376
Porodèlo......... 392
Porte-chapeau 354
. . feuille......... 181
. . œuf 294
Portlandia......... 376
Portulaca meridiana.......... .
. . oleracea ....
Potalia amara..... 376
. . resinifera...... .
Potamogeton natans
Pot-let........... 299
Potentilla anserina 376
. . fragaria ....
. . reptans 377
Potentille rampante .
Poterium ....
Potiron........... 246
Potolaffo 313
Potonous 415
Potos............. 432
Pouchingo 435
Poudre de capucin. 411
. . de Goa. 219
Pouilleux 432
Poule grasse... 312-442
Pouliot de montagne.... 429
Poulitric......... 182
Poumacho 44
Pounicàl.......... 765
Pourpiò 376
Pourpier..........
. . de mer........ 185
Prœnanthe serpentaire. 377
Prœnanthes altissima..........
. . . serpentaria.....
Prêle............ 263
Premna.......... 377
Primerole 378
Primét.......... 432
Primevère........ 378
Primula acaulis.... 377
. auricula. 378
. . officinalis. ....
Prinos. ....
. . verticillé.......
Printanière .... ..

Protea cynaroïdes. 378
. . mellifera.......
. . speciosa.......
Prunélié ....
Prunellier.........
Prunier de Damas.
. . domestique ....
. . épineux........ 451
. . sauvage. 378
Prunus Damascena.
. . domestica' .....
. . spinosa. ....
Psidium aromaticum 379
. . pomiferum .....
. . thea.........
Psoralea bituminosa 378
. . coryfolia ......
. . glandulosa .....
. . pentaphylla ....
Psychotria.. .....
Ptarmique........ 144
Ptelea............ 379
Pteride...........
Pteris aquilina.....
. . crispa. 380
Pterocarpus draco.
. . ecastaphyllum.. 380
. . erinacea ....
. . flavus ....
. . santalinus......
Pucelle........... 277
Pucière.. 368
Pudis............ 384
Puine blanche..... 328
Pulicaire.......... 370
Pulmonaire . . 320-380
. . de chêne....... 422
. . des chiens ... 359
. . de montagne... 175
Pulmonaria angustifolia........... 380
. . officinalis ......
Pulsatilla. 164
Pulsatille noire ....
Punaises mâles. . . 239
Punica granatum. . 380
Pyrèthre.. 144-159
Pyrola halleri...... 381
. . rotundifolia ....
. . umbellata. .....
Pyrole.... ....

Q

pages
Quaicuru. 369
Quapalier. 412
Quassia amara 381
. . de Para 425
. . simaruba....... 381
Quebitea..........
Queue d'arondelle . 393
. . de cheval 263
. . de renard .. 194-263
. . de rondelles 241
. . de souris... 298-340
pages
Queniquier bonduc. 289
Quenouille......... 417
Quercus æsculus... 382
. . discolor.......
. . infectoria ......
. . coccifera.......
. . robur.......
. . sessiliflora .....
Quillaya.......... 383
Quina............. 227
Quinchamalium.... 382

Quinoïde Armand.. 193
Quinquina..... 227-305
. . blanc.......... 203
. . calysaya....... 227
. . de Carthagène . 242
. . de Cumana .... .
. . de Rio de Janeyro .
. . d'Europe 275
. . de Gusman..... .
. . de Sta Fé 227
. . de Loxa ....
. . des pauvres 175
. . des savanes 328
. . du Mexique.... 305
. . gris............ 227
. . gris aromatique 244
. . indigène ... 303-340
. . jaune.......... 227
. . rouge..........
. . royal...........
Quinte-feuille.. 377-484
. . à fleurs rouges. 281

R

pages
Rache............. 248
Racine alumineuse. 295
. . aux femmes battues......... 426
. . d'alun......... 295
. . de Bengale..... 453
. . de Chine....... 412
. . de couleuvre ... 350
. . d'abondance.... 191
. . de disette ....
. . de peste 438
. . noire 224
. . vierge......... 426
Racle granulé 218
Radis de cheval 388
Radix dracunculi .. 208
Raifort........... 383
. . officinal....... 232
. . sauvage 232-388
Raiponce sauvage.. 361
Raisin barbu...... 248
. . de bois........ 441
. . de loup 414
. . de mer..... 261-398
. . d'ours 170
. . de renard...... 356
pages
Raisinier à grappes.............. 231
Rameau d'or 222
Ranunculus acris .. 383
. . arvensis ....
. . bulbosus....... .
. . flammula ....
. . muricatus....... .
. . sceleratus....... .
Rapette 181
Raphanus niger.... 383
. . sativus ....
Raquette 351
Ratabout.......... 485
Ratalie............ 172
Ratanhia.......... 310
. . des Antilles.... .
Rateleine 172
Ratelon........... .
Rave de genêt 352
. . sauvage........ 388
Réarancié ....
Récise............ 283
Redoul........... 386
Redoux 240
Réglisse.......... 285

. . de montagne... 436
. . des Alpes ....
. . des bois 374
. . des îles 141
. . sauvage......... 183
Régolèncho......... 285
Régoroncié......... 388
Régourtiol.......... 230
Réguette. 392
Reine des bois..... 182
. . des prés 419
Relâche. 218
Religieuse. 179
Remire............ 384
Remirea........... 383
Remors du diable.. 401
Renoncule brûlante 383
. . des bois......... 163
. . des montagnes. 437
. . des prés 383
. . vésicante........ .
Renouée bistorte... 372
. . des oiseaux . . . .
Reprises........... 406
Réséda............. 381
. . lutea............ .
. . luteola. ....
. . odorota.......... .
Résine de Botany-Bey.............. 451
. . de Hollande.... .
Réveille-matin. ... 269
Rhagiadolus 384
Rhamnus alaternus .
. . catharticus..... .
. . frangula. ....
. . purshiana...... .
Rhapontic......... 218
. . blanc. ....
. . commun 392
. . des montagnes . .
. . exotique 385
. . vulgaire 219
Rhapontique....... 392
Rheum compactum 384
. . officinale........ .
. . palmatum...... .
. . polygonatum ... 385
. . rhaponticum .. .
. . ribes............ .
. . thibeti......... 384
. . undulatum ..... .
Rhexia............ 385
Rhizina ....
Rhizophora candel. .
. . mangle.......... .
. . tagal......... . .
Rhodiola 386
Rhodiole ....
Rhododendrum album.............. .
. . aureum......... .
. . chrysanthos.... .
. . ferrugineum.... .
. . maximum ....
. . ponticum....... .
. . roseum......... .
Rhubarbe anglaise. 385
. . blanche 191-236
. . d'Alexandrie ... 385
. . de Chine.. .... .
. . de la Louisiane 440
. . de Perse 385
. . de Russie ....
. . des Caraïbes ... 339
. . des Indes 385
. . des moines..... 392
. . des pauvres.... 430
. . du paysan 268
. . du Thibet...... 385
. . indigène ....
. . pontique ....
. . pulpeuse ....
. . sauvage........ 192

. . vraie. 385
Rhue des bois 430
. . des chèvres . . . .
. . des prés . . . .
Rhus coriaria. 386
. . cotinus 387
. . glabrum . . . . . .
. . metopii . . . .
. . toxicodendrum .
. . venenatum. . . . . .
Ribar. 346
Ribarde. . . . .
Ribes nigrum. 387
. . rubrum. . . . .
. . uva-crispa . . . . .
Richardia. . . . .
Richichaoû saûbachê 407
Ricin 388
Ricinus communis .
. . mappa. . . . .
Rièble. 278
Rima. 178
Rivache des marais 406
. . laiteux. . . . .
Rivina. 388
Riz. 352
Robertin 283
Robinia amara. . . . 388
. . flava. . . . .
. . pseudo-acacia . .
Robinier acacia. . . .
Rocou. 196
Rocouyer. . . . .
Roi des végétaux . . 233
Romarin commun. . 389
. . du Nord. 340
. . sauvage. 386
Ronces. 390
. . des haies . . . . . .
Rondelette. 179
Rondelle. . . . .
Rondier en éventail 324
Rondoto. 284
Rondotto. 189
Roquette. 189
. . cultivée. 284
Roripa. 388
Rosa alba. . . . .
. . canina. . . . .
. . centifolia 389
. . gallica. . . . .
. . semperflorens . .
Rosage. 344
. . à feuilles d'or. . 386
. . blanc. . . . .
. . ferrugineux . . . .
Rosagine. 344
Rose blanche 388
. . à cent feuilles. 389
. . de France . . . . .
. . de Noël. 293
. . de Provins 389
. . de Sibérie. 386
. . des chiens 388
. . rouge. 389
. . trémière. 156
Roseau aquatique. . 178
. . à quenouille. . . .
. . de la passion . . . 417
. . des étangs . . . .
. . des marais 179
. . odorant 145
Rosmarinus 389
Rottlera 390
Roubé 382
Roubénét. 428
Roudou. 386
Rouèlo. 355
Rouille. 372
Rouguérgué. 388
Roulette. 431
Roume. 390
Roumèe. . . . .
Roumégué. . . . .

Roumoni.. 252-389
Rouncó 390
Rousouol 355
Roussèrguó....... 392
Roûzó........... 390
Rozinou......... 405
Ruban d'eau....... 417
Rubaneau......... .
Rubanier.. ....
. . nageant....... .
Rubéole........ 181
Rubia cordifolia ... 390
. . peregrina. ..... .
. . tinctorum ....
Rubus arcticus .... .
. . fruticosus.. ... .
. . idæus......... .
Rue de chèvre..... 277
. . des murailles... 182
. . fétide......... 393
. . médicinale. 393
. . odorante....... .
. . purgative..... 304
Ruellia hispida 391
. . patula......... .
. . ringens. ....
. . tuberosa....... .
Rumex acetosa..... 391
. . acetosella.. .... .
. . alpinus 392
. . aquaticus ....
. . crispus. ....
. . digynus........ .
. . patientia. ..... .
. . sanguineus..... .
Ruscus aculeatus .. .
. . latifolius...... 393
Rusque........... 392
Ruta chalepensis... 393
. . graveolens ..... .

S

pages
Sabadille.......... 444
Sabina........... 393
Sabine 308
Sablier........... 298
Sabline........... 171
Sabot de la Vierge. 250
. . de N.-Dame...
. . de Vénus ..... .
. . du Mélèze..... 375
Sabûc............ 396
Sadrée........... 399
Safran bâtard.. 214 233
. . des Indes. 247
. . des prés. 233
. . de terre....... 247
. . du Gatinais 243
. . marron....... 210
pages
. . médicinal..... 243
. . officinal....... 210
Sagapenum....... 272
Sagesse des chirurgiens.... 411
Sagette.......... 393
Sagittaire ....
. . de Chine....... .
Sagittaria chinensis .
. . sagittifolia .... .
Sagou........... .
Sagouier. ....
Sagoutier......... .
Sagus........... .
Saigne-nez 143
Sain-bois......... 251
Saine-graine...... 436

Sainfoin commun.. 319
Salade royale...... 442
Salbio............. 395
Salap de Perse.... 351
Salep de Perse.... .
Salicaire. 327
Salicorne.... 393
Salicornia herbacea .
Salive de chien 345
. . de coucou...... .
Salix alba......... 394
. . caprea......... .
. . helix........... .
. . viminalis ....
. . vitellina....... .
Salop de Perse.... 351
Salsepareille à feuilles de réglisse ... 413
. . Caraque....... .
. . d'Allemagne ... 213
. . d'Amérique. 170-413
. . de Chine 412
. . d'Europe ....
. . de l'Inde....... 294
. . des Honduras .. 413
. . officinale....... .
Salsifis.......... .. 403
. . blanc...... ... 431
. . des jardins .... .
. . des prés....... .
Salvadora......... 394
Salvadore......... .
Salvia æthiopis. ... 491
. . bengalensis .... .
. . cretensis....... .
. . horminum. 395
. . minor......... .
. . officinalis...... .
. . pratensis....... .
. . procumbens.... .
. . sagittata....... .
. . sclarea. ....
Sambarge......... 335
Sambucus canadensis 395
. . ebulus......... .
. . laciniata........ 396
. . nigra.......... .
Samole. ....
Samolus valerandi. .
Sang-dragon 207-258-380
Sanguinaire ... 372-396
Sangninaria canadensis.......... .
Sanguine.... . 201-392
Sanguisorba officinalis............ 396
Sanguisorbe des boutiques ....
Sanicle d'Amérique 295
. . des montagnes. 183-283
. . femelle. 183
. . mâle 396
Sanicula europæa.. .
. . marylandica. ... 397
Sanseveria de Ceylan .
Sansevieria........ .
Santal blanc....... .
. . citrin......... .
. . de Freycinet... .
. . rouge. 380
Santalum album.... 397
. . myrtifolium .... .
Santé du corps.... 348
Santolina anthemoïdes.......... 397
. . chamæcyparessus .
. . fragrantissima . .
Santonine commune 397-406
Santonina..... ... 397
Saoû............. 377
Sapin.. 365
. . à feuilles d'if... 140
. . baumier. 141

. . commun. 140
Sapindus. 398
Saponaire blanche . 325
. . officinale. 398
Saponaria hibrida. .
. . officinalis. . . . . . .
Sapotillier. 144
Sappadille. 166
Saracha. 398
Sarcillette. 391
Sarcocolle. 359
Sarcocollier . . . .
Sarcostemma. 398
Sargasses . . . .
Sargassum. . . . .
Sarriette commune. 399
. . d'Amérique . . . . .
. . des jardins . . . . .
. . des teinturiers . 408
. . flexible. 400
. . sauvage 278
. . vivace . . . .
Sarothamnus arboreus. 398
. . purgans . . . .
. . scoparius 399
. . tinctoria. . . . .
Sarothra. . . . .
Sarrasin 373
Sarrazine 172
Sarron. 223
Sassafras. 399
Satire d'Adrien. . . . 361
Satirion femelle. . . 351
. . mâle. . . . .
Satureia americana . 399
. . hortensis . . . .
. . montana. 400
. . thymbra. . . . .
. . viminea. . . . .
Saubio. 395
Saubo-mayré . . 323-414
Sauge amère 429
. . de Bethléem . . . 380
. . de Jérusalem . . .
. . des bois 429
. . des prés. 395
. . franche. . . . .
. . officinale. . . . . . .
. . ormin . . . .
Saule à longues feuilles. 394
. . blanc. . . . .
. . commun. . . . .
. . des vanniers . . .
. . marseau . . . . . .
Saune blanche. 312
Sauvagesia erecta . 400
. . nutans. . . . .
Sauvagésie brillante .
Sauvillot. 320
Savonnier. 398
Savourée. 399
Saxifraga bronchialis 400
. . cotyledon. . . . . .
. . crassifolia . . . . .
. . granulata. . . . . .
. . tridactylites . . . .
Saxifrage des murailles. . . . .
. . grenu . . . .
Scabiosa arvensis. . .
. . succisa. . . . .
. . sylvatica 401
Scabieuse fausse. . . 306
. . officinale. 400
Scammonée d'Alep. 237
. . d'Allemagne . . .
. . d'Amérique. . . . 236
. . d'Europe 237
. . de Montpellier . 249
. . de Smyrne. 360
Scandix odorata . . . 401
. . pecten. . . . .

Sceau de la Vierge 426
. . de N. Dame . . .
. . de Salomon. . . 372
Scleranthus annuus 401
. . perennis. . . . . . .
Schine. . . . .
Schinus molle. . . . . .
Schubertia. . . . .
Scilla autumnalis . . .
. . lilio-hyacinthus. .
. . maritima. 402
. . peruviana. . . . . . .
. . rubra. . . . .
Scille blanche 355
. . d'automne. 401
. . d'Espagne 402
. . du Pérou . . . .
. . mâle. . . . .
. . maritime. . . 402-439
Sclarée. 395
Scævola bela modagam. 402
. . taccada. . . . .
Scolopendre . . . .
Scolopendrum . . . . . .
Scolyme d'Espagne 403
Scolymus. . . . .
Scopaire doux . . . . . .
Scoparia. . . . .
Scordium. 403-120
Scorsonère. 403
. . basse. . . . .
. . d'Allemagne . . . .
. . de Bohême. . . . . .
. . d'Espagne. . . . . .
Scorzonera hispanica. . . . .
. . humilis. . . . .
Scrofulaire aquatique. . . . .
. . des chiens. . . . . . .
. . noueuse. 404
Scrofularia aquatica. 403
. . canina. . . . .
. . nodosa. 404
Scutellaire. . . . .
. . à fleurs latérales
. . commune. . . . . . .
. . en toque . . . .
. . petite toque. . . .
Scutellaria galericulata. . . . .
. . havanensis. . . . . .
. . lateriflora . . . . . .
. . minor . . . .
Sébadille 444
Sebestier domestique 239
Sébadille. 419
Secale cereale 404
Sedon blanc. 405
Sedum acre. . . . .
. . album. . . . .
. . anacampseros . . .
. . fabaria. . . . .
. . longifolium. . . . .
. . maximum. . . . . . .
. . reflexum. 406
. . telephium. . . . . .
Seigle ergoté. . . 404-439
Selin des marais. . . . 406
Selinum carvifolia. . .
. . palustre. . . . . . .
Sémencine. . . . 177-406
Semen-contra. . 397-406
Sempervivum tectorum. 407
. . montanum . . . . . .
Senacia . . . .
Senâoussou. 408
Séné. 407
. . d'Amérique . . . 427
. . des prés. 288
. . des provençaux. 285

Senebiera........ 407
Sénébière rampante .
Senecio altissimus. .
. . ambavilla...... .
. . doronicum..... 408
. . jacobæa....... .
. . officinalis...... .
. . vulgaris....... .
Séneçon commun.. .
Sénevé........... 410
. . des champs... .
Sénicle.......... 224
Senousse......... 223
Serjania......... 408
Serpentaire....... 179
. . commune...... 178
. . de Virginie.... 174
. . femelle........ 372
. . uifâle.......... .
Serpentine....... 177
Serpolet.......... 432
Serpouillòt....... .
Serpoul.......... .
Serratula amara... 408
. . integrifolia... .
. . scordium...... .
. . spicata........ .
. . squarrosa...... .
. . tinctoria....... .
Serratule......... .
Serron........... 223
Seringat......... 362
Séseli commun... 320
. . de Candie...... 433
. . de Crète....... .
. . de Montpellier. 361
. . de Marseille.... 409
. . des montagnes. 320
. . nomatique..... 409
. . officinal....... .
. . officinale....... .
. . tortuosum..... .
Seuillet.......... 396
Sibado........... 186
Sida............. 409
Sideritis canariensis .
. . des Canaries... .
. . montana....... .
Siderodendron..... .
Sideroxylum...... .
Signet........... 372
Silena armeria..... 409
. . behen......... .
. . muscipula..... .
. . virginica....... .
Silphe............ 410
Silphium perfoliatum. .
. . terebinthinaceum .
. . trifoliatum..... .
Silybum.......... .
Simaba........... .
Sinapis alba....... .
. . arvensis....... .
Sinsono.......... 281
Sipanea.......... 411
Sisymbrium alliaria .
. . officinale...... .
. . sophia........ .
Sisymbre sophie... .
Sisyrinchium...... 412
Sium angustifolium .
. . græcum........ .
. . latifolium..... .
. . ninsi......... .
. . sisarum....... .
Sloanea.......... .
Smilax à feuilles de réglisse......... 413
. . aspera....... 412
. . bresiliensis..... .
. . china......... .
. . glauque....... .
. . glycyphylla.... .

. . honduras. 418
. . macabucha .... .
. . peruviensis .... .
. . rude............ .
. . sarsaparilla....
. . syphillitica..... .
. tamnoïdes ..... .
Smyrnium. ....
Sofro... 243
Sogùt.............. 396
Sogutié. .. ..
Sohùt............. .
Soja d'Etampes.... 257
Solanum carolinense 413
. . cernuum. 414
. . dulcamara ..... .
. . esculentum .... .
. . fœtidum. .... . .
. indicum. ....
. . mammosum.... .
. . manosum....... .
. . nigrum........ .
. . oleraceum 415
. . paniculatum.... .
. . pseudoquina.... .
. . sodomœum .. .
. . tuberosum. .... .
. . undatum. ..... .
Soldanella. 236-238-415
Soldanelles........
Solène. 201
Solenostemma.... 416
Solidago odora.... .
. . sempervirens... .
. . virga-aurea.... .
Solodèlo... 391
Sombùc........... 396
Sonchus 416
Sonissou 408
Sonneratia 416
Sonnouso 263
Sonsiboulo. 391
Sopounario.. 398
Sorbes............. 416
Sorbier ....
Sorbos..... ....
Sorbus domestica .. .
. . tormentalis .... .
. . torminalis .... .
Sorgos............ .
Soubeirette 149
Souchet Babylonique 155
. . d'Egypte....... 250
. . des Indes. 246
Souchet d'Egypte .. 250
. . long........... .
. . odorant. ....
. . rond.. ....
. . verdâtre...... .
Souci d'eau... 209
. . des blés....... 225
. . des jardins 208
. . des marais..... 209
. . des vignes 207
Soulamea. 416
Soulier de la Vierge 250
Sourbié......... 416
Sourcil de Vénus.. 143
Soutenelle........ 185
Soyt............... 396
Sparganium erectum........ .. 417
. . latifolia........ .
. . natans......... .
Sparmannia....... .
Spartium......... .
Spergula.... ..... .
Spermacoce ferruginea.......... .
. . hispida..... .. 418
. . poaya....... 417
. . verticillata .... .
Sphæralcea........ 418

Sphœranthus amaranthoïdes....... 408
. . indicus........ .
Spica-nard........ 348
Spigelia anthelmia. 418
. . glabrata........ .
. . marylandica ... .
Spigélie de Maryland .
Spilanthus ciliata .. ..
. . de Santa Fé ... .
. . de Malacca..... 419
. . oleracea, ...
Spinacia oleracea ..
Spirœa filipendula.. .
. . fortunei.. .... .
. . tomentosa ..... .
. . trifoliata....... .
. . ulmaria........ .
Spirée ulmaire .... .
Spondias autumnalis 420
. . lutea. ....
. . saccharina..... .
Squille......... 402-439
Squine........... 412
Stachyque......... 420
Stachys arvensis... .
. . d'Allemagne.... .
. . des bois. ....
. . des marais..... .
. . germanica. .... .
. . palustris....... .
. . recta. ....
. . sylvatica....... .
Stachytarpheta .... .
Stœchas arabique.. 317
Stalagmitis........ 421
Staphylœa......... .
Staphylin......... .
Statice armeria.... .
. . caroliniana..... .
. . limonium...... .
. . saladelle....... .
. . speciosa.. 421
. . superbe. ....
Stellera........... .
Stemona. ....
Stephania ....
Sterculia.. 422
Sticta............. .
Storax. 423
Strœmia.. 422
Strumpfia. ....
Struthium......... .
Strychnine ....
Strychnos colubrina .
. . ignatii. ....
. . nux vomitica... .
. . tieuté..... ... 423
Stylidium, ...
Styrax benzoin .... .
. . liquide.. 321
. . officinale....... 422
Suc de gambir 423
Succise............ 400
Sumac commun.... 387
. . de la Jamaïque. .
. . des tanneurs... .
. . vénéneux. ..... .
Suran............. 396
Sureau............ .
Surette........... 391
Swertia perennis... .
. . angustifoliée... .
. . rotata.. ..... .
Swertie..... 149
Swertzia.......... 423
Swietenia febrifuga 423
. . mahogoni...... .
. . senegalensis.... 424
Sylvie.. 163
Symphitum bohemicum.. 424
. . officinale....... .
. . patens......... .

Symphoricarpus.... 424
Symphorine commun........... 424
Syringa...........

T

pages

Tabac commun.... 315
. . des Savoyards.. 175
. . des Vosges..... .
. rustique........ 315
Tabernæmontana.. 424
. . alternifolia. .... .
. . angustifolia . .. 425
. . citrifolia. ....
. . semperflorens... .
Tabouret.. 212
Tao.. 117
Tacamahaca.... 208-272
Tachia guianensis.. 425
. . de la Guyane... .
Tacigne.. 417
Taconnet.......... 138
Tagetes erecta..... 425
. . patula. ....
Talipot de Ceylan .. 241
Tamarindus... 425
Tamarin Indien.... .
Tamarix articulata . .
. . gallica ....
. . germanica....... .
Tanie commun 426
Tamier commun.... .
Tamisier........... .
Tamnus communis. .
Tanacée... ....
Tanacetum balsamita.... ....
Tanaisie.. ... .
. . des jardins. .... .
. . vulgaire. ....
Taka. 178

pages

Tap............... 447
Taro.............. 178
Taya.. ....
Tamarido.......... 426
Tapioca... 308
Taraxacum........ 426
Taxus............. .
Técoma à feuilles de frêne.......... 427
. . stans. . ...
. . tectona. ... .
Teigne. 248
Tek (le).... 427
Tendon.... 319
Ténérédo 426
Tephrosia emarginata... 427
. . senna.......... .
Terminalia alata... .
. . argentea........ .
. . bellirica........ 428
. . buceras......... 427
. . catappa... .... .
. . chebula......... .
. . latifolia. 428
. . macroptera...... .
. . myrobolans. .... .
Terra-merita. 247
Terre de Lemnos 146-189
. . noix............ 203
Terrête............ 284
Tertianaire......... 401
Testicule de chien . 351
Tête cornue... 195

. . de bélier 226
. . de dragon de Moldavie....... 259
. . de moineau 219
Tôto-lach 201
Tetracera. 428
Tetragonia alata... .
Tétragone étalée... .
Tétranthèra....... .
Teucrium chamædrys .
. . chamæpitys 429
. . maritimum..... .
. . marum........ .
. . montanum..... .
. . pseudochamædrys ....
. . scordium. . ... .
. . scorodonia. .... .
Thalictrum angustifolium.... .... .
. . aquilégium..... .
. . cornuti........ 430
. . flavum......... .
. . sinense.. . ... .
Thalictron ....
Thapsia asclepium . .
. . garganica ..... .
. . sylphium ....
. . villosa......... .
Thea chinensis .... .
. . viridis... 431
Thé (dé).. 420
Thé d'Amérique ... 211
. . de Bogota 155
. . de Chine....... 430
. . d'Europe....... 416
. . de France.. 333 395
. . de la mer du Sud 319
. . de la Martinique 21!
. . de la Nlle Grenade 332
. . de la Nlle Hollande 319
. . de Lima....... 212
. . de New-Jersey. 217
. . de Norwège ... 390
. . de Pensylvanie . 338
. . de piéton. 312
. . de Sibérie 255-371-376
. . de Simon-Pauli 310
. . de Terre-neuve 279
. . des Antilles.... 216
. . des Apalaches.. 301
. . des Canaries... 259
. . des Iles........ 212
. . des Jésuites.... 301
. . d'Oswego..... 338
. . de St Barthélemy 301
. . de Santa Fé . . 155
. . de Ste Hélène.. 192
. . des Mongols .. 400
. . des Ségaréés ... 420
. . des Tartares ... 386
. . des Vosges..... 422
. . doux.......... 413
. . du Canada. 279
. . du Mexique 212-223
. . du Nord...... 446
. . du Paraguay... 301
. . du Port de la paix 241
. . noir........... 430
. . rouge......... 352
. . vert.......... 431
Theophrasta.... ... .
Thériaque d'Angleterre 428
Thespesia......... 431
Thlaspi........... 212
. . alliaceum...... 431
. . arvense....... .
Thore....... 145
Thridace.......... 311
Thuya..... 431
Thym commun. ... 432
. . de Candie..... 431
. . de Crète...... .

. . de Dioscoride... 431
. . des anciens .... .
. . sauvage. 432
Thymélée 252
. . de Montpel-lier.............. 251
Thymus acinos. . . 431
. . calamintha..... .
. . capitatus....... .
. . citratum. .. ... .
. . latifolius........ 432
. . serpyllum...... .
. . villosum.. ..... .
. . vulgaris. ....
Tierco.... 228
Tii............... 258
Tilia alba.. 432
. . europæa....... .
. . intermedia .... .
. . platyphyllos ... .
. . sylvestris.. 433
. . villosa......... .
Tillandsia recurvata .
. . usneoides. ..... .
Tilleul commun.... 432
. . à larges feuilles .
. . à petites feuilles 433
. . d'Europe .... . .
. . sauvage.. ..... .
Tirasse. 312
Tire-goret ....
Tiro-bléillo.... 201-323
Tissolin.............. 406
Tocino............. 447
Toddalia aculeata.. 433
. . nitida ....
Tomate 325
Tonco-buou.. 349
Tonissou 408
Tonorio..... 426
Tonorido.......... .
Tonuçou........ ... 408
Toque-bleue.. 401
Torche-pinte....... 261
Torco-pinto.........
Tordyle........... 433
Tordylium anthriscus
. . officinale........
Torenia ... .
Tormentilla erecta.
. . reptans.........
Tormentille dressée
. . rampante ....
Tornugo.......... 436
Tortello.......... 411
Tortula..... 431
Toulipo rougeo.... 355
Touloucouma...... 212
Toumato... 325
Tournefortia. 434
Tournesol........ 203
Tourtoufro....... 248
Toute-bonne..... 393
. . épice. 342-345
. . saine 168
. . venue. 408
Tradescantia axillaris 434
. . diuretica.........
. . virginica........
Tragia..... ......
Tragopogon porrifolium......
. . pratense.........
Trainasse......... 372
Trainaut.... 170
Traineau......... 230
Traimas..... 436
Tranuge ....
Trapa............ 435
Trèfle d'eau.. 335
. . de castor ......
. . de cheval. ......
. . de chèvre....... 333
. . des marais.. .. 335

. . des mouches... 333
rématéo 187
Tremble....... 351-375
'rêno.............. 323
. . de sèrp......... 201
Trènûdo........... 436
'riangulaire........ 223
'ribule aquatique.. 435
Tribulus albus..... .
. . cistoides....... .
Trichilia......... .
Trichosanthes amara .
. . incisa.......... .
. . palmata........ .
Tricorea.......... .
Trientalis......... .
Trienthema........ 436
Trifolium alpinum. .
Trigonella......... .
Trintanello........ 251
Triosteum angustifolium........ 436
. . perfoliatum .... .
Trique-madame.... 105
Triquètre......... 202
Triticum glaucum.. 436
. . junceum........ .
. . repens......... .
. . sativum........ .
. . vulgare........ .
Triumfetta elliptica 437
. . heterophylla ... .
. . lappula........ .
Troène............ 320
Troïno............. 436
Trollius asiaticus. . 437
. . europæa........ .
. . humilis ....
Tronudo.......... 436
Tropæolum majus . 437
. . minus......... .
Tropèolée......... .
Tronugo........... 436
Tropètos.......... 349
Troscolan......... 300
Trougne........... 320
Trufèchts......... 415
Truffos............ .
Truffier........... 320
Tubalgia.......... 437
Tue-brebis........ 365
. . chien 233
. . cochon......... 173
. . loup 145-293
Tulipa............. 437
Tulipe des prés.... 276
Turbith végétal 238-285
. . blanc.......... .
Turnera opifera ... 438
. . ulmifolia........ .
Turquette glabre... 295
Turritis glabra. 438
. . hirsuta......... .
Tussilago ....
. . des Alpes...... 205
Tussilago farfara. . 438
. . japonica........ .
. . petasites....... .

U

pages
Ulmaire....... 419-438
Ulmaria ....
Ulmus alata...... .
. . campestris..... 439
Unarenuea........ .
Uncaria gambir.... .

Uncara gambir 439
Unxia............ .
Upas de Java 423
. . tieute.......... .
Uragoga ipecacuanha 220
Urdinea scilla 439
Uredo segetum .... .
Urena lobata ....
Urtica baccifera ... 440
. . dioïca.......... 440
. . pilulifera ....
. . urens.......... .
Usnea............ .
Usnée de crâne humain............ 356
Utriculaire commune 440
Utricularia vulgaris .

V

pages
Vaccinium myrtillus 440
. . oxycoccos...... 441
. . vitis-idæa..... .
Vaciet... ....
Valeriana celtica... .
. . coarctata. ..... .
. . dioïca.. ....
. . jatamensis ..... .
. . montana. ..... .
. . officinalis ....
. . paniculata 442
. . phu............ .
. . pyrenaica...... .
. . rubra ....
. . supina ....
Valériane.. 441
. . bleue.......... 370
. . celtique.... 313-441
. . des jardins..... 442
. . des montagnes . 441
. . élevée. 442
. . franche. ....
. . grecque........ 370
. . officinale 441
. . paniculée...... 442
Valerianella....... .
Vallesia inedita.... .
Vallésie inédite.... .
pages
Vandellia.......... 442
Vanille........... 262
. . de Ley......... .
. . odorante....... .
Varaire blanc 443
. . noir........... 444
. . officinal........ .
Varech vermifuge.. 276
Variolaria 343
Varronia.. ....
Vatairea.. ....
Vateria........... .
Veilleuse.......... 233
Veillote ....
Velar............. 411
. . alliaire......... .
Vella 443
Velvotte. 321
. . sauvage... 446
Vendangeuse. 156
Vent aux dames. .. 154
Vératre blanc 443
. . noir. 444
. . officinal....... .
Veratrum album... 443
. . luteum......... .
. . nigrum........ 444
. . officinale....... .

.. sabadilla....... 444
.. viride. ....
Verbascum thapsus .
Verbena crinoïdes . 445
.. hortensium..... .
.. officinalis ..... .
.. urticæfolia..... .
Verbesina biflora .. .
.. lavenia.. . .... .
Verdelier.......... 394
Verdoisis.......... .
Verdoison. ....
Verdure de mer... 381
.. d'hyver........ .
Verge à berger. ... 257
.. à pasteur ....
.. d'or........... 416
Vergerolle......... 263
Vergette. ....
Vergne............ 154
Vermiculaire brûlant 405
Vernis de Chine.. 168
Vernonia anthelmintica......... 445
Veronica anagallis. 446
.. beccabunga.... .
.. chamædrys .... .
.. montana ....
.. officinalis......
.. prostrata ....
.. scutellata ......
.. triphyllos...... 447
Véronique à écusson.............. 446
.. à trois feuilles.. 447
.. chenette 446
.. des champs .... .
.. des haies....... .
.. mouron........ .
.. officinale....... .
.. petit-chêne..... .
Verquet........... 449
Verrucaire..... 293-447
Verrucaria........ .
Verveine.......... 445
.. à feuilles d'ortie .
.. bleue.......... 420
.. de la Jamaïque. .
.. des jardins..... 445
.. officinale....... .
Verzelle.......... 320
Vesse de loup...... 325
Vétiver........... 162
Viburnum canadensis 447
.. lantana........ .
.. latifolium. ..... .
.. tinus.. ....
Vigne............. 450
.. blanche.... 201-230
.. de Judée....... 414
.. du mont Ida... 441
.. grimpante 414
.. noire.......... 426
.. vierge...... 229-414
Vignette.......... 335
Vignoblé.......... .
Villarsia nymphoïdes 447
.. ovata. ....
Villée. 236
Viminier.......... 394
Vinaigrier......... 386
Vinca major 447
.. minor.......... .
Vincetoxicum...... 448
Vinette.. 391
.. sauvage........ .
Vinettier 193
Viola arvensis. 448
.. calceolaria. ... .
.. diandra........ .
.. enneasperma ... .
.. indecorum ..... .
.. odorata........ .
.. tricolor 449

Violette........... 448
. .de février...... 277
. . de la chandeleur .
. .!des sorciers. ... 447
Violier-bulbeux.... 277
. . jaune......... 222
Viorne.. 230-447
. . à larges feuilles .
Vipérine.. 260
. . de Virginie 174
Virgilia.. 449
Viscum album..... .
. . æthiopicum..... .
. . opuntioides..... .
Visnage. 157
Vitex agnus-castus. 449
. . trifolia......... 449
Vitis labrusca 450
. . vinifera.........
Vivipare... 378
Volant d'eau. 346
Volet blanc........
. . jaune..........
Volkameria........ 450
Vordre............ 394
Vrai jalap......... 237
Vraie scolopendre.. 22[illegible]
Vrillet... 236
Vrogne.. 176
Vroncelle... 236
Vulvaire.... 224

W

pages

Wghlembergia..... 450
Walkera........ .
Waltheria . americana............ .
. . douradinha..... 450
Weinmannia.......
Winterana... 451
Wrightia..........

X

pages

Xanthium catharticum..... 451
. . strumarium .... .
Xanthorrœa... .... .
Ximenia americana 451
Xylopia glabra.....
Xyris........ 452

Y

pages

Yallhey,. 338
Yllipé 191
Yllipé à longues feuilles.......... 191
Yucca............. 452

Z

pages

Zanthoxylum americanum.... 452
. caribœum...... .
. fraxinifolium... .
. senegalense. ... .
Zappania ....
Zea maïs . .. . .
Zéodaire.. ... 158-452
. longue.. 310
. jaune......... 453
. ronde 310

pages

Zingiber mioga ... 453
. officinale. . 144-453
Zanthorrizon ..... .
Zizyphus barcley. . ..
napeca.. . . . .
. ortacantha... . .
. . trinervius..... . .
. . vulgaris... .
Zostera maritima 147-453
Zygophyllum fabago 454
. . simplex....... .

FIN

TABLE GÉNÉRALE

pages

1re PARTIE

Noms des maladies et des plantes qui peuvent servir à leur guérison.. 11

2e PARTIE

Nomenclature des plantes, avec leur classification, leur habitat et les divers renseignements utiles pour leur emploi... 140

SUPPLÉMENT

Récolte des plantes 455

Leur conservation 457

Leurs divers modes d'emploi.............. 458

Table des noms scientifiques et vulgaires de toutes les plantes indiquées dans ce livre et de leurs produits utiles à la santé. 463

LAUDETUR JESUS CHRISTUS

RODEZ. — Imprimerie Catholique

www.ingramcontent.com/pod-product-compliance
Ingram Content Group UK Ltd.
Pitfield, Milton Keynes, MK11 3LW, UK
UKHW012001240726
13965UKWH00001B/84